中医健康管理学

主　编　张思超

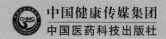
中国健康传媒集团
中国医药科技出版社

内容提要

中医健康管理学是在中医学理论的指导下，以中医的健康管理理念、模式、技术及方法，以维护个体和群体健康为目的，通过以中医的方式对患者进行全面的健康检测、分析、评估，提供中医健康咨询指导以及对健康危险因素进行中医干预的一门应用基础学科。本书编写着重从理念、知识、能力三个方面入手，力求让学习者或从业者从理念上提高对健康管理重要性的认识；知识上掌握中医健康管理学的基本理论和基本知识，熟悉当前健康管理的主要模式和类型及其特点；能力上强化中医健康管理的健康信息采集、健康危险因素评估、健康管理的方法及适宜技术。本书既突出中医特色，又兼收并蓄，强调理论与实践相结合。

本书主要适用于高等中医院校健康管理专业、中医学专业、中西医临床医学专业及医学相关专业的本科生，以及各类医院、社区医疗服务、健康管理公司等部门的医生及健康管理人员，参加健康管理职业技术培训和参加国家健康管理师资格考试的人员参考、阅读。

图书在版编目（CIP）数据

中医健康管理学/张思超主编. — 北京：中国医药科技出版社，2020.6
ISBN 978-7-5214-1766-1

Ⅰ.①中… Ⅱ.①张… Ⅲ.①中医学–保健–基本知识 Ⅳ.①R212

中国版本图书馆CIP数据核字(2020)第066415号

美术编辑	陈君杞
版式设计	友全图文

出版	**中国健康传媒集团** | 中国医药科技出版社
地址	北京市海淀区文慧园北路甲 22 号
邮编	100082
电话	发行：010-62227427　邮购：010-62236938
网址	www.cmstp.com
规格	889×1194mm $^1/_{16}$
印张	12 $^1/_2$
字数	307 千字
版次	2020 年 6 月第 1 版
印次	2022 年 7 月第 2 次印刷
印刷	三河市航远印刷有限公司
经销	全国各地新华书店
书号	ISBN 978-7-5214-1766-1
定价	36.00 元

获取新书信息、投稿、为图书纠错，请扫码联系我们。

编委会

随着人民群众健康意识的日益增强和新医改的逐步深入，在生物–心理–社会医学模式的深刻影响下，健康管理学作为一门新学科得到越来越多的重视，是当今医疗卫生行业中发展最快的交叉学科之一，也成为医学教育的重要内容之一，其理念和方法为疾病预防和健康促进提供了学科支撑，也是实现新医改各项目标急需的重要内容。中医历来重视预防和养生，在健康管理上有着独到的优势，中医的整体观念、治未病思想、养生康复莫不体现着健康管理的精髓。因此，中医健康管理逐渐成为学术研究的热点，中医健康管理学科建设也成为高校发展的重要创新学科，并得以快速发展。

目前，中医健康管理缺乏深层次的系统理论指导及规范的实际应用研究，可具体操作的技术或方法流程亦不够规范，单纯从事中医健康管理的专业人员较少，对中医学理论理解和掌握不够系统。一些中医健康管理软件系统，有明显的商业化服务倾向，没有全程的中医健康管理跟踪。大部分注册为"中医健康管理"的公司实际运营项目与中医健康管理的实际内容并不契合，多数在从事中医保健品销售、健康体检、中医美容养生等项目，即使引入了中医健康管理的服务项目，也只是对健康管理概念的简单移植。在学术层面，明确以中医健康管理为议题的研究报道有限，中医健康管理前期的理论研究及学科建设明显滞后于中医健康管理的实践研究，因此，中医健康管理学的理论及实际应用研究，是一项推动健康服务业良性发展的开拓性工作。中医健康管理及学科标准理论体系的建设只有突出了中医特色，才能充分发挥中医学在健康管理领域的优势。

2012年，国家中医药管理局把"十二五"重点培育、建设学科——中医健康管理学全国唯一布点放在山东中医药大学，经过几年的建设，构建了中医健康管理学的理论框架，形成了"中医健康管理学理论体系框架研究、中医健康管理的策略研究、健康干预的中医方法研究、常见慢病中医健康干预指导规范研究"等四个稳定的研究方向，完成了相关文献及名词术语规范化研究工作，对中医健康管理学研究方法学体系的建立有所创新，为出版充分体现中医特色的《中医健康管理学》奠定了理论及实践基础。

中医健康管理学是在中医学理论的指导下，以中医的健康管理理念、模式、技术及方法，以维护个体和群体健康为目的，通过对健康进行中医的全面监测、分析、评估，提供中医健康咨询指导以及对健康危险因素进行中医干预的一门应用基础学科，是中医学、健康管理学的交叉学科，与中医学中的中医养生学、中医预防医学、中医治未病学等学科相关联。在国家大健康理念指导下，其外延主要包括中医健康管理的政策制定、群体及个体的中医健康管理理念或理论方法指导、中医医养结合的健康管理模式研究、中医健康管理信息的大数据采集及应用系统、中医健康管理的国内外营销、中医健康管理与保险业务、中医健康管理的教育教学等，是一门以中医学理论为主，融合多门学科于一体的综合学科。

在健康管理的大框架下，基于我们前期对中医健康管理的研究成果和理论认识，我们整合了健康管理和中医学的相关内容，通过出版《中医健康管理学》，希望能够强化健康从业者对中医健康管理的认识，掌握中医健康管理学的基本理论和基本知识及技能，并熟练运用到中医健康管理中。

以我国医疗卫生服务对中医健康管理的客观需要为基础，结合当前国内外健康管理相关研究的最新理论与实践，本书编写着重从理念、知识、能力三个方面进行论述，在理念上加强学习者或从业者的中医健康管理教育，提高其对健康管理重要性的认识；在知识上让健康从业者掌握中医健康管理学的基本理论和基本知识，熟悉当前健康管理的主要模式和类型及其特点；在能力上让从业者掌握中医健康管理的健康信息采集、健康危险因素评估、健康管理方法及适宜技术等。

《中医健康管理学》在编写上突出了三个特色。一是中医药特色。中医学重视整体观念及辨体管理，因此，本书的编写始终坚持把中医理论贯穿始终。二是兼收并蓄、取其精华特色。中医健康管理学与中医养生学、中医预防医学、中医体质学、中医诊断学、健康教育学等学科密切相关，其知识点有交叉，本书的编写，以中医健康管理基本概念为核心，吸收相关学科已成熟的理论知识体系，为中医健康管理学的学科发展服务。三是理论与实践相结合特色。中医健康管理学涉及诸多学科，其核心是健康中医评估及健康管理两个层面，在编写上既有理论内容，也有实践应用，能充分体现中医健康管理学的当前发展水平。本书尽可能地吸收并体现了中医健康管理学在理论研究、技能推广方面的成果，从而最大限度地满足时代发展变化的需要。

本书根据宽基础、重技能、培养创新能力的专门人才的要求，旨在培养中医人树立中医经营健康、中医管理健康、中医促进健康的思想，掌握建立个体和群体生命全程的中医健康管理模式，突出中医药学特色服务在健康管理中的作用。

本书主要适用于高等中医药院校健康管理专业、中医学专业、中西医临床医学专业及医学相关专业的本科生，各类医院、社区医疗服务中心、健康管理公司等部门的医生及健康管理人员；健康管理职业技能培训和国家健康管理师资格考试者学习参考。

张思超

2020年3月

第一章 绪 论

第一节 健康管理概述

一、健康管理的兴起与发展

20世纪80年代，健康管理的概念和实践应用最初出现在美国，随后英国、德国、法国和日本等发达国家也积极效仿和实施。在美国，最先应用健康管理的是保险行业。医疗保险业的管理者通过长期研究发现，80%的医疗费用支出在治疗可预防的疾病上（如心脏病、糖尿病和脑卒中等），因而，如保险业找到此类可能导致治疗费用高的人，应用健康管理技术早期鉴别出高危人群，可降低投保人的患病风险，从而减少保险的赔付费用。通过健康管理，个人的健康水平得到提高，个人对健康保险的信任度得到增加，又能减少医疗费用支出，增加行业收益，使投保人与保险公司双方受益，从而促进健康风险管理技术的发展。此外，人口老龄化的出现及慢性病医疗费用的不断上升，构成了对经济发展的威胁和挑战，这也促进了美国政府开展健康管理的积极性和必要性。

20世纪90年代，欧美企业管理者意识到工人及其家属的健康直接关系到企业的效益和发展，如果其健康出现问题，则会直接造成生产率的下降，雇主不仅要花费医药费用，同时还意味着要承担因工人健康问题造成的生产效率下降带来的损失。基于此，亟待出现一种以疾病预防为导向的医疗服务，来维护企业员工及其家属的健康状态，从而提高员工的生产效率。

近几十年来，健康管理在学术领域的研究可谓突飞猛进。公共卫生和流行病学关于健康风险、循证医学和健康干预的大量研究及健康教育学的发展，为健康管理的进步提供了实践基础。计算机及互联网的普遍应用，为健康管理带来了便捷并极大提高了健康管理的效率。健康管理研究与服务内容也由最初的健康体检与生活方式指导，发展到目前的国家或国际组织（如欧洲联盟）全民健康促进战略规划的制定、个体或群体全面健康检测、健康风险评估与控制管理。进入21世纪，健康管理开始在发展中国家逐步兴起与发展。

二、我国健康管理现状

健康管理在中国的出现已近20年，其发展主要与两个因素相关：一是受发达国家，特别是美国、日本健康产品的研究及健康管理的影响；另一方面，中国改革开放40年来，国民物质与精神生活不断改善与提高，人民对健康美好生活的需求日益增长。

我国真正意义上的健康管理兴起始自2000年，当时以健康体检为主要形式。2001年国内第一家健康管理公司注册，2005年设立国家健康管理师职业等，有力地促进了我国健康管理的发展。2007年，原中华人民共和国劳动和社会保障部与原中华人民共和国卫生部共同制定了健康管理师的国家职业标准，至2013年，中国已有6000余家各类健康管理服务公司，但由于健康管理在中国发展的时间相对较短，健康管理学科理论体系与相关技术方法尚不完善，完整的健康管理医学服务模式还没有形成，相关产业规模也比较小，主要以健康体检及相关服务为主，缺乏系统的技术标准和行业规范，我国的健康管理总体仍处在发展阶段。

世界卫生组织研究表明，世界亚健康状态人群已占总人口的70%左右，心脑血管疾病、肿瘤、糖尿病、高血压等慢性疾病已成为危害人类健康的主要疾病。中国类似调查发现，在30~40岁人群中，体检无异常者不足10%，而处于亚健康状态的人比例更高。数据表明，中国需要更多的、更加专业的健康管理服务机构，系统而专业的健康管理服务市场需求旺盛。2016年发布的《"健康中国2030"规划纲要》指出，2015~2020年我国健康服务产业总规模达到8万亿元以上，至2030年达到16万亿，健康服务产业将成为推动经济社会持续发展的重要力量。随着我国医疗体制的改革及社会资本进入医疗健康行业的政策利好，健康管理消费市场会越来越大，专业健康管理服务产业一定会成为投资的重点领域。

三、健康管理概念

健康管理在国际上兴起与发展虽有30余年，但到目前为止，学术界尚没有建立能够让各国学者都能接受的健康管理概念。综合国内外关于健康管理的几种代表性定义，结合我国《健康管理师国家职业标准》中关于健康管理师的职业定义，可将健康管理定义为：健康管理是运用医学和管理学的理论、方法和技术，对个体或群体的健康进行全面监测、分析和评估，以提供健康咨询和指导，并对健康风险因素进行全程检测、干预、管理的动态过程。可见，健康管理能够科学有效地调动社会每个成员的积极性，实现全人全程全方位的医学服务，达到以最小的投入预防疾病发生、控制疾病发展、提高生命质量、获得最大健康回报的目的。

四、健康管理学概念

健康管理学本质是将管理学的理念应用于健康维护、疾病预防、临床治疗及康复领域，是管理学、预防医学以及临床医学等相关学科结合的一门交叉学科。目前在国际上，健康管理学还没有形成完整的学科体系，各国研究的重点领域及方向也不尽相同。一般来说，健康管理学是研究健康管理相关理论、方法和技术的新兴的医学学科，重点研究健康风险因素监测与控制、健康干预方法与手段、健康管理服务模式与实施路径、健康信息技术以及与健康保险相结合等一系列理论和实践问题，是一门集管理学、医学、预防医学与信息学于一体的医学科技创新型学科。健康管理学依赖于基础医学、临床医学、预防医学的理论与技术，不同于单一的任何一门传统医学。

五、中医健康管理现状与展望

千百年来，中医学的天人合一整体观、三因制宜辩证论治观、中医"治未病"等基本理论和方法，为维护人类的健康做出了重要贡献。十余年来，在中医"治未病"原则指导下，中医药服务由医疗为主拓展到预防、保健、养生、康复等领域，服务网路也由单一的医疗服务体系发展为医疗服务和预防保健服务两大体系，对于各种疾病的预防，尤其对亚健康防治有着积极意义，逐渐为人们所接受。

中医健康管理的核心理念是基于中医"治未病"思想提出的，它在全国各地的医疗机构得到广泛的响应，并逐渐得以投入到探索和实践中。2007年，国家中医药管理局制定了《"治未病"健康工程实施方案》，2009年，国家中医药管理局制定了《关于积极发展中医预防保健服务的实施意见》。2011年，国家中医药管理局发布了《关于印发儿童等5个重点人群和慢病患者中医健康管理技术规范（试行）的通知》，2013年，国家卫生计生委联合国家中医药管理局发布了《关于印发中医药健康管理服务规范的通知》，两个文件从技术标准、服务模式及适用人群等方面，明确了中医健康管理的职业服务内容。较之现代的健康管理，中医的辨证论治思维能客观描述和评估健康状态的变化过程，中医在整体上对个人的健康状态进行衡量，是真正意义上的个体化健康管理，将"治未病"思想与健康管理的各流程相结合，是具有中国特色的健康管理模式。

近年来，国家政策对于中医健康管理的应用与推广做了重点强调，如国办发〔2015〕32号文提出了《中医药健康服务发展规划（2015—2020年）》，2016年，为了推进健康中国建设，提高人民健康水平，由中共中央、国务院印发并实施了《"健康中国2030"规划纲要》。纲要要求实施中医治未病健康工程，以慢性病管理为重点，以治未病理念为核心，将中医药优势与健康管理结合，探索融健康文化、健康管理、健康保险为一体的中医健康保障模式。

目前，中医健康管理从广义层面上提出的较多，有的把中医养生、中医治未病或与中医相关的方法或技术，均称为中医健康管理，不免失于表浅和笼统。一些中医健康管理软件系统有明显的商业化服务倾向，其实质还是提供建立健康档案、制定健康方案的服务，没有全程的中医健康管理跟踪。大部分注册为"中医健康管理"的公司实际运营项目与中医健康管理的实际内容并不契合，多数在从事中医保健品销售、健康体检、中医美容养生等项目，即使引入了中医健康管理的服务项目，也只是对健康管理概念的简单移植。总之，当前的中医健康管理市场缺乏系统的中医健康管理理论指导，可具体操作的技术或方法流程亦不够规范，单纯从事中医健康管理的专业人员较少，从业人员对中医学理论理解和掌握不够系统。

在学术层面，明确以中医健康管理为议题的研究报道有限，中医健康管理前期的理论研究及学科建设明显滞后于中医健康管理的实践研究，中医健康管理服务标准体系还未建立，故批准立项中医健康管理学学科建设及中医健康管理服务体系标准的研究，是一项推动健康服务业良性发展的开拓性工作。在中医健康管理及学科标准理论体系的建设中，只有突出中医特色，才能充分发挥中医学在健康管理领域的优势。

第二节 中医健康管理学概述

一、中医健康管理概念

中医健康管理是运用中医学"整体观念""辨证论治""治未病"的核心思想，结合健康管理学的理论方法，通过对健康状况进行全面的中医信息采集、监测、分析、评估，以维护个体和群体健康为目的，提供中医健康咨询指导、中医健康教育以及对健康危险因素进行中医干预的综合过程。中医健康管理的主体是经过系统中西医学教育或培训，并取得相应资质的医务工作者。中医健康管理的客体是健康人群、亚健康人群以及慢性非传染性疾病早期或康复期人群。

二、中医健康管理学概念

中医健康管理学是研究中医健康管理理论和方法的一门应用基础学科，是一门融中医科学、生命科学、管理科学和信息科学于一体的新兴的综合学科。

中医健康管理学不等于中医治未病学及中医养生学，后两者主要强调人们平素应该如何保养身体、培养正气，并根据体质偏颇的不同，运用传统中医疗法，达到"未病先防""既病防变"的养生或治病目的。中医健康管理学是中医学、健康管理学的交叉综合学科，是中医针对健康资源进行计划、组织、指挥、协调和控制的过程，是将管理学的理念应用于中医健康监测、预防等，"是以人的健康为中心，连续不断、周而复始、螺旋上升的全人全程全方位的健康服务"。中医学与健康管理学学科融合与交叉，形成了中医健康管理学这门新学科。这是时代发展的必然结果，也是中医学现代化的重要体现。

三、中医健康管理学的内涵与外延

（一）内涵

中医健康管理学是在中医学理论的指导下，用中医的健康管理理念、模式、技术及方法，以维护个体和群体健康为目的，通过对健康状况进行中医的全面监测、分析、评估，提供中医健康咨询指导以及对健康危险因素进行中医干预的一门应用基础学科，是一门新兴的、有待进一步提高和完善的学科。

（二）外延

中医健康管理学是中医学、健康管理学的交叉学科，与中医学中的中医养生学、中医预防医学、中医治未病学等学科相关联。在国家大健康理念指导下，其外延主要包括中医健康管理的政策制定、群体及个体的中医健康管理理念或理论方法指导、中医医养结合的健康管理模式研究、中医健康管理信息的大数据采集及应用系统、中医健康管理的国内外营销、中医健康管理保险业务、中医健康管理的教育教学等，是一门以中医学理论为主，涉及多个学科、部门和产业的综合学科。

四、中医健康管理学学科任务

中医健康管理学的主要任务是研究中医健康管理的理论体系及其指导下的应用方法。随着医疗卫生改革的深入，健康管理学日益受到重视，而中医健康管理的内容散在于中医养生学、中医治未病学、中医全科医学、中医护理学等不同的分支学科中，缺乏系统、规范的整理与研究。中医健康管理学学科立足于中医学的学术特色，全面引入健康管理的理念。通过中医健康管理学的学习和研究，促使个体或群体树立中医管理健康、经营健康、促进健康的思想，建立个体和群体生命全程的中医健康管理模式，突出中医药学的特色服务在健康管理中的作用。

中医健康管理不仅是一个概念，也是一种方法，更是一套完善、周密的服务程序，其目的在于使患者以及健康人群更好地恢复健康、维护健康、促进健康，并节约经费开支，有效降低医疗支出。这些问题的深入研究对于本学科以及中医学科的发展，以及我国医疗保健服务与管理模式的形成，均具有重要的意义。

国家中医药管理局"十二五"重点学科建设期间，将"中医健康管理学"列为重点培育学科。学科的建设与深入发展，将进一步丰富中医药学术内涵，为中医药更好地服务人民健康提供策略、方法、技术和人才，为中医药在健康维护、健康促进、慢病防控等领域发挥作用提供有力的支持。

中医健康管理学是一门新兴的交叉学科，在融合相关学科建设成果、兼收并蓄的同时，如何使中医健康管理理论体系标准化，仍是一项艰巨而长期的工作。在我国"健康中国2030"战略思想指导下，随着学科建设及研究的深入，中医健康管理学科在理论及应用方面都会逐步丰富和完善。

第三节　中医健康管理学发展简史

中国古文献中虽无"健康管理"这一名词，但蕴藏着丰富而系统的健康管理理念。中医对于健康的认识，源于先秦以前古人对于健康问题的经验积累，并通过思考加以总结提炼，其思想最终定型于《黄帝内经》。两千多年以来，古人基本以此为基准进行研究与探索，并不断充实其内涵，丰富其实践形式。

一、先秦及以前——萌芽阶段

自古以来，先民们为了自身健康，主动探索与发现辟邪调护的手段和方法，并总结经验，进行深入思考，提出了初步的维护健康思想。

（一）古代先民生活实践经验

先民们在相当长的时间里生活在山林中，于风雨、饥饿、猛兽等不利条件下从事生产劳动，用自己的聪明智慧不断改善饮食居住以及与疾病作斗争的条件，即“构木为巢，以避群害”，“钻燧取火，以化腥臊”；又为索食充饥，采集野果杂草，渐分辨其良莠，或宜于食，或宜为药，或有毒宜慎，如“神农尝百草”，这些行为大大减少了因饮食条件和居住环境不适对健康的危害，这可以看作最原始的养生预防行为。随着医药卫生知识和经验的逐渐积累，先民们逐渐认识到虫蛀龋痛、寄生虫致腹疾，居住水湿环境易患“筋骨瑟缩”等等。殷墟出土文物证明，当时人们已知道除虫、排水、清扫等干预外界大环境的公共卫生措施，懂得洗脸、洗手、洗澡等调理小环境的个人卫生措施，并认识到灭害鼠、逐瘈狗的必要性，掌握了酿酒技术，精于食物烹调，并注意到优生问题，认为“男女同姓，其生不蕃”，强调“礼不娶同姓”，这一良俗的形成，大大减少了遗传病的发生率，提高了民族健康素质。

《左传》有论：“土厚水深，居之不疾”，注意到良好的自然环境对健康的影响。郑国子产认为：“出入饮食哀乐之事也，山川星辰之神，又何为焉？”告诉人们患病后要注意调整饮食、哀乐，而不是去占卜、求神。春秋秦国名医医和提出了著名的“六气致病说”，从四时、五节、六气以及人情喜怒等天人结合的角度认识疾病，表明对于健康、疾病客观认识的提高，这也为疾病的防治指明了方向。

（二）中国古代传统哲学理论

1.有备无患 至少殷商时期，人们的预防意识渐渐形成，如《商书·说命》记载：“惟事事，乃其有备，有备无患”，认识到预防的重要性，并在实践中摸索出一些治未病的方法和经验，表明健康管理思想以及实践初露萌芽。春秋战国时期，“有备无患”的思想得到进一步发展，如《左传》记载：“思则有备，有备无患”。这种避祸防患的观念，也影响到当时的中医学。如《史记·扁鹊仓公列传》记载扁鹊对齐桓公望色诊病的案例，从“君有疾在腠理，不治将恐深”终至“其在骨髓，虽司命无奈之何”，突出反映了扁鹊能够预知疾病的发生发展和转归，提出疾病要早发现、早干预的理念，见微知著，防微杜渐。这些朴素而原始的有备无患理念，实为中医健康管理思想的源头。

2.思患预防 《周易》提出了居安思危的理论，《易经·既济卦》谓：“既济：亨小，利贞。初吉终乱”。《易传·象》中解释此卦为“君子以思患而豫（豫，通“预”）防之”，亦即防在于预，预在于思“患”，充分反映了防患于未然的预防思想。《管子·牧民》也记载：“惟有道者，能避患于未形，故祸不萌。”《庄子·盗跖》云：“丘，所谓无病自灸也。”反映当时人们已经使用灸法来防病。《论语》记载：“君子有三戒，少之时，血气未定，戒之在色……”，指出在不同生命周期中，人的行事作为需与身体状态适应，提前规避某些不利因素，思患以预防之。

3.谨慎药食 “民以食为天”，而饮食、药物的种类需要辨清，食物的毒性和补益性则需分辨，因此有上古神农尝百草，以区分药物的毒性、作用。《周礼》将“食医”定为四医（食医、疡医、疾医、兽医）之首，以慎辨饮食宜忌，可谓当今营养师雏形。《礼记·曲礼》载有：“君有疾饮药，臣先尝之；亲有疾饮药，子先尝之”，说明当时对于药物毒性的认识尚显模糊以及对于服药的慎重。《周易·无妄卦》谓：“无妄之疾，勿药有喜”，指出不可乱用药物，正如《象辞》谓：“无妄之药，不可试也”。《论语》记有：“子之所慎：斋、战、疾”，明确表明对于疾病的态度为“慎”，如“丘未达，不敢尝”，孔子由于不明药物的功效和配伍，故谨慎而不随便服用。孔子亦十分重视饮食宜忌、调养，认为：

"食不厌精，脍不厌细……食不语，寝不言"，而《礼记·曲礼》记载"医不三世，不服其药"，指出了对于选择医者的审慎态度。

4.早期干预 《道德经》第六十四章谓："其安易持，其未兆易谋，其脆易泮，其微易散，为之于未有，治之于未乱。"警示我们当事物处于萌芽阶段时易被灭除，因此需居安思危，及时发现变化的征兆，从而采取相应措施，论述了"治之于未乱"的理念。这一思想运用于医学，即为《道德经》第七十一章提出的"夫唯病病，是以不病"，若时常担忧生病以预先防之，就可以避免疾病的危害。《易经·坤卦》："履霜，坚冰至。"《文言》解释为："其所由来者渐矣，由辩之不早辩也。《易》曰'履霜，坚冰至'，盖言顺也。"明确指出要善察秋毫，把握健康信息，提前预测并予以干预，则事半功倍。《鹖冠子·世贤》中记载："魏文王问扁鹊曰：子昆弟三人其孰最善为医……扁鹊曰：长兄于病视神，未有形而除之，故名不出于家。中兄治病，其在毫毛，故名不出于闾。若扁鹊者，镵血脉，投毒药，副肌肤，闲而名出闻于诸侯。"此中说明了预防诊治的三个层次阶段：第一重境界即为扁鹊之"对症下药，救死伤于濒危"，扁鹊灵活运用针石之效让病入膏肓者起死回生；第二重境界为扁鹊二哥之"见微知著，除病症于萌芽"，从身体微小的症状敏锐判断未来的发展趋势，而将病症医治于萌芽状态；第三重境界为扁鹊大哥之"未雨绸缪，防隐患于未然"，透过平静的表象看到隐藏的病因，从而达到"良医治未病"的境界。扁鹊治有形之疾，其大哥治病于无形，故"长兄最善，中兄次之，扁鹊最为下"，反衬出当前防治疾病的状况，忽视细微之疾的调护，而一直追逐于重症的救治，致使疾病越来越多且难于应付。

总之，对于健康调护与疾病的防范认识与实践，先秦以前以及先秦时诸子百家的论述虽分散凌乱、不成体系，但内容较为广泛，且不乏精辟论述，闪耀着健康管理的智慧之光，足为中医健康管理学的思想与实践提供启发。

二、秦汉——奠基阶段

（一）《黄帝内经》奠定中医健康管理学的理论基础

《黄帝内经》不但是整个中医学理论体系的立论根基，同时也奠定了中医健康管理学认识与实践的基石。

1.首重养生防病，提出预防原则 首于《素问·上古天真论篇》中详述人体生长壮老已的生理与疾病规律，明达养生防病的道理；次在《素问·四气调神大论篇》中提出"治未病"，孕育出"预防为主"的健康管理思想；再述养生顺乎自然，正如朱丹溪所说："昔黄帝与天师难疑答问之书，未尝不以摄养为先……谆谆然以养生为急务者，意欲治未然之病，无使至于已病难图也"。《素问·上古天真论篇》指出养生贵于"知道"，以"法于阴阳，和于术数，食饮有节，起居有常，不妄作劳"，强调以使"形与神俱"，"而尽终其天年，度百岁乃去"，亦即健康长寿，不仅重视生命的长度，更关注生命的质量，并明确提出养生的指导原则为"虚邪贼风，避之有时，恬淡虚无，真气从之，精神内守"，从而奠定了中医养生保健的思想原则。

2.提出未病理念，奠定防治基础 《黄帝内经》明确提出并论述"治未病"思想，其中有三处记载"治未病"这一术语，《素问·四气调神大论篇》首提"治未病"之说："不治已病治未病，不治已乱治未乱"，强调预防疾病于未生之前或及早救治于方萌之际；次见于《素问·刺热篇》："病虽未发，见赤色者刺之，名曰治未病"，论述早期预知、预判、诊断疾病，在疾病未显之前即予以治疗，以遏病势；《灵枢·逆顺》也有论述，称："上工治未病，不治已病"，指出在疾病未盛之前或隐微之际采取治疗措施。综上，"未病"的本义既指无疾病，也包括疾病的萌芽阶段与未传病态，后世医家认为的

"治未病"既有养生与预防，又有早诊断、早治疗以及既病防变、病后劳复等内容，目前的"未病"理论体系的建立也以此为根基。

3.明确健康因素，详述规避措施 《素问·上古天真论篇》认为，除先天禀赋不足外，人体患病、衰老亦与后天调理不慎密切相关，即："以酒为浆，以妄为常，醉以入房，以欲竭其精，以耗散其真，不知持满，不时御神，务快其心，逆于生乐，起居无节，故半百而衰也"，指出人体衰老的自然生理规律，亦即女子"七七"、男子"八八"的生长壮老已的过程变化。文中总结人体发病源于"生病起于过用""气血不和，百病丛生"，在其他章节中详细地论述了饮食、五味、起居、六气、情志对于人体的影响，如《素问·调经论篇》认为"邪之生也，或生于阴，或生于阳"，并指出其中的预防措施，如基于"邪之所凑，其气必虚"与"正气存内，邪不可干，避其毒气"等认识，提出饮食宜"谨和五味"，"专精神"以驭神而调情志，顺和六气而谨防不时之气等等。

4.阐释诊治原理，重视信息收集 基于《孟子·告子下》"有诸内，必形诸外"与《灵枢·本脏》"察其外应，以知其内脏，则知所病矣"的认识，《黄帝内经》详细论述了中医对于身体健康状态信息的收集方法——望、闻、问、切等四诊，强调四诊合参，注重色脉的诊察，并分列"诊有十度"，《素问·方盛衰论篇》谓："度人脉度、脏度、肉度、筋度、俞度"，指出"合而察之，切而验之，见而得之……远者司外揣内，近者司内揣外"（《灵枢·外揣》）的诊察方法。根据"天人相应"理论，对于影响人体的气候因素亦寻其规律，提出了五运六气理论体系。另外，文中记载的诸多人体生理病理规律，为后世总结并发展其他治法埋下了伏笔。

5.贵在见微知著，提前预测评估 疾病的发生发展有一定的征兆，而其症状有显有微，如"络脉之病人也微""若无若有者，疾不可知也""未有脏形""莫知其情，莫见其形"等等，这些常人往往不能察觉，即使仿佛感觉到也常忽略，终至病成。医家认为"至数之机，迫迮以微，其来可见，其往可追"，虽"形气荣卫之不形于外，而工独知之……工常先见之，然而不形于外"，能够"见微得过"，而"救其萌芽"，"尽调不败而救之"，以防病成难疗而致损人天命。

6.健康干预始终，详论防治策略 在评估各种健康信息后，贵在进行有效的干预，《黄帝内经》中多次提出预先防治调理，消患于萌芽，如"预备""先防""先治""预可平疴""避其邪气"以及"谨而调之"等等，不使病成而"早遏其路"。病后调体防复，如指出运用药食共同调理身体，"毒药攻邪，五谷为养，五果为助，五畜为益，五菜为充，气味合而服之，以补精益气"，并指出病后饮食禁忌，如"病热少愈，食肉则复，多食则遗"。在提出养生防病的总原则以及论述辟邪防害外，还指出涵盖"顺应自然-形体健康-心理道德完善-适应社会"的全方位康寿养生观，详细记载了具体的养生防治方法和手段，包括导引按跷、饮食、情志、运动、起居生活、顺四时气宜以及预服药物等等。

（二）《伤寒杂病论》奠定个体化辨证管理的实践基础

张仲景著述的《伤寒杂病论》开创了中医临床辨证论治的先河，即中医个体化临床施治得以确立，同时也奠定了中医健康管理个性化辨证管理的基础。在《金匮要略·脏腑经络先后》中总结养生的总原则为"养慎"，所谓内养正气，外慎邪气，亦即"若五脏元真通畅，人即安和，客气邪风，中人多死"。提出救治于萌芽，"不令邪风干忤经络，适中经络，未流传脏腑，即医治之；四肢才觉重滞，即导引、吐纳、针灸、膏摩，勿令九窍闭塞"，指出了对于不适要及早诊治，并采用多种适宜的方法而"杂合以治"。另外，要谨防各种致病因素，如"更能无犯王法，禽兽灾伤，房室勿令竭乏，服食节其冷、热、苦、酸、辛、甘"，总之以使"不遗形体有衰，病则无由入其腠理"。在"杂疗方"中总结急救的方法，如救溺死方、疗中喝方等以备常人不时之需，施予紧急救治，最后以两章节内容总结"禽兽鱼虫禁忌""果实菜谷禁忌"，突出对平时饮食适宜及其禁忌的重视。

《伤寒杂病论》继承《素问》五运六气理论学说，强调"候知"疾病，如《伤寒论·伤寒例》谓："夫欲候知四时正气为病及时行疫气之法，皆当按斗历占之"，认为"时气不和，便当早言"，以能够提前预防，并指出导致疾病的气候异常情况，如"有未至而至，有至而不至，有至而不去，有至而太过"，倡导有病及早施治，否则病变难瘥，即"如或瘥迟，病即传变，虽欲除治，必难为力"，并加以详细阐述："凡人有疾，不时即治，隐忍冀瘥，以成痼疾。小儿女子，益以滋甚……"，指出这些知识"为家有患，备虑之要"，此可看作强调向民众普及健康知识，并强调病家需遵循医嘱，若"服药不如方法，纵意违师，不须治之"。

另外，《伤寒杂病论》还指出脉证合参以对疾病预先诊测、防治。《金匮要略·血痹虚劳病脉证并治》谓："男子平人，脉大为劳，极虚亦为劳""男子平人，脉虚弱细微者，喜盗汗也"，这里的"平人"指自觉无明显其他不适的人，然其脉象已经显露，不及时治疗，将有后患。《金匮要略·水气病脉证并治》记载："始时当微，年盛不觉，阳衰之后，荣卫相干，阳损阴盛，结寒微动……"，认为年盛正气尚足，邪气存伏体内尚不发病，随着年龄增长，正气渐衰而邪气渐动以至于发病。《针灸甲乙经》序中也载有张仲景通过望诊预知、预判和预先防治王粲所患疾病的案例，并反映了不遵医嘱的后果。

（三）华佗创立五禽戏，强化运动管理

华佗医术高超，亦非常重视养生以延寿，其"晓养性之术，年且百岁而犹有壮容"。华佗创立五禽戏以强身健体，《三国志·方技传》记载其认为："人体欲得劳动，但不当使极尔。动摇则谷气得消，血脉流通，病不得生，譬犹户枢不朽是也……吾有一术，名五禽之戏……亦以除疾，并利蹄足，以当导引"。指出了养生当动之有度，仿五禽而创五禽戏，实为适宜于防病、却病和保健的运动管理，其弟子吴普谨遵施行此法，"九十余，耳目聪明，齿牙完坚"。

华佗认为"宜节忧思以养气，慎喜怒以全真"（《华氏中藏经·论气痹》），重视七情、饮食与起居等对人体健康的影响，提倡保持心情舒畅愉悦，避免不良精神刺激和过度情志波动。华佗还认为人体不可过饱过饥，饥饿过度伤脾，宜饮食有节，切忌偏嗜，并控制肥甘厚味的摄入，并指出"色欲过度则伤肾，起居过常则伤肝"，若酒色过度，起居无节，可损人正气而招致各种疾患。

（四）其他文献论述

此时期其他著作也记载有关于健康的调护理念和方法，如对于防微杜渐的重视和深刻阐释，《淮南子·人间训》谓："人皆轻小害易微之事以多悔，虽至而后忧也……虽有扁鹊、俞跗之巧，犹不能生也"。强调了疾病的早期治疗、防止传变的重要性，并指出"良医者，常治无病之病，故无病；圣人者，常治无患之患，故无患"，主张"治无病之病"。司马迁在《史记》记载："使圣人预知微，能使良医得早从事，则疾可已，身可活也"，强调了诊治贵在"预知微"，以便及早发现隐患而采取措施。

三、魏晋至金元——充实阶段

晋代范汪《范东阳杂病方》中记载有灸法预防霍乱，可使人"终无死忧"，并把这种防病的灸法称为"逆灸"。晋代著名医家葛洪在防病养生方面留有许多精辟的论述，讲求"内以养生，外以祛恶"，提倡"养生以不伤为本"，重视身体保养，强调劳逸适中，慎避外邪，并提出一系列不伤损气血的养生之道，如唾不及远、行不疾步、目不久视等等；在精神保健和心理卫生上，提出要除六害："一曰薄名利，二曰禁声色，三曰廉货财，四曰损滋味，五曰除佞妄，六曰去诅嫉"，并撰著《肘后备急方》，记载了急病的救治以及常见病、多发病的自诊自疗，实为医药知识的科普，堪为当代"小药箱"理念与方式的雏形。

隋代巢元方所著《诸病源候论》为探索病因学的专著，保存了前人的一些摄生专论专著，提倡简便易行的导引功，其中记载了寒冷地区用灸法预防小儿惊风的民间习俗："河洛间土地多寒，儿喜病痉，其俗，生儿三日，喜逆灸以防之，又灸颊以防噤"，同时，也反对不分寒热均给予逆灸的做法，体现了灸法保健也需辨证的理念。

唐代孙思邈将健康至疾病的转变分为"未病""欲病""已病"三个阶段，认为医生要"消未起之患，治未病之疾，医之于无事之前"，阐明了防重于治、有病早治的观点，这与现代健康管理的疾病防治观相符。此外，孙思邈还明确论证了健康与养性的直接关系："善养性者，则治未病之病，是其义也"；并创造出一整套养生延年的理论与方法，认为："养生有五难，名利不去为一难，喜怒不除为二难，声色不去为三难，滋味不绝为四难，神虑精散为五难"。他积极推广养生功法，认为经常适当的劳作运动，能促进身心健康，正所谓"动则不衰，用则不退。"孙思邈在著作中列出154种食养、食疗食物，认为："安身之本，必资于食"，指出食物对人体有滋养调护的作用，是增进健康、却病延年益寿的重要物质："食能排邪而安脏腑，悦神爽志以资血气，若能用食平疴，释情遣疾者，可谓良工"，并倡导有病早治："凡人有不少苦似不如平常，即须早道。"

宋代重视运用运气学说来预测疾病的发生和流行，以便及早采取措施。这一时期出现了中国第一本老年病防治专著——《养老奉亲书》，集前人摄生论述之大全。南宋王执中在《针灸资生经》中指出，刺泻风门可令背不痈疽，脐灸有壮元气、强身体、延年益寿的功效。《扁鹊心书·住世之法》中将灸法列为养生保健法之首，主张常灸中脘、命门、关元、气海以防病摄生，并且要求早灸、多灸。《小儿药证直诀》中记载，胎儿初生即"俗以黄连汁压之"以清解胎毒，防胎中诸疾。

元代朱丹溪发挥《黄帝内经》"治未病"思想，在《丹溪心法》中指出，"与其救疗于有疾之后，不若摄养于无疾之先"，并观察到"眩晕者，中风之渐也"的规律，对后世中风病的防治影响颇大。另外，这一时期的《寿亲养老新书》中提出，按涌泉穴可"终不染瘴，面色红腻，腰足轻快"，指出通过一定的按摩可以防疾调身。这一时期注重饮食卫生以及运用饮食调理身体，出现了中国现存第一部完整的饮食卫生专著——忽思慧的《饮膳正要》。

四、明清——发展阶段

1.发展"未病"理论，谨始防微 此时期医家继承并发挥前人的"治未病""防患于未然"等思想，如徐春甫在《古今医统大全》中赞赏并补充丹溪对于治未病的认识："谨厥始，防厥微，以治之，则成功多而受害少也……间有几微隐晦之疾，必加意以防之，用药以治之。"任何事物的发生都是有一定先兆的，疾病亦不例外，能将影响身体健康的微兆扼杀在萌芽之中，便是掌握了医学的纲领、摄生的法则。著名医家张景岳认为："祸始于微，危因于易，能预此者，谓之治未病，不能预此者，谓之治已病。知命者，其谨于微而已矣"，并指出："履霜坚冰至，贵在谨于微"。张景岳在《类经》中阐释"未病"为："言圣人预防之道，治于未形，故用力少而成功多，以见其安不忘危也"，并结合临床实践提出了著名的"独处藏奸"理论，从理论上分析并总结了前病未病态的诊断原理。龚廷贤在《万病回春》中提出了有疾"宜早治，始则容易，履霜不谨，坚冰即至"，告诫患者及家属勿以疾小而轻慢。

2.总结诊察先兆，早期干预 此时期医家总结出一些疾病先兆，以便于早期干预。薛立斋指出中风病的防治大法为："预防者，当养气血，节饮食，戒七情，远帷幕。"张三锡对此理论认识更为深刻，首先指出该病的特点："病之生也，其机甚微，其变甚速。达士知机，思患而预防之，庶不至于膏肓"，然后列举了中风的许多先兆症状："中年人但觉大拇指时作麻木，或不仁，或手足少力，或肌肉微掣，三年内必有暴病"，并提出了预防方法："急屏除一切膏粱厚味……及审气血敦虚，因时培养，更远色戒性，清虚静摄"，以有备无患。王清任《医林改错》专篇列有"记未病以前之形状"，载有中风之先兆症状34种，提醒人们"因不痛不痒，无寒无热，无碍饮食起居，人最易于疏忽"。汪绮石在《理虚元鉴》中提出当审虚劳之先兆，未病之先即以调治："是当于其未成之先，审其现何机兆，中何病根，尔时即以要言一二语指示之，令其善为调摄……以断其根"，指出早期干预以防疾病生变。

3. 未发先调，以防病复　慢性反复发作性疾病多有静止期与发作期，静止期基本如常人，而多易在稍不适环境下发作，宜未发之前即以调理。张石顽在《张氏医通》中提出夏天三伏用药贴敷肺俞与膏肓俞等穴，能够预防冬季哮喘发病，可谓"冬病夏治"防病复发思想的实践。《理虚元鉴》提出"虚劳当治其未成"，认为若病已成而后治之，则"病虽愈，亦是不经风浪"，因此需未发即予调治，病愈须防病情复发。

4. 温病系统防治，初现健康管理雏形　清代比较有创见的是温病学派，该学派涌现出不少著名医家，不仅对温病的发生、发展和预防、调护规律进行了系统的研究，对温病的管理思想与实践亦有许多论述。如王孟英的《随息居重订霍乱论》，系统探讨霍乱的流行规律和预防方法，提出清洁水源、注意饮水卫生等措施，至今仍不失其科学性。温病的起病较迅速，多有传染性，甚至导致不同程度的流行，其中有的可传变而危害生命，需要有及早预防、病中调护、病后护理等一系列防治措施，其思想理念已涉及公共卫生管理内容，强调全民参与性与社会综合卫生管理，这些可视为已初步具有较为完整的健康管理实践特点。

5. 其他相关论述　这一时期对于影响健康的因素亦进行了系统探讨，如程钟龄在《医学心悟·医中百误歌》中从医家、病家、旁人等角度详列百种应注意的易犯事项，包含有医学知识普及的理念。再如对于婴儿的层次性、阶段性调理，万全《育婴家秘》指出"育婴四法"：预养以培其元与胎养以保其真，鞠养以慎其病和蓐养以防其变，体现预防为主、不治已病治未病的理念，初步提出对婴儿疾病层层预防的健康管理思想。温病学派对于舌诊的重视及对其理论、经验的总结，促进了舌诊的发展与推广运用，加之对于其他诊疗方法的系统总结，丰富和发展了中医的诊法手段，为简便化、客观化地进行健康信息收集奠定了基础。

五、近代与现代——继承与创新阶段

（一）传染病的综合防治

建国初期，通过国家主导、全民参与、医生深入基层，成功防治了流行性乙型脑炎、流行性脑脊髓膜炎等传染性疾病，积累了健康卫生综合管理经验，显示了对健康进行管理的巨大优越性，对于目前形势下进行中医健康管理实践具有启示作用。

（二）相关理论的挖掘与整理

此一时期，诸多学者从不同方面进行了中医的相关知识文献的系统整理与挖掘，并结合现代知识理论体系与学科发展，构建了相关的学科体系，形成较为成熟的学科，如中医预防医学、中医养生康复学、中医养生学、中医体质学等等，为中医健康管理的理论构建提供了丰富的理论支撑。

（三）健康管理的正式提出与实践

随着多种相关学科的形成与发展，以及信息技术的进步，为解决当今人们健康问题，健康管理这种理念与产业模式率先在美国被提出，并得到相当程度的实践，初步显示了其解决当代人们健康问题的优越性。后来，这种理念与模式被引入我国，也得到了初步的实践，并作为一门学科形成，随后相应的协会、学术期刊成立或创建，而专门从事健康管理的健康管理师，被列为中华人民共和国劳动和社会保障部在2005年底公布的第四批新职业之一，从事健康管理的科研机构与高等院校纷纷进行相关研究。

（四）中医健康管理方兴未艾

由于健康管理的理念与中国传统医学思想有很多契合之处，健康管理被引入中国伊始，便被学者们所推崇，健康管理与中医学理论逐渐结合，尤其是与中医"治未病"相融合，并以此大力推行中医所蕴含的丰富的养生防病方法与手段。随着中医学与健康管理理论融合的加深与实践的不断丰富，中医健康管理独特的理论体系逐渐形成，对其整体研究也不断深化。

第四节　中医健康管理学理论体系

中医健康管理学是一门新兴学科，其中医理论分散于中医各科中，并与现代医学的健康管理密切相关。目前，健康管理理论研究及学科建设明显滞后于健康管理的实践研究，中医健康管理更是如此，尚未见其理论体系及学科规划探讨。因此，探讨本学科的理论体系模式，对于本学科教材的编写、理论教学、临床健康管理及未来本学科的发展都具有重要意义。

一、中医健康管理学研究对象及主要内容

中医健康管理是运用中医学"整体观念""辨证论治"的核心思想，结合健康管理学的理论方法，通过对健康进行中医的全面信息采集、监测、分析、评估，以维护个体和群体健康为目的，提供中医健康咨询指导、中医健康教育以及对健康危险因素进行中医干预的一门应用基础学科，是一门新兴的、有待进一步提高和完善的学科。中医健康管理学不等于中医治未病学，中医治未病学强调人们平素应该保养身体，培养正气，并根据体质偏颇的不同，运用传统中医疗法，达到"未病先防""既病防变"的目的。中医健康管理学是中医学、健康管理学的交叉学科，是中医针对健康资源进行计划、组织、指挥、协调和控制的过程，是将管理学的理念应用于健康监测、预防等，其主要包括中医健康的生活方式管理、中西医综合健康风险评估、中医健康需求管理、中医健康咨询指导、中医健康教育和慢病社区中医干预等内容。其宗旨和具体做法是调动个人和群体及整个社会的积极性，有效地利用有限的资源达到最大的健康效果。

二、中医健康管理学理论体系构建思路

（一）总体思路

根据培养"宽基础、重技能、有创新"的专门人才要求，树立中医管理健康、经营健康、促进健康的思想，建立个体和群体生命全程的中医健康管理模式，突出中医药学的特色服务在健康管理中的作用。既要有以中医理论为主的中医健康管理学基本概念、理论、方法、适宜技术及中医健康管理的基本程序、具体管理策略等，还应有以现代健康管理为辅的国内外研究较成熟的理论、方法、成果及各种政策法规等。

（二）整体观贯穿健康管理过程始终

整体观念是中医理论核心。中医的健康信息采集、资料评估及健康干预的整个过程必须立足于中医的"天人合一""阴阳平衡""形与神俱""动静结合"等整体性的发病观及管理观。

（三）个性化健康体现中医辨体管理

"辨证论治"是中医学的特点和精华，中医的健康管理应遵循"因时、因地、因人制宜"原则，如胎孕期、婴幼儿、青少年、中老年等不同年龄段的生理不同，健康管理模式不同，而同一个年龄段的个体又因生活环境、社会因素、个体气血阴阳体质差异又要采取不同的中医健康管理。

三、中医健康管理学理论体系模式

（一）中医健康管理学的文献体系

中医健康管理学理论溯源于中医经典著作中，其中虽未有健康管理名称，但提出了中医健康管理的重要原则和方法，因此，深度挖掘、全面梳理古人中医健康管理理念，如"不治已病治未病""法于阴阳，和于术数，食饮有节，起居有常，不妄作劳""天人合一""形与神俱""药食同源""动静结合"等，建成中医健康管理学的信息采集、健康评估等中医文献数据库，使其系统化、规范化，是学科发展的基石，也是符合现代健康管理学中"构建健康管理医学服务新模式和中医特色预防保健新体系"的要求。

（二）中医健康管理信息采集体系

中医健康信息的采集，遵循真实性、时效性、计划性原则。从以下两个方面考虑。

1.中医四诊方法　以中医诊断学望、闻、问、切四诊为基本理论，通过访谈、实地观察、问卷等，针对个体或群体不同的健康状况，填写不同的采集信息表格，从而全面而规范地获取其健康信息。四诊中的望诊信息，尤其望舌较为关键，对于健康管理者，尤其是基层社区的中医健康管理医生较易获取，舌象信息也是辨别个体健康、亚健康、患病及考察病情轻重的最客观化指标，因此，舌象的特征改变及临床意义，要作为中医健康管理学中采集信息的基础知识。另外，望诊中的皮肤色泽、斑疹及个体的形态等也是健康信息的重要内容，不论在中医健康管理学教材编写，还是在健康科普宣传中，都应引起重视。舌诊、脉诊的客观化研究是中医健康管理信息采集或评估的重要手段。

2.西医的辅助检查　现代西医学的各项体检指标包括基因数据、影像结果、生物学标记物以及传统的临床检测项目，是判断个体是否健康的重要客观信息，将其记录成档案从而指导健康管理过程，并与中医四诊辨证结合，以达到健康管理的最优效果，更好地对健康进行干预和指导。

（三）中医健康风险因素评估体系

中医体质是健康信息评估中必备的要素，中医体质学说为健康管理的理论提供了可靠依据，并为评估提供了有效的中医方法，是中医学对健康信息进行有效分类提取、评估的前提和基础，是实施个人健康管理的重要评估工具。通过对中医健康采集的信息综合分析，可将患者评估判断为中医的某种体质，如平和质、气虚质、阳虚质、阴虚质、湿热质、痰湿质、气郁质、瘀血质、特禀质等九种体质，再通过评估风险因素，分析引起体质变化的健康行为，依据中医理论，制定有针对性、可行性、目标阶段性的健康干预措施。

（四）中医健康管理学干预体系

健康干预是健康管理的关键步骤。在这个过程中，需要制定有针对性的干预方案，适时评估干预成效。目前，中医的理法方药及适宜技术在健康干预中广泛应用。中医健康管理学的干预体系主要由饮食干预、起居干预、情志干预、中药干预、适宜技术干预、健康教育等理论或方法组成，以上中医的每项干预措施都有丰富的健康管理思想及可操作的技术。通过挖掘中医干预病证的理论和方法，根据评估健康信息需求，在中医理论指导下，针对优先干预的健康问题，采取中医一项或多项的干预方法，确定干预目标，制定干预策略和执行方案及监测评价方案等。

（五）中医健康管理学基础教育体系

目前，全国中医药类院校未开设中医健康管理学，仅个别院校开设了健康管理的选修课程，因此，本学科在基础教育方面薄弱，中医健康管理学专业人才匮乏。学科建设本着"教学–科研–临床"三位一体的发展模式，目前宜着手编写适合目前高等教育的中医健康管理学教材，陆续开展中医健康管理临床专业教学试点工作，继而在中医药院校全面设立中医健康管理专业，定向招生，加强该专业的临床实习见习基地平台建设。大力构建完善中医健康管理继续教育机制，根据医院、社区医师的不同层面需求，开展特色鲜明的中医健康管理继续教育项目，形成学历教育与职业资格教育并重的复合型人才培养方案。

（六）中医健康管理学现代知识体系

根据目前国内外健康管理的主要理论学说、研究成果，结合我国医疗卫生服务对中医健康管理的客观需要，应吸纳其健康管理模式、策略、方法、技术等，如计算机风险评估系统、体检软件等，以丰富传统四诊的健康诊疗模式，建立计算机中医健康基础数据库。另外，各种健康保险业正在迅速兴起和发展，如社会医疗保险、商业健康保险、管理式医疗、自保计划等，这些以经营健康风险为核心内容的金融服务业，其发展需要运用健康管理手段来体现特色服务，实施风险控制。而新兴的中医健康管理学科，可以将中医健康管理理论、方法与健康保险相结合，使学科更快更好地发展。

综上所述，中医健康管理学是一门新兴的交叉学科，在融合各相关学科建设成果、兼收并蓄的同时，如何使中医健康管理理论体系标准化，仍是一项艰巨而长期的工作。在"健康中国2030"战略思想指导下，随着学科建设及研究的深入，中医健康管理学科在理论及应用方面都会逐步丰富和完善。

第二章 中医健康管理的特点

第一节 整体观念

中医学理论体系是历经长期的临床实践，在中国古代哲学的指导下，逐步发展而形成的，既来源于临床实践，又指导着临床实践。整体观念是中医学理论体系的基本特点，是中国古代哲学思维方法在中医学理论中的集中体现，具体是指中医学关于人体自身的完整性以及人与自然、社会环境统一性的认识。人体是一个有机统一的整体，构成人体的各个组成部分，以及各个脏腑形体官窍之间，结构上不可分割，功能上相互协调，病理上相互影响，并且时刻受到自然环境和社会环境的影响，人体在内、外环境的运动变化中，保持自身整体的动态平衡。

整体观念贯穿于中医学的生理、病理、诊法、辨证、养生、防治等有关健康管理的各个方面，故在观察、认识、分析和处理有关生命、健康和疾病等问题时，必须注重人体自身的完整性及人与自然、社会环境之间的统一性和联系性。因此，只有从整体上多维、动态地去把握与认识人体的生命状态，方可做出系统而行之有效的中医健康管理策略。

一、人与自然的统一性

"人以天地之气生，四时之法成"（《素问·宝命全形论篇》）。中医学认为，人与自然有着统一的本原和属性，自然界存在着人类赖以生存的必要条件，故曰："天食人以五气，地食人以五味"（《素问·六节脏象论篇》）。生存长养于天地之间，人的生命活动规律必然受自然界的制约定和影响。

自然界的运动变化可以直接或间接地影响着人体，人的生命活动随着自然界的运动和自然条件的变化而发生相应的改变。"人之常数"亦即"天之常数"（《素问·血气形志篇》），"天地之大纪，人神之通应也"（《素问·至真要大论篇》）。倘若违背了自然规律，将导致不良后果，所谓"至数之机……其往可追，敬之者昌，慢之者亡"（《素问·天元纪大论篇》），亦即自然环境与人体的生理、病理以及疾病的防治密切相关，故中医学提出"人与天地相参"（《素问·咳论篇》）的天人一体观，这种"天人相应"的认识，强调"善言天者，必有验于人"（《素问·举痛论篇》），把人的需要和对人的研究置于天人关系理论的中心地位。

（一）季节与健康

"人能应四时者，天地为之父母"（《素问·宝命全形论篇》）。一年四时气候呈现春温、夏热、长夏湿、秋凉、冬寒的节律性变化，人体的生理功能在这种气候变迁的影响下，则有春生、夏长、长夏化、秋收、冬藏等相应的适应性变化。如《灵枢·五癃津液别》指出："天暑衣厚则腠理开，故汗出……天寒则腠理闭，气湿不行，水下留于膀胱，则为溺与气。"说明春夏季节，阳气发泄，气血趋向于体表，表现为皮肤松弛，疏泄多汗；秋冬季节，阳气收敛，气血趋向于内里，表现为皮肤致密，少汗多尿，既保证了人体水液代谢的正常，又使人体阳气不过分地向外耗散。人体的脉象随着气候的变化，也同样有着相应的改变，正如《素问·脉要精微论篇》所说："四变之动，脉与之上下，以春应中规，夏应中矩，秋应中衡，冬应中权"，指出春夏脉象多见浮大，秋冬脉象多见沉小，脉象的形成是由于气血在四时气候更替影响下，所进行的适应性调节。

人类适应自然环境的能力是有一定限度的，如果气候变化程度超过了人体调节功能的限度，或者机体的调节功能失常，不能对自然变化做出适应性调节时，人体就会发生疾病。有些季节性的多发病或时令性的流行病有着明显的季节性倾向，如《素问·金匮真言论篇》称："春善病鼽衄，仲夏善病胸胁，长夏善病洞泄寒中，秋善病风疟，冬善病痹厥"，指出春天多发鼻塞或鼻出血之病，夏天多发胸胁部位疾患，长夏多发里寒泄泻之病，冬天多发四肢寒冷疼痛的痹证。

有些疾病是在某一季节感受邪气，伏藏于体内，经过一段时间之后，在其他季节发作。如《素问·阴阳应象大论篇》谓："冬伤于寒，春必温病"，指出冬季人体感受寒邪之后，未即时发病，伏藏于体内，郁而化热，待春季阳气升发之时，向外透达，从而发生春温病。此外，某些慢性宿疾，如痹证、哮喘等，往往在气候剧变或季节更替时发作或加剧。

（二）日月星辰与健康

天地有五运六气之节律性的周期变化，其中不仅包括"年节律""月节律"，而且还有"日节律"。人体气血的运行、阴阳的消长，不仅随应着季节气候的变化，而且也因日月星辰之昼夜的变化而发生节律性的改变。如人体的阳气，随着朝始生、午最盛、夕始弱、夜半衰的波动而出现规律性的波动，所谓"阳气者，一日而主外，平旦人气生，日中而阳气隆，日西而阳气已虚，气门乃闭"（《素问·生气通天论篇》）。在病理上，一般而言，大多白天病情较轻，傍晚加重，夜间最重，呈现出周期性的起伏变化，故曰："百病者，多以旦慧、昼安、夕加、夜甚"（《灵枢·顺气一日分为四时》）。

月亮的盈亏也影响着人的诸多生理、病理变化。如月亮的圆缺影响人体气血的生成布散，《素问·八正神明论篇》谓："月始生，则血气始精，卫气始行；月郭满，则血气实，肌肉坚；月郭空，则肌肉减，经络虚，卫气去，形独居"。因机体气血的虚实差异，致使感受病邪的难易程度及其传变不同。当满月时，人体气血充盛，肌肤致密，腠理闭合，此时即使遭受贼风邪气的侵袭，也较表浅而患病轻微；而在月亏之时，人体气血虚弱，肌肤松弛，腠理开泄，若逢贼风邪气的侵袭，多发病急骤，易于内陷入里，正如《灵枢·岁露论》所说："月满……虽遇贼风，其入浅不深，至其月郭空……遇贼风则其入深，其病人也卒暴"。故其防治宜依于月盈月亏的变化，即"因天时而调血气"，具体如针刺治宜"月生无泻，月满无补，月郭空无治"（《素问·八正神明论篇》）。

（三）地域与健康

地理环境是自然环境中的重要因素，包括地质水土、地域性气候和人文地理、风俗习惯等。地理环境的差异，在一定程度上影响人们的生理功能和心理活动，故中医学非常重视地域对人体的影响。生长有南北，地势有高低，体质有阴阳，奉养有膏粱藜藿之殊，更加天时有寒暖之别，故"一州之气，生化寿夭不同"（《素问·五常政大论篇》），受病亦有深浅之异。一般而言，东南土地卑弱，气候多湿热，人体腠理多疏松，体格多瘦削；西北地处高原，气候多燥寒，人体腠理多致密，体格多壮实。

人们长期生存在特定地理环境之中，逐渐形成了功能方面的适应性变化。一旦易地而居，环境突然改变，个体生理功能难以迅即做出相应的适应性变化，故初期会感到不太适应，有的甚至会因此而发病，所谓"水土不服"，指的就是这种情况。总之，地理环境不同，形成了生理上、体质上的不同特点，因而不同地区的发病情况也不尽一致，正如《素问·异法方宜论篇》所谓："一病而治各不同……地势使然也"。故其中医健康管理策略，亦须因之而变，以"杂合以治，各得其所宜"（《素问·异法方宜论篇》）。

二、人与社会的统一性

人既有自然属性，又有社会属性。人生活在社会环境之中，社会生态变迁与人的身心健康和疾病的发生有着密切关系。社会角色、地位的不同以及社会环境的变动，不仅影响人们的心身功能，而且所导致的疾病谱的构成也不尽相同，其相应的健康管理策略也因之而异，正如《医宗必读·富贵贫贱治病有别论》所称："大抵富贵之人多劳心，贫贱之人多劳力；富贵者膏粱自奉，贫贱者藜藿苟充；富贵者曲房广厦，贫贱者陋巷茅茨；劳心则中虚而筋柔骨脆，劳力则中实而骨劲筋强；膏粱自奉者脏腑恒娇，藜藿苟充者脏腑恒固；曲房广厦者玄府疏而六淫易客，茅茨陋巷者腠理密而外邪难干。故富贵之疾，宜于补正；贫贱之疾，利于攻邪。"

总之，人们在认识世界和改造世界的过程中，也在不断地适应社会变化，以维持着自身生命活动的稳定、平衡与协调，此即人与社会环境统一性的体现。

（一）社会制度与健康

社会制度，具体包括社会的经济、政治、文化以及教育等制度，与人民群众的健康状态均有密切关联。"太平之世多长寿""大灾之后必有大疫"，这是朴素的社会医学思想。社会经济繁荣，人们安居乐业，民众易于接受健康保健文化之道，则少患饥饿劳役之疾，即使染疾也易于调治。而若社会动荡，民生疲敝，卫生保健文化不得推行，则多有六淫饥苦诸多疾患侵染，调理救治亦难以施行。

由于每个时代或地区的社会制度不同，其人体健康状态与疾病谱有所差异，其所针对的健康管理策略均有各自的针对性。随着科学的发展，社会的进步，社会环境的变迁，人的身心功能受到的影响也在发生变化。现代社会的亚健康人群、肥胖症等相关慢性非传染性疾病增多，均与当前的社会因素有着密切关系。

（二）社会贫富与健康

社会贫富的差异不仅决定着人们的饮食习惯、起居住所、工作性质以及接受保健医疗难易程度等，而且影响人的心理状态，即社会贫富与人体的形体和精神健康均有密切关系。另外，若社会贫富动荡变化，除却物质方面的影响，更为重要的是对心理的影响，如《素问·疏五过论篇》指出："尝富后贫，名曰失精，五气留连，病有所并。"

富者多食膏粱厚味而少劳作，或劳心而志苦，或无忧而志乐；贫者辛苦劳作而少饱暖，或形苦但志乐，或形苦而志亦苦，其对健康的影响均不相同，而相应的中医健康管理方案亦不同。正如《素问·血气形志篇》所称："形乐志苦，病生于脉，治之以灸刺；形乐志乐，病生于肉，治之以针石；形苦志乐，病生于筋，治之以熨引；形苦志苦，病生于咽嗌，治之以百药。"

社会贫富不仅影响人们的生命健康质量，也与寿命长短密切关联。一般而言，社会富裕的区域生活质量较高，平均寿命较长；而经济贫困的地区生活质量较差，人均寿命相对较短。如现代社会，在世界人口平均寿命排名当中，国民人均寿命长短与经济富裕、贫穷成正比。发达国家人均寿命多位居前列，如日本、瑞士、新加坡等国总体平均寿命预期分别达83.7岁、83.4岁、83.1岁；发展中国家人均寿命多位居中间，如中国、越南、土耳其等国总体平均寿命预期分别为76.1岁、76.0岁、75.8岁；经济久发达的贫穷国家人均寿命相对较短，如尼日利亚、乍得、安哥拉等国总体平均寿命预期分别是54.5岁、53.1岁、52.4岁。

（三）社会地位与健康

《素问·疏五过论篇》称："诊有三常，必问贵贱，封君败伤，及欲侯王。"贵贱属于社会地位的范畴，在一定程度上与社会贫富有密切关系，其对健康的影响与"社会贫富与健康"部分类似，但社会地位更重要的是对人精神层面的影响，从而导致七情内伤病，正如《素问·疏五过论篇》所说："故贵脱势，虽不中邪，精神内伤，身必败亡""凡未诊病者，必问尝贵后贱，虽不中邪，病从内生，名曰脱营"。

当今社会，社会地位不仅仅指古代社会仕途品级高低、所封官爵大小，更常见的是在学习或工作单位，以及其他人事关系中所处位置的客观高低或主观自我重要性的认识，而此种情形所致人体健康状态的波动，逐渐成为影响健康的重要因素之一。一般而言，优越的社会地位、良好的社会福利以及医疗卫生条件，可有效地减少疾病状态；而若丧失原来较高的社会地位，比如退休、破产、降职或失业等，造成其社会福利和公共卫生条件变差，心理落差较大，容易导致疾病状态。

三、人体自身的统一性

中医学认为，人体是一个有机的整体，其以五脏为中心，心神为主宰，精气血津液为物质基础，并借助经络系统"内属于腑脏，外络于肢节"（《灵枢·海论》）以沟通联络，将人体各脏腑、孔窍、皮毛、筋肉以及骨骼等组织紧密联结为一个统一的整体。人体各个组成部分之间，在结构上是不可分割的，在生理上是相互联系、相互制约的，在病理上是相互影响的。

（一）形体结构的整体性

就形体结构而言，人体是由若干脏腑、形体、官窍等构成，而这些脏腑器官在结构上是不可分割、相互关联的，具体表现为五脏（肝、心、脾、肺、肾）、六腑（胆、胃、小肠、大肠、膀胱、三焦）、形体（筋、脉、肉、皮、骨）、官窍（目、舌、口、鼻、耳、前阴、后阴）等在结构上彼此衔接、沟通，又通过经络系统的沟通和联络作用，构成一个在结构上完整的整体。每一脏腑都是人体有机整体中的一个组成部分，都不能脱离整体而独立存在。

如心主血脉，主神明，在体合脉，其华在面，开窍于舌，在液为汗，在志为喜，与夏气相通应，与小肠互为表里。中医的心，既有脑神的神志生理，也有心开窍于舌、心与小肠相表里的络属关系，故舌的健康管理，不仅要考虑舌本身，更重要的是与心有密切关联，其中理论依据之一为心与舌体通过经脉在结构上相互联系，《灵枢·经脉》说："手少阴之别……循经入于心中，系舌本"。

（二）物质基础的整体性

就物质基础而言，精、气、血、津、液均是组成人体的基本精微物质，是产生一切生理机能和维持生命活动的物质基础。分而言之，则为精、气、血、津、液均由一气所化生，它们在气化过程中，可相互转化，分布、运行于全身各脏腑器官，这种物质的同一性，保证了各脏腑器官功能活动的统一性。

如气与血是人体的两大类基本物质，在人体的生命活动中占有重要的地位，《素问·调经论篇》谓："人之所有者，血与气耳"。气与血都是由人身之精所化生，而相对而言，气属阳，血属阴，具有互根互用的关系。气有推动、激发、固摄等作用，血有营养、滋润等作用，气是血液生成和运行的动力，血是气的化生载体和基础。血液的化生以营气、津液和肾精作为物质基础，但这些物质基础本身的生成以及转化为血液的过程中，每一个环节都离不开相应脏腑之气的推动和激发作用，并且营气与津液入脉化血，以使血量充足。因此，气若充盛则化生血液功能增强，气若虚亏则化生血液功能减弱，从而易于导致血虚的病变。在对人体血的功能失常进行健康管理时，信息的采集不仅要考虑血，还要纳入气的信息等，健康管理干预时，不仅要补血，更要采取补气、养气的措施。

（三）生理功能的整体性

就生理功能而言，形体结构和生命物质的统一性决定了功能活动的统一性，使各种不同的功能活动互根互用、协调和谐、密切联系。人体各脏腑形体官窍，虽有各自不同的生理功能，但这些不同的生理功能皆为整体功能活动的组成部分，从而决定了机体功能的整体统一性。

五脏泛指构成整个人体的五个系统，人体所有组织器官都包括在这五个系统之中。人体各个脏腑形体官窍生理功能的发挥，都是在心神的主宰下，以五脏为中心，通过经络系统的联络，把六腑、五脏、五官、九窍、四肢百骸等全身组织器官有机地联系起来，构成一个表里相关、上下沟通、协调共济、井然有序的统一整体，并且通过精、气、神的作用来完成机体统一的功能活动，此即为"五脏一体观"，充分地反映出人体内部各脏腑与形体官窍，无论是结构上还是功能上，都不是孤立的，而是相互关联的、有机的统一整体。

另外，中医学认为人的形体和精神意识思维活动，在生理上是相互依存、不可分割的，形为神之宅，神乃形之主，此谓"形神一体观"。具体而言，形是神的藏舍之处，神是形的生命体现，并对形体起着主宰作用，形体与精神的和谐统一是生命活动得以正常运行的保证。若五脏精气不充，功能失调，则会出现精神方面的异常；而精神活动的异常，也可以影响五脏的功能，故失眠、皮肤夜痒、痉厥等病症常受精神状态影响，在对其进行健康管理时，常常通过调节脏腑功能使神志得安，或佐以安神疗法，则脏腑功能易于平复。

（四）病理变化的整体性

就病理变化而言，由于人体作为一个有机统一的整体，其健康状态的波动变化，以及疾病的发生、发展与传变、转归等，多不仅限于某一脏腑经络或形体官窍，大都是整体生理功能失调在局部的反映，或脏腑之间在病理上的相互影响。因此，在分析机体的病理变化时，须着眼于整体，既要注重发生病变的局部脏腑、经络、形体、官窍，又要重视局部病变对其他脏腑经络的影响，即强调局部与整体的统一。

如肝气的疏泄功能失常时，不仅肝脏本身出现病变，而且常常影响到脾脏的运化功能，而出现脘腹胀满、不思饮食、腹痛腹泻等症；也可影响肺气的宣发肃降之职，而见咳嗽气喘；还可影响心神而见烦躁不安或抑郁不乐，影响心血的运行则见胸部疼痛。因此，五脏之中，一脏有病，可影响他脏。在对某一脏病进行健康管理时，既要考虑到本脏病变对他脏的影响，也要注意到他脏病变对本脏的影响，正如《金匮要略》所指出："见肝之病，知肝传脾，当先实脾"。

四、健康管理的整体性

（一）健康信息采集的整体性

中医对于人体健康信息的收集，是在中医理论的指导下，主要基于传统的望、闻、问、切等诊断方法，不仅强调被检查者的客观变化，还注重被检查者的主观感受以及检查者的经验认识，从而四诊合参以进行综合分析。中医的整体观念和藏象学说认为人体内部的生理病理变化必然会反映到外在形体上，可以通过对外部的观察推断人体内部的变化，"有诸内，必形诸外"（《孟子·告子下》），内有其情，外必有其形，"视其外应，以知其内脏，则知所病矣"（《灵枢·本脏》）。

基于人体结构和功能的复杂性，需要从多方面、多角度进行诊察，全面、准确收集被调查者的健康相关资料，通过分析、辨识其健康状态，找出其潜在或存在的健康问题，而中医对于身体外在的表现主要通过度"数"与察"象"的方式，采取"远者司外揣内"与"近者司内揣外"相结合的途径来综合描述，如"诊有十度，度人脉度、脏度、肉度、筋度、俞度"（《素问·方盛衰论篇》）。以上思想主要体现于运用传统的望、闻、问、切等方法收集信息，涵盖人体的形态结构、生理功能、精神状态以及人体的整体状态，其中舌诊、脉诊以及五音诊法是中医学的特色诊法，尤其是舌诊信息的收集操作简便、结果客观、蕴含信息丰富，应是中医健康管理实践的信息采集与分析的重点。

（二）健康风险评估的整体性

1.身体状态评估 中医对外在症状与体征的认识，是源于形态学而高于形态学的结构与功能的统一认识。因此，对身体状态的评估是在中医学理论的指导下，分析经由望、闻、问、切所收集的信息。这些信息既可能是局部病变的反映，也可能是整体功能失调在局部的反映，故需以局部与整体相结合来评估身体局部表现或整体内在状态，尤其是注重对于征"象"的把握与评估。

2.精神状态评估 中医对于精神状态的评估是在中医学认识的前提下，基于人的身体外在表现以及内在心理状态，并需一定的相关询问或问卷等来综合评测，其中测评范围包涵人的整体神态、神志、七情以及情绪、性格等方面内容。

3.身体与精神的协调性评估 中医认为"形神合一"，形为神之体，神为形之用，需"形与神俱"，即身体与精神相互结合与统一。精神与形体是相互影响、相互为用的，一定条件的身体状态要与一定程度的精神状态相适应，否则将导致身体与精神的失调，《黄帝内经》中谓"人身与志不相有"，出现"五形志"病：形乐志苦、形乐志乐、形苦志乐、形苦志苦与形数惊恐等。因此，在评估人体身体状态、精神状态后，还需综合评估两者的协调性情况。

4.人体与环境的适应性评估 包括人体与社会环境的适应性和人体与自然环境的适应性评估。人体对于外界环境具有一定的适应限度，并因健康状态水平而有所差异。现代社会的人口流动性较大，交际范围较广，而自然环境各地殊异，社会关系趋于复杂，对于人体健康的影响也愈加明显。因此，需根据个人或群体的健康状况与所处的或将要去往的环境特点综合评估人的适应情况，以便于提前干预。

（三）健康干预策略的整体性

健康管理重在健康干预，健康干预是健康管理的关键步骤，是在健康信息收集和评估的基础上，从多层面进行干预管理健康影响因素，纠正可以改变的健康影响因素，尽可能调控不可改变的健康影响因素，包括社会层面的宏观健康干预管理和个人、群体层面的微观健康干预管理，是全人群、全过程、全方位、多途径的干预管理。具体到个人健康干预主要是控制健康危险因素，指导其采取行动以纠正不良生活习惯和行为方式，形成良好的健康意识与观念，掌握基本的健康调护方法与技术，制定出可行性的、个性化的健康干预措施，从而实现个人健康管理目标。

对健康影响因素进行干预，需通过一定的方法手段来实现，为使有限的资源发挥最大程度的效用，须在实践的具体操作中采用管理学的理念与方法，对干预进行管理。因此，在干预实施中，不仅要有健康内容的灌输，更重要的是要依据个人或群体的健康影响因素和健康状况，考虑社会形态差异、地域差异等因素，探索适宜的、切实有效的综合干预模式与方法。

总之，在中医健康管理中，整体观念不仅仅强调人体自身的完整性及人与自然、社会环境的统一性（即对于影响健康因素的全面认识），还要综合考量人与外界环境因素的关系，包括要整合社会一切可以利用的医疗资源以保证体系的整体性，因中医健康管理涉及的学科知识较多，尤其是中医与现代医学体系对于健康的一些认识尚未达成一致，因此要全面综合考虑，以长期实践为考量，使之相互补充。

第二节　辨证管理

证，是对疾病某一阶段机体整体反应状态的病理概括，属于中医学思想精髓之辨证论治的范畴。其中辨证，就是将四诊（望、闻、问、切）所收集的资料、症状和体征，通过分析、综合，辨清疾病的原因、性质、部位，以及邪正之间的关系，并概括、判断为某种性质的证候。辨证的关键是"辨"，辨证的过程是对疾病的病理变化做出正确、全面判断的过程，即从感性认识上升为理性认识，分析并找出病变的主要矛盾。找到人体健康状态的本质，方可以进一步采取预防调护措施。

一、证的要素

证的要素，即"证素"，是构成证的基本要素，是辨证的核心。所辨之证候是对疾病发展到一定阶段的病因、病性、病位及病势的高度概括。中医对病机多从病因、病位、病性、病势等四个方面进行认识。病因作为疾病发生的原因，属于发病学范畴，但由于中医在探究疾病病因时多采用"审证求因"的方法，故其得出的病因与辨证所得出的病性往往一致。病势作为疾病发展变化的趋势，反映疾病的传变规律，如《伤寒论》中的六经传变、温病学中的卫气营血及三焦传变，它是中医洞察疾病转归及预后的重要途径，然而判断疾病病势的依据依然是疾病的病位、病性。

因此，在对疾病病机的认识上，虽需从疾病病因、病位、病性、病势等四个方面进行辨析，但其关键点仍为病位与病性，可见判别疾病的证候要素对提高人们对病机的认识有着重要作用，故辨证的关键主要在于明确病变现阶段的病位和病性。任何复杂的证，都是由病位、病性等证素组合而成，因此准确判断病位、病性等辨证要素，便抓住了疾病当前的病理本质，为把握灵活复杂的辨证体系找到了执简驭繁的纲领。为了让人们更好地理解中医辨证的过程，实现中医客观化、现代化，尤其在中医健康管理学中，需要具体辨证的客观化、标准化，辨别证的要素。

（一）辨病位

病位，即确定病症所在的部位，可以分为空间性位置、层次（时间）性位置。空间性位置主要是指机体的脏腑、经络、形体、官窍，具体为心、肺、脾、肝、肾等五脏，胃、胆、小肠、大肠、膀胱与三焦等六腑，属于奇恒之府的胞宫（精室），经络系统，鼻、耳、目等官窍，以及肌肤、筋骨、胸膈等，另外尚有概括机体的内外部分——表里、半表半里等，其中对于三焦的部位认识尚有歧义，一些学者因三焦"有名无实"，以及在临床时与患者沟通不便，故将三焦略去。

层次（时间）性位置有卫分、气分、营分、血分、太阳、阳明、少阳、太阴、少阴、厥阴等。太阳、阳明、少阳、太阴、少阴、厥阴为《伤寒论》之六经辨证之部位，虽然有时将脏腑部位代替六经辨证部位，如认为少阴为心肾病变部位的表现，但六经辨证部位为涵盖脏腑、经络等系统的综合性辨证部位，并非与脏腑部位完全相同，且六经辨证广泛运用于临床辨证，故而单独列出。卫分、气分、营分、血分，本为机体基本物质基础的不同成分，但经过叶天士《温热论》创立卫气营血辨证理论体系后，使得卫分、气分、营分、血分成为疾病病理变化的深浅层次的部位概括，亦常以此概括临床各科的证候。三焦作为时间（层次）性病位，主要是指由吴鞠通《温病条辨》所倡导三焦辨证理论体系之部位，以上焦、中焦、下焦来区分病情的不同阶段与层次。

（二）辨病性

病性，指证候变化的本质属性，即病理改变的性质。主要涵盖外感六淫疫疠病邪侵袭、有形邪气阻滞所致疾病性质变化，不外机体阴阳失调与精气血津液等物质基础的代谢失调而出现偏颇。

外感邪气致病，主要包括风、寒、暑、湿、燥、火热之六淫病邪，以及疫疠毒邪等，此类邪气致病的病性属于外感类疾病，其多为急性起病，初起多为表证，而病情发展迅速，病情轻重不一，轻者或可不治自愈，重者可引起昏厥、出血等重症，甚或致死难救。有形邪气致病主要包括食积、虫积、结石等有形邪气阻滞，其致病具体性质多与所在的具体脏腑部位功能失常有关。

上述两类属于以邪气盛致病为主，而疾病的产生由邪正斗争所产生，邪气侵袭致使人体阴阳失调与精气血津液失常。阴阳失调是指在疾病发生发展过程中，由于各种致病因素的影响，导致机体的阴阳双方失去相对的平衡协调而出现阴阳偏盛、阴阳偏衰、阴阳互损、阴阳格拒与阴阳亡失等一系列病理变化，其中较为常见的阴阳病性为阴虚、亡阴、阳虚、亡阳、阳浮等证。

精的失常主要包括精髓亏虚，以及失精或精瘀等精的施泄失常两个方面。气的失常主要包括两个方面：一是气的生化不足或耗散太过，形成气虚的病理状态，即气虚证；一是气的某些功能减退以及气的运动失常，从而出现的气滞、气逆、气闭与气陷、气脱不固等气机失调的病理变化。血的失常，由于血液的生成不足或耗损太过，以致血的濡养功能减弱而引起血虚；或因为血液运行失常而出现血瘀、出血；另外，外感寒热邪气侵入血脉，或机体阴阳盛衰偏颇，可致血热、血寒。津液的代谢失常，包括由于津液的生成不足或亏耗太过，从而出现津液亏虚的病理状态；或津液输布排泄障碍，导致痰、饮、水、湿等病理产物的形成。

二、证的动态

由于人体正气时刻处于与邪气的斗争之中，疾病处于不断的运动变化之中，任何疾病都有发生、发展到结局的病理演变过程，即使机体的正常健康状态也是在阴阳相对的动态平衡之中。由于致病因素的不同，人体体质强弱的差异，外在环境条件的不一，以及医护措施的得当与否，都能够影响不同健康状态的发展和演变趋向，使健康状态的变化过程表现得复杂多变。

"证"是疾病过程中某一阶段或某一类型的疾病本质的反映，具有时相性和空间性特征，随着疾病时空的转换与更迭，证不是固定不移的，而是始终处于动态演变之中，证候的这种动态变化具有渐进性，而且是连续不断的，随着辨证的证候改变，其相应的论治与调护方案也会随之而变。

证的动态发展变化一般都有一定的传变规律。《伤寒论》把外感热病概括为六个病理阶段，以六经标示其不同的病期和发展趋势；温病学家则用卫气营血和三焦表示温热病和湿热病的传变规律；对于内伤杂病的传变，《黄帝内经》《难经》用五行生克乘侮规律进行表述。掌握了疾病的传变规律，可以洞察证候的动态发展变化，从而有的放矢地进行诊治和预防调护疾病，以促进、维护健康状态。

三、证的意义

中医的"证"是指疾病的证候，是中医对于疾病的诊断。证是各种致病因素（即邪气）与人体防御功能（即正气）相互斗争而出现的一组病理体征和症状的综合。准确判断"证"，常可反映疾病的属性、病变的部位、疾病的病因和病性的虚实，它是疾病本质的反映，中医学诊治疾病的着眼点是对证候的辨析和因证候而治，所谓证同则治同，证异则治异。因此，证不仅是作为因证立法、随法处方、据方施治的依据，而且也是制定中医健康管理策略的根本基础。

综上所述，辨证论治是中医理论体系的主要特点之一，上文所论之"证"是针对人体所处健康状态的本质概括，而在中医健康管理学中也无不映射此思想，而又有所不同。广义上，中医健康管理学中所辨之"证"，是指辨别影响中医健康管理策略的关键的、本质的问题所在，不仅仅是指个人的疾病本质，还包括人群的健康情况以及其所处的自然、社会环境。其一，辨个人情况之"三因治宜"：即因人、因地、因时，考虑个体或人群的差异以及时间、空间等自然环境对人体的影响，以此综合考量具体因素而实施个性化方案。其二，辨人群：中医健康管理不仅是针对个人的健康进行管理，更包括根据人群的特征规律进行健康综合管理。其三，辨时情：要与具体国情结合以及适应公共卫生法律与政策，对可以利用的有限医疗资源进行整合、优化。总之，强调在健康管理中，根据实际情况，具体问题具体分析，以区别对待，从而制定出适宜的健康管理策略。由于辨人群、辨时情中影响健康管理的主要问题在本书"不同人群的中医健康管理"等章节中论述，此不赘述。

第三节 防重于治

预防，就是采取一定的措施，防止疾病的发生和发展。预防工作对于维护人类健康，促进民族繁衍昌盛，具有重要的意义。《周易·既济》曰："君子以思患而预防之。"中医学历来重视预防，早在《黄帝内经》就提出"治未病"的预防思想，指出："圣人不治已病治未病，不治已乱治未乱，此之谓也。夫病已成而后药之，乱已成而后治之，譬犹渴而穿井，斗而铸锥，不亦晚乎？"（《素问·四气调神大论篇》）。可见古人早已认识到预防疾病、防患于未然的重要意义。

根据疾病的过程论原理以及疾病种类、个人或人群的综合特点，采取相应的干预原则和方法，其中疾病类别管理与人群管理在群体管理中论述。疾病的过程论认为疾病是由多种因素引起的机体在结构、功能、精神情志等层面随时间推移而产生变化的动态演变过程，而疾病的发生发展具有一定规律性，是可以把握和预测的。一般从健康到疾病发作直至康复、痊愈经历不同的健康状态，《黄帝内经》中记载健康至疾病动态变化涵盖"未生""方袭""未盛""形盛""病脉相逆"与"已衰"等，而不同健康状态对应不同的干预原则和具体措施。简而言之，即为平时就要防病，道法自然，平衡阴阳，预先采取措施以防止疾病的发生或发展，遇有不适即留意，防止其酿成大患，病变来临之际阻止其进一步恶化，病发之后注意调理，这样方可掌握健康的主动权。

一、未病先防

未病先防是指在人体未发生疾病之前，采取各种预防措施，以防止疾病的发生。这是中医学预防疾病思想的重要体现。"是故已病而后治，所以为医家之法；未病而先治，所以明摄生之理"（《丹溪心法》）。未病先防旨在提高抗病能力，防止病邪侵袭。

（一）防于未萌之先——平素养生，防病于先

针对健康未病态与潜病未病态，有时也包含潜病态，人体尚未有任何不适和未查出疾病信息，此时宜"防于未萌之先"，亦即"不治已病治未病""为之于未有"，要着眼于平素养护和调摄。由于疾病的发生主要关系到邪正盛衰两个方面，而正气不足是决定疾病发生的内在基础因素，邪气侵袭是疾病发生的重要条件，邪正盛衰的变化决定疾病发生、发展和变化的全过程。因此，未病先防一方面表现在增强人体正气，提高抗病能力，另一方面表现为防止病邪的侵害，即遵循《金匮要略》"养慎"原则：内谨养正气，外慎避邪气。

1.无病保正气 "物必自腐，而后虫生"，"邪之所凑，其气必虚"，中医非常重视人体内环境，认为此为决定是否患病的关键因素，即"正气存内，邪不可干"。故平时谨护和培养人体正气，调节人体气血，以使"五脏元真通畅"而致"人即安和"，增强抗病邪的能力和享受拥有健康身体的生活。

根据自然变化规律，通过顺应四时而适寒暑，从生活起居、饮食、运动、情志等方面进行摄养；通过调补脾肾，以先天生后天，后天养先天，以相互促进；通过动静结合、形神共养等综合调养，自可达到增强正气、提高机体抗病能力、防止疾病发生的目的。

2.平时避邪气 中医认为邪气亦是影响发病的重要因素，在某些特殊情况下，亢盛的邪气可以起着主导作用，《金匮要略》谓："客气邪风，中人多死"，因此，提高正气的抗邪能力虽然是未病先防的上乘之策，但是防止病邪的侵袭也是阻止疾病发生的不可缺少的手段。《素问·上古天真论篇》说："虚邪贼风，避之有时"，十分强调"避其毒气"，《金匮要略》首篇指出"不令邪风干忤经络"，避免邪气侵袭人体，亦即平时避免或消除不良的影响健康的因素。

谨慎躲避外邪的侵害，包括：顺应四时气候之变，防止六淫之邪的侵害；避疫毒，及时隔离传染患者，以防疠气之染易；讲究卫生，做到居处清洁，空气流通，防止污染环境、水源和食物；注意生活与工作环境，防止各种外伤与虫兽伤等。也可使用药物对抗或杀灭病邪，包括内服药物、浴敷涂擦、佩戴香囊、燃烧烟熏等方法，从而避免六淫、疫疠之气的侵害，饮食、劳逸不当所伤，以及情志内伤等，从而阻止疾病的发生。

3.预先防潜病　机体存在潜在病理信息，如遗传因素、体质因素，或根据流行病学预测易患某些病症，此时机体虽尚未有任何临床表现，必须针对性地加以防范，趋吉避凶，预先警惕，或因体质偏颇而预矫其偏。

4.提前护正气　是指将要受到不良因素影响之前，如前往某些含有较强的健康风险因素地方，因不能规避邪气，在尚未沾染之前，需未雨绸缪，及早采取措施，如古时去岭南之前，为防瘴疬之气，提前便灸足三里。

（二）克于方萌之际——防微杜渐，欲病救萌

针对前病未病态与欲病态，有时也包含疾病的潜伏期和前驱期，机体出现不适症状或有一些病理信息但不具备疾病的条件，或出现疾病的先兆症状，或者是疾病还处于萌芽状态，此时宜"克于方萌之际"，亦即"上工救其萌芽"，"治之于未乱"，及早采取措施调治，以防微杜渐，治于萌芽阶段。

1.未发防邪气　在很多情况下，由于生活条件等所限，未能及时避邪或防护条件不全时，致使不能防范邪气，虽自觉尚未有不适，但根据发病规律进行预判，即应采取措施，防邪之发。如不慎冒雨，即应用温水擦身，饮以姜汤；居处潮湿，则平时注意服用祛湿药粥等。

2.欲发即调治　在病虽未发生、但将要发生之时，或已有"微证"时，采取措施治其先兆，"未有形而除之"，《素问·刺热篇》谓："病虽未发，见赤色者刺之，名曰治未病"。这对预测评估提出了很高要求，需要疾病预测学的完善发展以给予支持，能够"见微知著"，"独见机先"。

3.不适便早治　觉有不适或已查出轻浅疾患，即预判其发展，徐灵胎《医学源流论》详细论述为："人少有不适，必当即时调治，断不可忽为小病，以致渐深；更不可勉强支持，使病更增，以贻无穷之害"，须早图治疗，谨加防范，即"四肢才觉重滞，即导引、吐纳、针灸、膏摩，勿令九窍闭塞"。许多痼疾多由初起"忽于细微"之疾，以致邪气日益渐淫，多至病情危重难疗，《伤寒论·伤寒例》称："凡人有疾，不时即治，隐忍冀瘥，以成痼疾"。

二、既病防变

所谓既病防变是指在疾病发生以后，应争取早期诊断、早期治疗，及时控制疾病的传变，防止病情的进一步发展，以达早期治愈疾病的目的。

（一）截于病发之时——早遏其路，防其传变

针对已病态，即疾病的临床期，包括急性期，典型、特征性症状明显，疾病已经不可避免发生，此时宜截于发病之时，亦即"早遏其路"，防病传变。

1.尽早以诊断　"病之始生，浅则易治；久而深入，则难治"（《医学源流论·防微论》）。在疾病过程中，由于邪正斗争，疾病的发展和演变可能会出现由表入里、由浅入深、由轻到重、由单纯到复杂的发展变化。早期诊治，其意义在于疾病初期，病位较浅，病情多轻，正气未衰，传变较少，病不但易于治疗更可防微杜渐。倘若不及时治疗，病邪就会步步深入，使得病情愈趋深重、复杂，正气受到严重耗损，以至病情危重，治疗难度随之增大。因此既病之后，就要争取时间及早诊治，所谓"见微知著，弥患于未萌，是为上工"（《医学心悟》）。早期诊治一定要根据疾病发展变化的规律，把握

好时机，病初就要及早做出正确的诊断，从而进行有效和彻底的治疗与相应的调护，以防止疾病的进一步传变。

"邪风之至，急如风雨"，病已发作，需及早图治，不可贻误时机，即"适中经络，未流传脏腑，即医治之"，防止疾病发展与传变。疾病在早期即予施治，易于康复，否则会进一步发展、恶化，《伤寒论·伤寒例》谓："寻其邪由，及在腠理，以时治之，罕有不愈者……如或瘥迟，病即传变，虽欲除治，必难为力"。更不可讳疾忌医，而蹈"扁鹊见蔡桓公"之辙；亦不可不遵医嘱，前有"张仲景诊王粲"之训——"服药不如方法，纵意违师"。此时，对于诸如讳疾忌医的人群而言，健康干预管理的教育、督导和引导就医，以及早期诊治与调护，显得尤为重要。

2.解危于顷刻 病情急性发作或意外事件危及生命时，如胸痹、中暑或溺水、外伤等，需急以抢救，唯有提前掌握相应防范方法与救急措施，方可临危不乱，救人救己。要想对常见急危重症给予及时救治，需要有一定的健康知识素养，故普及健康保健措施与简易急救知识，提高民众健康素质，亦是中医健康管理的重要内容。

3.防止其传变 作为一个有机的整体，人体脏腑、经络、形体、官窍之间在功能上相互协调配合，在病理上也必然相互影响、互相传变。中医学关于疾病传变的理论是研究疾病发展的机转、趋向和转归的一种理论，不仅关系到临床治疗，而且对于早期治疗、控制疾病的进展、推测疾病的预后，以及进行中医健康管理，均有着重要的指导意义。

疾病的发展与传变一般都有其内在规律，其中具体的传变规律有外感热病的六经传变、卫气营血传变、三焦传变、内伤杂病的五行生克制化规律传变，以及经络传变、表里传变等。因此，防止病传就是在认识和掌握疾病发生发展规律及其传变途径的基础上，做到早期诊断、有效的治疗、适宜的调护，以防止疾病的传变。

由于人体"五脏相通，移皆有次，五脏有病，则各传其所胜"（《素问·玉机真脏论篇》），因此，主张根据其传变规律，实施预见性治疗，以控制其病理传变，如《难经·七十七难》中所说："所谓治未病者，见肝之病，则知肝当传之与脾，故先实其脾气，无令得受肝之邪，故曰治未病焉"。所以，临床上治疗肝病时常配合健脾和胃之法，就是要先补脾胃，使脾气旺盛而不受邪，以防止肝病传脾。五脏之伤，穷必及肾。如在温热病发展过程中，对于热邪伤阴，胃阴受损的患者，病情进一步发展，则易耗伤肾阴。据此清代医家叶天士提出的"务在先安未受邪之地"防治原则，在甘寒以养胃阴的方药中，加入"咸寒"以养肾阴的药物，从而防止肾阴耗伤。因此，适时地进行某些预见性治疗，便可主动、有效地控制住病情的发展。

（二）调于已发之后——病后调理，安本防复

针对疾病的平稳临床期、转归期，包括有的疾病的静止期或休止期，此时病情趋于稳定或初步康复，在治疗的同时，宜调于已发之后，注重人体的综合调理，防止疾病的复发。

1.疾时调理，杂合以治 疾病期间的各方面调理，不同于平时，要更加注意谨慎持养，护正防邪，谨防各种风险因素，采取综合调治，但要因病、因人而异，即"杂合以治，各得其所宜"。如饮食需考虑病情、服药等情况，一般需"禁生冷、黏滑、肉面、五辛、酒酪、臭恶等物"（《伤寒论·辨太阳病脉证并治》），心情更宜清静，房事更应节制等等。

2.病后防复，辨证治宜 疾病初愈，机体正处于恢复期，正气尚未恢复正常，若调养不当，可旧病复发或滋生其他疾病；或者疾病的症状虽然消失，但因其治疗不彻底，邪气未得尽除而余邪留伏，在某些因素的刺激下，可破坏原本正邪暂时相安的局面，导致旧疾复作。因此，人体在发病之后，不仅需要截断疾病的发展、传变，还需要注重疾病愈后的调养，亦即预防复发，巩固疗效，促进健康，

以免前功尽弃。病后的休养主要包括以下几个方面：顺应自然规律起居作息并防外来病邪的侵害，重视内在精神的调养，注意形体锻炼，重视饮食辛酸甘苦咸之五味的调和与寒热温凉之四性的适宜，房事有节，不妄作劳等。

临床上常见的引起疾病复发的因素主要有复感新邪、食复、劳复、药复等，还包括个人精神因素和地域因素等。如饮食应谨慎，不可误以病后体虚滥补，以致"食肉则复，多食则遗"。慢性病稳定期或休止期，需注意调理体质，安本防复，当出现先兆症状时，就预先采取措施以阻止其发作或复发，如《理虚元鉴》对虚损之证强调："宜调护于未病之先，或预服补药，或节养心力，未可以其无寒无热，能饮能食，并可应接世务，而恃为无惧也"。并且警惕这些疾病虽在休止期，身体尚可，然而发则病困入危："即其病初起，无过精神倦怠……岂知危困即在眉前也。"

总之，根据中医的疾病观，任何疾病的发生无非由内外因素所致，"夫邪之生也，或生于阴，或生于阳"（《素问·调经论篇》），总有病因可寻；疾病的发展传变虽然复杂，但总按其规律而动，"见肝之病，知肝传脾"（《金匮要略·脏腑经络先后病脉证》）；病变虽然纷繁复杂，但"下有渐洳，上生苇蒲"（《灵枢·刺节真邪》），总有征兆可见。总之，病因可知、病势可测、病兆可察，因而疾病可以防治。"其安易持，其未兆易谋，其脆易泮，其微易散。为之于未有，治之于未乱"（《道德经》第六十四章），任何事物在其萌芽阶段，最容易被扼杀，因此要在祸乱未起之时就予以重视并施以治理手段，中医健康管理亦是如此，讲求预防为上，防重于治。

第三章 中医健康信息采集

信息是经过加工过的数据，它对接受者有用，对决策或行为有现实的、潜在的价值。为了有效地进行健康管理，必须要进行合理、全面的健康信息采集。中医健康信息采集正是基于这种目的，在中医理论指导下，通过望、闻、问、切等方式采集健康信息，确立健康状态，建立信息数据库，为下一步的健康风险评估和健康指导提供依据。

第一节 健康信息采集

一、信息采集方法

中医健康管理的信息采集方法是采用传统中医诊法收集健康信息、确立健康状态的基本方法。它是中医整体观念和辨证论治理论在中医健康管理学中的应用和发展。

（一）中医四诊信息概述

通过望、闻、问、切四诊所收集到的健康信息，尤其是各种症状，是判断身体健康状态的主要依据。《难经·六十一难》云："望而知之谓之神，闻而知之谓之圣，问而知之谓之工，切而知之谓之巧。"《医宗金鉴·四诊心法要诀》亦云："望以目察，闻以耳占，问以言审，切以指参，明斯诊道，识病根源。"因此，作为中医健康管理师首先要熟练掌握诊察健康状态的神、圣、工、巧的方法，以发现和认识各种症状、体征的特点，准确、全面地收集健康信息，同时还要了解各种症状、体征形成的机制，熟悉其在辨识健康状态中的意义。

1.望诊 中医理论认为，人体是一个有机整体，人体的外部，特别是面部、舌体等与脏腑的关系最密切，局部的气血状态变化可以影响到全身，而体内的气血、脏腑、经络等状态的改变，必然会在体表相应的部位反映出来。《灵枢·本脏》云："视其外应，以知其内脏。"因此，观察神、色、形、态的变化，可以了解人体的整体健康情况。

（1）神：望神的重点在于观察患者的精神、意识、面目表情、形体动作、反应能力等，尤其是应重视眼神的变化。神的状态包括得神、失神、假神，另外神气不足、神志异常等也属于望神的内容。

得神 表现为神志清楚，言辞清晰，面色荣润含蓄，表情自然；目光明亮，精彩内含；反应灵敏，动作灵活，体态自如；呼吸平稳，肌肉不削。提示精气充盛，身体机能良好，是健康征象，或虽有身体不适而精气未衰，易于恢复。

失神 表现为精神萎靡，言语不清，或神昏谵语，循衣摸床，撮空理线，或猝然昏倒而目闭口开；面色晦暗，表情淡漠或喜怒无常；目暗睛迷，眼神呆滞；反应迟钝，动作不调，强迫体位；呼吸气微或喘；周身大肉已脱。此是精气亏损、神衰的表现，提示身体机能严重损伤，需密切观察，谨慎监护。

假神 久病、重病之人，本已失神，但突然精神转佳，目光转亮，言语不休，想见亲人；或本语声低微断续，忽而响亮起来；或本面色晦暗，突然颧赤如妆；或本毫无食欲，忽然食欲增强。

神气不足 表现为精神不振，健忘，声低懒言，倦怠乏力，动作迟缓等，是轻度失神的表现，与失神状态只是程度上的区别。介于有神和无神之间，常见于体虚者。

神志异常 也是失神的一种表现，但与精气衰竭的失神有着本质上的区别。一般包括烦躁不安、癫、痫、狂、痴等。这些都是由特殊的原因导致的，并不一定意味着健康状态较差。

（2）色：颜色分为青、赤、黄、白、黑五种。常以望面色来阐述五色诊的内容。

常色 常色是人在生理状态时的面部色泽，特征是明亮润泽、隐然含蓄。

异常色 异常色是指人体在健康状态改变时的面部色泽，分为青、黄、赤、白、黑五种。

①青色：主寒、痛、瘀血、惊风、肝病。多为经脉阻滞、气血不通之象。

②黄色：主湿证、虚证。多为脾虚湿蕴。

③赤色：主热证。实热、虚热皆可。

④白色：主虚寒证、血虚证。多为气血虚弱、不能荣养的表现。

⑤黑色：主肾虚证、水饮证、寒证、痛证及瘀血证。多为阴寒水盛或肾阳虚衰之象。

（3）形：人的形体有强、弱、肥、瘦之别。体强者，多表现为筋骨隆盛、肌肉强健、皮肤润泽紧致，反映脏腑精气充实，为健康之征。体肥者，多为痰湿。体弱而瘦者，多表现为筋骨脆弱、肌肉消瘦，反映脏腑精气虚衰。

（4）态：正常的姿态是舒适自然，运动自如，行住坐卧自由。阴静阳动，机体状态偏于阳、热、实者，机能亢进，多表现为躁动不安；偏于阴、寒、虚者，机能衰退，多表现为喜静懒动。

（5）主要常见舌象：正常舌象为"淡红舌、薄白苔"，即舌体柔软，运动灵活，颜色淡红而红活鲜明；胖瘦、老嫩、大小适中，无异常形态；舌苔薄白润泽，薄薄地铺于舌面上，其下有根与舌质如同一体，干湿适中，不黏不腻。

舌质 舌质主要分为淡白、红绛、紫等。

①白舌、淡白舌：多见于阳虚、气血虚证。

②红舌：主热证，实热、虚热皆可。

③绛舌：主营阴亏虚证，多见于热病过程中。

④紫舌：血分出血或瘀血证。

舌苔 舌苔主要分为白、黄、灰、黑等。

①白苔：多见于寒象、痰湿水饮证。

②黄苔：主热证。腻者，为兼湿、兼痰。

③灰黑苔：主热盛证或阳虚寒盛证。

以上列出了临床最主要的舌质和舌苔，而舌质和舌苔的不同组合及细微变化，其所代表的临床意义丰富和复杂，当具体辨之。

2.闻诊 闻诊包括听声音和嗅气味两个方面。

（1）声音：是指通过听人呼吸、发声等声音的异常，以了解健康状态的方法。

发声异常 语声洪亮高亢，多言躁动，多偏阳、实、热。若语声无力低微，少言沉静，多偏阴、虚、寒。

呼吸异常与咳嗽 健康者则呼吸均匀，无咳嗽、咯痰。一时性刺激、外邪侵袭或其他脏腑病变影响于肺，则会使肺气不利而出现呼吸异常和咳嗽。

呕吐、嗳气与呃逆 三者均属胃气上逆所致，可以见于正常人，或因病邪影响导致。

叹息：又称"太息" 指人自觉胸中憋闷而长嘘气，嘘气后胸中略舒的一种表现。多由气机不畅导致，以肝郁和气虚多见。

（2）气味：是指通过嗅人体、排出物、居室等的气味，以了解健康状态的方法。如口气有异味，多见于口腔问题、胃肠功能异常等；湿热证或热证，排出物多混浊而有臭秽难闻的气味；居室有尿臊气，多见于水肿病晚期；烂苹果味，多见于消渴病。

3.问诊 问诊是诊察健康状态的重要方法，是建立健康管理档案的第一步。在亚健康人群中，个人只有自觉症状，如头痛、失眠等，而无明显客观体征，问诊就显得更为重要。问诊的主要内容包括一般项目、病史、现在情况等。一般项目包括姓名、性别、年龄、民族、职业、婚否、籍贯、现单位、现住址等。健康信息采集的病史主要包括既往史、生活史以及家族史。

4.切诊 切诊包括脉诊和按诊两个方面。

（1）按诊：是指通过用于对痛人体表某些部位触摸按医，以了解健康状态的方法。

按肌肤 按肌肤是为了探明全身肌表的寒热、弹力、润燥以及肿胀等情况。阳气盛的多身热，阳气衰的多身寒；肌肤濡软而喜按者，多为虚证，患处硬痛拒按者，多为实证。皮肤干燥者，尚未出汗或津液不足；干瘪者，津液不足；潮润者，汗出或津液未伤。肌肤甲错者，伤阴或内有干血。按压肿胀可以辨别水肿和气肿：按之凹陷，放手即留手印，不能即起的为水肿；按之凹陷，举手即起的为气肿。

按手足 按手足可以帮助探明症状性质、寒热属性，判断身体状态属虚属实、在内在外及其预后。手足俱冷者，多是阳虚寒盛，属寒证；手足俱热者，多为阳盛热炽，属热证。

按胸腹 ①按虚里：虚里位于左乳下心尖搏动处，为诸脉所宗。虚里按之应手，动而不紧，缓而不急，为健康的征象；动而微弱无力，为不及，提示宗气内虚；动而应衣，为太过，提示宗气外泄。

②按胸胁：前胸高起，按之气喘者，为肺功能异常。胸胁按之胀痛者，可能是痰热气结或水饮内停。扪及肿大的肝脏，或软或硬，多属气滞血瘀。

③按腹部：若腹壁冷，喜暖手按抚者，多属虚寒；腹壁灼热，喜冷物按放者，多属实热。腹痛，喜按者多属虚，拒按者多属实。

（2）主要常见脉象：正常脉象又称平脉，是健康无病之人的脉象。正常脉象的形态是三部有脉，一息（一呼一吸）四至，不浮不沉，不大不小，从容和缓，柔和有力，节律均匀，尺脉沉取有力，并随着生理活动和气候环境的变化而有相应的正常改变。

浮脉类 ①浮脉：轻取即得，重按稍减而不空，如水上漂木。为表证、虚证。

②洪脉：洪脉极大，状若波涛汹涌，来盛去衰。为里热证。

③濡脉：浮而细软，如帛在水中。为虚证、湿证。

④芤脉：浮大中空，如按葱管。为失血、伤阴。⑤革脉：浮而搏指，中空外坚，如按鼓皮。为亡血、失精、半产、漏下。

沉脉类 ①沉脉：轻取不应，重按乃得，如石沉水底。为里证。

②弱脉：极软而沉细。为气血阴阳俱虚。

迟脉类 常见有迟、缓、涩、结等。

①迟脉：脉来迟慢，一息不足四至。为寒证。

②缓脉：一息四至，来去怠缓。为湿证、脾胃虚弱。

③涩脉：迟细而短，往来艰涩，极不流利，如轻刀刮竹。为精血亏少、气滞血瘀、挟痰、挟食。

④结脉：脉来缓，时而一止，止无定数。为阴盛气结、寒痰血瘀、癥瘕积聚。

数脉类 常见数、促两种。

①数脉：一息脉来五至以上。为热证。

②促脉：脉来数，时而一止，止无定数。为阳热亢盛、气血痰食郁滞。

虚脉类 常见有虚、细、代等。

①虚脉：三部脉按之无力、空虚。为虚证。

②细脉：脉细如线，但应指明显。为气血两虚、诸虚劳损、湿证。

③代脉：脉来时见一止，止有定数，良久方来。为脏气衰微、风证、痛证。

实脉类　常见实、滑、弦、紧等。

①实脉：三部脉举按均有力。为实证。

②滑脉：往来流利，如珠走盘，应指圆滑。为痰饮、食积、实热证。

③弦脉：端直以长，如按琴弦。为肝胆病、痰饮、痛证、疟疾。

④紧脉：脉来绷急，状若牵绳转索。为寒证、痛证。

（二）正常人信息

中医健康管理师根据四诊采集到的信息，建立个人健康数据库，在中医理论指导下，四诊合参，综合分析，辨识人体的健康状态。

正常健康之人，也称平人，其阴阳气血调和，以体态适中、面色红润、精力充沛等为主要特征。表现为面色、肤色润泽，头发稠密有光泽，目光有神，鼻色明润，嗅觉通利，唇色红润，体型匀称，肌肉柔韧，腠理致密，四肢灵便，不易疲劳，精力充沛，耐受寒热，睡眠良好，胃纳佳，二便正常，舌色淡红，苔薄白，脉和缓有力。情志调和，性格随和开朗。平素患病较少，即使患病也很快痊愈。对自然环境和社会环境适应能力较强。

（三）中医基本证候信息

基于中医理论及临床研究，本书提出了中医12种基本证候，即气虚证、血虚证、阴虚证、阳虚证、气滞证、瘀血证、实寒证、实热证、痰湿证、痰热证、食积证、内风证，基本涵盖了临床所见证型，有利于中医健康管理过程中的实际操作。

1.气虚证　常由久病体虚、劳累过度、年老体弱等因素引起。主要表现为气短声低，少气懒言，精神疲惫，体倦乏力，脉虚，舌质淡嫩，或有头晕目眩，自汗，动则诸症加重。常见的脏腑气虚表现如下。

（1）心气虚证：心悸怔忡，胸闷气短，活动后加重，面色淡白或㿠白，或有自汗，舌淡苔白，脉虚。本证以心脏及全身机能活动衰弱为辨证要点。

（2）脾气虚证：纳少腹胀，饭后尤甚，大便溏薄，肢体倦怠，少气懒言，面色萎黄，形体消瘦或浮肿，舌淡苔白，脉缓弱。本证以运化功能减退和气虚证共见为辨证要点。

（3）胃气虚证：胃脘隐痛或痞胀、按之则舒，食欲不振，或得食痛缓，食后胀甚，嗳气，口淡不渴，面色萎黄，气短懒言，神疲倦怠，舌淡苔薄白，脉弱。本证以胃脘痞满、隐痛喜按、食少与气虚症状共见为辨证要点。

（4）肺气虚证：咳喘无力，气少不足以息，动则加重，体倦懒言，声音低怯，痰多清稀，面色㿠白，或自汗畏风，易于感冒，舌淡苔白，脉虚弱。本证一般以咳喘无力、气少不足以息和全身机能活动减弱为辨证要点。

（5）肾气不固证：神疲耳鸣，腰膝酸软，小便频数清长，或尿后余沥不尽，或遗尿失禁，或夜尿频多。男子滑精早泄，女子带下清稀量多，胎动易滑，舌淡苔白，脉沉弱。本证一般以腰膝酸软，小便、精液、经带、胎气不固与气虚症状共见为辨证要点。

2.血虚证　多由先天禀赋不足，或脾胃虚弱、营血生化乏源，或各种急慢性出血，或久病不愈耗伤，或思虑过度、暗耗阴血，或瘀血阻络新血不生，或因患肠寄生虫病而致。主要表现为面白无华或萎黄，口唇爪甲色淡，头晕眼花，心悸失眠，手足不温或发麻，妇女月经量少、色淡，经期错后或闭经，舌淡苔白，脉细无力。常见的脏腑血虚表现如下。

（1）肝血虚证：眩晕耳鸣，面白无华，爪甲不荣，夜寐多梦，视力减退或雀目，或肢体麻木，关节拘急不利，手足震颤，肌肉跳动，妇女可见经血量少、色淡，月经后期甚则闭经。舌淡苔白，脉弦细。本证一般以筋脉、爪甲、两目、肌肤等失血濡养以及全身血虚症状为辨证要点。

（2）心血虚证：心悸怔忡，失眠多梦，眩晕，健忘，面色淡白无华，或萎黄，口唇色淡，舌淡白，脉细弱。本证以心病常见症状与血虚证共见为辨证要点。

3.阴虚证 常由过服温燥之品，或情志过极、火邪内生，或房事不节，或热病、杂病日久耗伤阴精导致。主要表现为两颧红赤，形体消瘦，潮热盗汗，五心烦热，咽干口燥，舌红少苔，脉细数。常见的脏腑阴虚表现如下。

（1）肝阴虚证：头晕耳鸣，两目干涩，面部烘热，胁肋灼痛，五心烦热，潮热盗汗，口咽干燥，或见手足蠕动、瘛疭。舌红少津，脉弦细数。本证一般以肝病症状和阴虚证共见为辨证要点。

（2）心阴虚证：心悸怔忡，失眠多梦，五心烦热，潮热，盗汗，两颧发红，舌红少津，脉细数。本证以心病常见症状与阴虚证共见为辨证要点。

（3）胃阴虚证：胃脘隐痛，饥不欲食，口燥咽干，大便干结，或脘痞不舒，或呕逆，舌红少津，脉细数。本证以胃脘隐痛、饥不欲食与阴虚证共见为辨证要点。

（4）肺阴虚证：干咳无痰，或痰少而黏，口燥咽干，形体消瘦，午后潮热，五心烦热，盗汗，颧红，甚则痰中带血，声音嘶哑，舌红少津，脉细数。本证以干咳、少痰、潮热、盗汗等为辨证要点。

（5）大肠液亏证：大便秘结干燥，难以排出，常数日一行，口干咽燥，或伴见口臭、头晕等症，舌红少津，脉细涩。本证以大便干燥难以排出为辨证要点。

（6）肾阴虚证：腰膝酸软，眩晕耳鸣，失眠多梦，男子遗精早泄，女子经少经闭，或见崩漏，形体消瘦，潮热盗汗，五心烦热，咽干颧红，溲黄便干，舌红少津，脉细数。本证以腰膝酸软、遗精精少、头晕耳鸣和阴虚症状共见为辨证要点。

4.阳虚证 常由年老命门之火渐衰，或久居寒冷之处，或过服寒凉之品，或久病损伤，或气虚进一步发展导致。主要表现为精神不振，面色淡白，畏寒肢冷，腹痛喜温喜按，大便溏薄，小便清长，少气乏力，舌质淡嫩，脉微沉迟无力。常见的脏腑阳虚表现如下。

（1）心阳虚证：畏寒肢冷，心悸怔忡，心痛，胸闷气短，活动后加重，面色淡白，或自汗，舌淡胖，苔白滑，脉微细。本证以在心气虚证的基础上出现虚寒症状为辨证要点。

（2）脾阳虚证：腹胀纳呆，腹痛喜温喜按，畏寒肢冷，大便溏薄清稀，或体重肢倦，或周身浮肿，小便不利，或白带量多质稀，舌淡胖，苔白滑，脉沉迟无力。本证以脾运失健和虚寒象表现为辨证要点。

（3）肾阳虚证：腰膝酸软而痛，畏寒肢冷，以下肢为甚，精神萎靡，面色㿠白或黧黑。或男子阳痿，女子宫寒不孕；或大便久泄不止，完谷不化，五更泄泻；或浮肿，腰以下为甚，按之没指，甚则腹部胀满，全身肿胀，心悸咳喘，舌淡胖苔白，脉沉弱。本证一般以全身机能低下伴见虚寒象为辨证要点。

5.气滞证 多由情志不舒，或邪气内阻，或阳气虚弱、温运无力等因素导致气机阻滞而成。主要表现为胀闷，疼痛，攻窜阵发，时轻时重，脉弦。常见的脏腑气滞表现如下。

（1）肝气郁滞证：胸胁或少腹胀闷窜痛，胸闷善太息，情志抑郁，急躁易怒，或梅核气，或颈部瘿瘤，或癥块。妇女可见乳房胀痛，月经不调，甚则闭经。本证一般以情志抑郁、肝经所过部位发生胀闷疼痛，以及妇女月经不调等作为辨证要点。

（2）气滞心脉证：心悸怔忡，心胸胀痛，且发作时与情志有关，舌淡红，苔薄白，脉弦。本证以胸部胀痛、痛引肩背、发作与精神因素有关、舌淡红、苔薄白、脉弦为辨证要点。

（3）胃肠气滞证：脘腹胀满，甚则疼痛，走窜不定，欲吐欲泄，得矢气、嗳气、泄泻、呕吐而痛胀可缓，无则加剧，或大便秘结，苔厚，脉弦。本证以脘腹胀痛走窜、嗳气、矢气等为辨证要点。

6.血瘀证　多因寒邪凝滞，以致血液瘀阻，或由气滞而引起血瘀，或因气虚推动无力，血液瘀滞，或因外伤及其他原因造成血溢脉外，不能及时排出和消散所形成。主要表现为疼痛，痛如针刺，痛有定处，拒按，常在夜间加剧。肿块在体表者，色呈青紫；在腹内者，紧硬按之不移，称为癥积。出血反复不止，色泽紫暗，中夹血块，或大便色黑如柏油。面色黧黑，肌肤甲错，口唇、爪甲紫暗，或皮下紫斑，或肤表丝状如缕，或腹部青筋外露，或下肢筋青胀痛等。妇女常见经闭。舌质紫暗，或见瘀斑瘀点，脉象细涩。本证以痛如针刺、痛有定处、拒按、肿块、唇舌爪甲紫暗、脉涩等为辨证要点。结合各脏腑表现，可判断某一脏腑瘀血证。

7.实寒证　多因寒邪侵袭，或过服生冷所致。主要表现为畏寒喜暖，面色苍白，四肢欠温，腹痛拒按，肠鸣腹泻，或痰鸣喘嗽，口淡多涎，小便清长，舌苔白润，脉迟或紧。常见的脏腑实寒表现如下。

（1）寒凝肝脉证：少腹牵引外阴冷痛，男子可见阴囊收缩引痛，女子可见痛经，遇寒加重，得热减轻，舌苔白滑，脉沉弦或迟。本证以少腹牵引阴部坠胀冷痛为辨证要点。

（2）寒凝心脉证：心悸怔忡，心痛暴作，痛引肩背内臂，畏寒肢冷，得温痛缓，舌淡苔白，脉沉迟或沉紧。本证以胸部突发剧痛、痛引肩背、得温痛减、畏寒肢冷、舌淡苔白、脉沉迟或沉紧为辨证要点。

（3）胃寒证：胃脘冷痛，轻则绵绵不已，重则拘急剧痛，遇寒痛增，得温痛减，口淡不渴，口泛清水，或恶心呕吐，或伴见胃中水声辘辘，舌苔白滑，脉弦或迟。本证多有寒冷的诱因，以胃脘冷痛、痛势剧烈为辨证要点。

8.实热证　多由阳热之邪侵袭，或过服辛辣温热之品，或脏腑阳气亢盛所致。主要表现为壮热喜凉，口渴饮冷，面红目赤，烦躁或神错谵语，腹胀满痛拒按，大便秘结，小便短赤，舌红苔黄而干，脉洪滑数实。常见的脏腑实热表现如下。

（1）肝火上炎证：头晕胀痛，面红目赤，口苦口干，急躁易怒，不眠或噩梦纷纭，胁肋灼痛，便秘尿黄，耳鸣如潮，吐血衄血，舌红苔黄，脉弦数。本证一般以肝脉循行部位的头、目、耳、胁表现的实火炽盛症状为辨证要点。

（2）心火亢盛证：心烦，夜寐不安，面赤口渴，溲黄便干，舌尖红赤，或口舌生疮，脉数有力。甚则狂躁谵语，或见吐血衄血，或见肌肤疮疡，红肿热痛。本证以心及舌、脉等有关组织出现实火内炽的症状为辨证要点。

（3）小肠实热证：心烦口渴，口舌生疮，小便灼热涩痛，甚则尿血，舌红苔黄，脉数。本证以心火热炽及小便赤涩灼痛为辨证要点。

（4）胃热证：胃脘灼痛，吞酸嘈杂，或食入即吐，或渴喜冷饮，消谷善饥，或牙龈肿痛、出血，口臭，大便秘结，小便短赤，舌红苔黄，脉滑数。本证以胃脘灼痛、消谷善饥和实火症状共见为辨证要点。

（5）肝火犯肺证：胸胁灼痛，急躁易怒，头晕目赤，烦热口苦，咳嗽阵作，痰黏量少色黄，甚则咳血,舌红苔薄黄,脉弦数。本证以胸胁灼痛、急躁易怒、目赤口苦、咳嗽为辨证要点。

9.痰湿证 多由过逸少动、饮食不当、脾胃虚弱、情志刺激、感受外邪等影响肺、脾、肾等脏腑的气化功能,水液不能正常输布而成。主要表现为形体肥胖,肌肉松软,面色淡黄而暗,容易困倦,咳嗽咯痰,痰质黏稠,胸脘满闷,纳呆呕恶,头晕目眩,或神昏癫狂,喉中痰鸣,或肢体麻木,见瘰疬、瘿瘤、乳癖、痰核等,舌苔白腻,脉滑。常见的脏腑痰湿表现如下。

(1)痰阻心脉证:心悸怔忡,心胸憋闷,痛引肩背内臂,时发时止,体胖痰多,身重困倦,舌苔白腻,脉沉滑或沉涩。本证以胸部闷痛、痛引肩背、时发时止、体胖痰多、身重困倦、舌苔腻、脉沉滑为辨证要点。

(2)痰迷心窍证:面色晦滞,脘闷作恶,意识模糊,语言不清,喉有痰声,舌苔白腻,脉滑。或精神抑郁,表情淡漠,神志痴呆,喃喃自语,举止失常。或突然仆地,不省人事,口吐痰涎,喉中痰鸣,两目上视,手足抽搐,口中如作猪羊叫声。本证以神志不清、喉有痰声、舌苔白腻为辨证要点。

(3)痰湿阻肺证:咳嗽痰多、色白、质黏、易咯,胸闷,甚则气喘痰鸣,舌淡苔白腻,脉滑。本证以咳嗽痰多、色白、质黏易咯为辨证要点。

10.痰热证 常由饮食不当、情志刺激、感受外邪、痰湿日久蕴热等所致。主要表现为胸闷,气粗,咳吐黄痰,喉间痰鸣,面红,舌质红,苔黄腻。常见的脏腑痰热表现如下。

(1)胆郁痰扰证:头晕目眩,耳鸣,惊悸不宁,烦躁不寐,口苦呕恶,胸闷太息,舌苔黄腻,脉弦滑。本证一般以眩晕耳鸣或惊悸失眠、舌苔黄腻为辨证要点。

(2)痰火扰心证:面红目赤,气粗,痰黄质稠,喉间痰鸣,躁狂谵语,或见失眠心烦,痰多胸闷,头晕目眩,或见语言错乱,哭笑无常,打人毁物,不避亲疏,狂躁妄动,力逾常人,舌红苔黄腻,脉滑数。本证以痰盛、神志不清、舌红苔黄腻、脉滑数为辨证要点。

11.食积证 多由饮食不节、脾胃虚弱所致。主要表现为脘痞胀满,嗳气泛酸,饱食则甚,苔厚浊腻,脉滑。常见的脏腑食积表现如下。

(1)食积在胃:胃脘不适,食纳不佳,胸膈痞满,吞酸嗳腐,口中异味,甚则呕吐,发热,舌苔厚腻,脉滑有力。本证以胃脘不适、舌苔厚腻为辨证要点。

(2)食积在肠:腹部隐痛,腹胀,食纳不佳,泄下臭秽,或习惯性便秘,舌苔厚腻,脉滑有力。本证以腹痛腹胀,或泄泻、苔厚腻为辨证要点。

12.内风证 多由年老,或久病所致。主要表现为眩晕欲仆,头摇肢颤,肢体偏瘫,肌肉润动等。常见内风表现如下。

(1)肝阳化风证:眩晕耳鸣,头目胀痛,头摇欲仆,面红目赤,急躁易怒,心悸健忘,失眠多梦,项强肢颤,腰膝酸软,手足麻木,头重脚轻,步履不正,舌红少苔,脉弦有力。本证一般以平素具有肝阳上亢的现象,结合突然出现内风的症状为辨证要点。

(2)阴虚动风证:头晕目眩,肢体震颤,两目干涩,面部烘热,胁肋灼痛,五心烦热,潮热盗汗,口咽干燥,舌红少津,脉弦细数。本证以阴虚象伴有"动"症为辨证要点。

(3)血虚生风证:肢体麻木,关节拘急不利,手足震颤,肌肉跳动,眩晕耳鸣,面白无华,爪甲不荣,夜寐多梦,视力减退或雀目,妇女可见经血量少、色淡,月经后期甚则闭经,舌淡苔白,脉弦细。本证以血虚失于濡养症,并伴有"动"症为辨证要点。

二、健康问卷、访谈记录的设计与应用

健康问卷调查和健康访谈分别属于定量研究与定性研究,二者从多角度、多方位进行健康信息采

集，从而确保健康信息的合理、全面、准确，包括从个体到相应人群的研究，探讨相关规律，为下一步的健康指导提供科学依据。

（一）健康问卷设计与应用

问卷问题均为封闭式问题，一类信息为被管理者的基本信息，包括被管理者的一般情况（姓名、性别、年龄、婚否、民族、职业、籍贯、工作单位、工作性质、现住址、联系方式等）、既往史、个人生活史、家族史；一类信息为健康状况信息，主要是以陈修园《十问歌》为参照。健康状况信息，选项设立"没有""很少""有时""经常""总是"五等，分别给予相应评分。根据被管理者生活背景的不同，健康问卷可以分线上和线下两种方式进行，基于问卷调查结果，采用SPSS统计软件进行健康信息统计分析。

（二）健康访谈设计与应用

为了使信息采集更加完善，发掘更深层次的健康问题和原因，需将量性研究和质性研究结合起来，在健康问卷调查后对被管理者进行健康访谈。其中一个重要的方法是定性研究中半结构化个体访谈法。半结构化个体访谈是一种带有研究性质的非正式谈话交流，是深入式的探索性研究方法。半结构化个体访谈中访谈的题目和内容一般不固定，只以提纲确定访谈的范围。半结构化个体访谈可以是对被管理者健康问卷信息的进一步深入了解，也可以是被管理者对自身健康状态塑造的认识，根据人的不同健康状态循序渐进地设置不同的访谈问题，其细节内容允许访谈者视情况做适当调整，最后，对访谈数据进行转录、分析。

（三）质量控制

由于访谈法的开放性，在健康访谈环节，中医健康管理师需要对其信息的有效性进行把控。

（1）正式访谈前，熟悉健康调查问卷内容，找出需要访谈的重点，列出访谈计划。

（2）掌握访谈技巧，与被管理者建立相互信任、相互理解的访谈关系。

（3）选择被管理者方便的时间进行访谈，访谈地点宜安静舒适。

（4）访谈要制造轻松的氛围，避免专业术语，同时也要围绕健康调查问卷所反映的问题有所侧重，完成所有的访谈计划。

（5）征得被管理者同意，同时采用两支录音笔进行录音，并做纸笔记录。

（6）及时转录录音资料为文档，文字备案以备整理分析，防止遗漏重点。

第二节　中医健康信息管理和分析

通过四诊及调查问卷、健康访谈等采集的信息，庞杂没有条理，为更好地提供健康管理服务，需要对健康信息进行管理，即以现代信息技术为手段，对健康信息资源进行有目的的管理。

一、数据库的建立

健康数据库是以被管理者个人健康为核心、贯穿整个生命过程、涵盖各种健康相关因素，是居民健康管理（疾病防治、健康保护、健康促进等）过程的规范、科学的记录。它通过多渠道收集个人健康信息，动态更新记录，为被管理者的自我保障、健康管理和健康决策提供所需要的信息资源，是进行健康教育、健康评估、健康促进、健康追踪、健康督导和健康干预等的依据。

健康数据库记录的主要内容包括被管理者的基本信息、生活习惯、既往健康状况以及历次体检结果等，是一个动态连续且全面的记录过程，通过详细完整的健康记录，为每位被管理者提供全方位的健康服务。

建立健康信息数据库是进行健康信息管理的第一步。选择合适的服务器和数据库系统，设置健康管理师端、被管理者端和管理员端三个端口，分别进行权限设置，方便被管理者和健康管理者录入信息，防止信息的随意更改。为了提高信息采集的效率和准确度，根据实际需要，可以采取结构化数据录入与自由文本编辑相结合的方式来实现。结构化数据录入主要通过界面菜单、模板等技术与用户互动以获取结构化信息。该环节可以动态、结构化、详细记录被管理者在健康管理流程中所产生的信息。在不同权限下，不同端口可以根据个人需要设定不同的查询条件，浏览、编辑不同区域、不同性别、不同年龄段、不同文化程度等条件下人群的健康体检信息。

（一）创建数据库

创建数据库，设立表结构，在表结构设计窗口中，对表内容进行定义，包括字段名称、数据类型、数据长度及精度、数据能否为空，设置表的主键和索引，可以借助身份证号码建立被管理者唯一主索引，身份证号码在数据库中是唯一性的。

（二）数据库字段设计

1.基本信息　姓名、性别、年龄、籍贯、身高、体重、血型、出生日期、民族、身份证号、现地址、联系方式、婚姻状况、职业、工作单位等。可以采用身份证号码与信息平台被管理者唯一主索引关联，便于数据统计分析及共享。

2.健康数据　根据望诊、闻诊、问诊、切诊、调查问卷、健康访谈等得到的结果，录入被管理者健康信息，同时以附件形式将相关的文字、图像、音频、视频等信息导入备查。

在信息管理系统中，数据库的设计是非常重要的，数据库设计的好坏是衡量一个信息管理系统设计好坏的重要标准。在设计数据库过程中要充分了解目标数据库的使用。数据表中数据字段不宜过多，要考虑数据库的I/O单位；选择合理的数据项类型，权衡利弊确定索引项，索引过多会降低服务器的效率；系统运行中，不要轻易改动索引项。

二、信息更新与整理

数据库建立后，其内容不是一成不变的，而是随着被管理者健康状态改变或随访的新发现而实时更新的，尤其是一些健康有问题的被管理者，健康管理师更要密切关注，定期或不定期进行随访，随时对数据库进行更新。

数据库的规范化是数据库设计过程中极其重要的一环。在数据库建立后，随时都会发生大量的数据操作，比如管理员要根据当前数据库系统内被管理者的增减来插入或者删除用户基本信息，被管理者健康状态改变要插入相关记录等。所以，在设计数据库的时候，必须处理好这些表之间的关联，防止大量数据冗余、插入异常、删除异常和更新异常等错误产生。

三、统计软件的应用

数据统计分析是对个人健康体检数据进行统计、分析的重要环节。该环节通过对后台数据进行统计分析，以文字、图表（包括各时期健康指标的趋势展示）等形式为用户展现相应的统计分析结果。图表类型包括饼图、条形图和线形图、柱状图等。从健康、亚健康、患病三个维度结合中医基本证候分类与生化指标、影像学检查进行统计。内容包括：①个人、团体（按性别、年龄、籍贯、工作等）健康状况综合分类图表；健康、亚健康、中老年主要慢性病、妇科病专项统计图表；健康状况（好转、治愈、维持等）各阶段对比统计图表；新增发病统计；饮食、睡眠、运动、重大社会及生活变动等统计分析。要求：根据健康管理师在健康信息采集过程中对各项检查结果的判断，数据库系统能够按照性别、年龄等要素对单项检查数据进行分析，能方便地导出到EXCEL、ASSESSE、SPSS中。②个人、团体体检多年度对比图表。

　　数据库的建立可以有效避免在健康信息共享时可能出现的各种信息不对接现象，提高了健康管理的效率，按照国际、国内统一的健康管理规范，精选标准字段，专项建立健康管理数据库，利用软件界面录入被管理者健康信息，通过计算机图表直观展示每位被管理者健康保持、变化情况，为健康管理师提供直观、完整、连续、动态的被管理者健康发展信息；通过健康信息数据库，方便健康管理师在系统、规范化评估的基础上，根据被管理者健康情况，进行个体化分析指导，使健康管理工作更加深入细致；对健康信息数据库不同数据和指标进行分析，有利于健康管理师进行健康管理的科研与教学。

第四章　中医健康风险评估和分析

在收集健康信息后，需要进一步对这些健康信息进行分析与评估，以确定哪些是主要的健康问题，哪些是导致这些健康问题的风险因素，哪些健康风险因素是可以修正的、哪些是不可修正的，哪些是可以利用的医疗资源等等，以便下一步制定有针对性、可行性的健康干预管理策略。

第一节　中医健康风险因素概述

一、风险与风险管理的概念

（一）风险与风险管理概念

风险是指在某一特定环境下，在某一特定时间段内，某种损失发生的可能性。也就是说，风险是人类在无法把握与不能确定的事故发生导致损失的不确定性，这种不确定性包括发生与否的不确定、发生时间的不确定和导致结果的不确定，但在一定条件下还具有某些规律性。风险是客观存在的，但由于某些规律是可以在一定程度上把握的，故风险带来的损失程度是有可能通过人们的努力得以减少甚或化解的。

风险管理是指在一个存在有风险的环境里，通过对风险的认识、衡量和分析，选择最有效的方式，主动地、有目的地、有计划地处理风险，以最小成本争取获得最大安全保证的管理方法，从而把风险减至最低的管理过程。

（二）健康风险因素及概述

1.健康风险因素的概念　健康风险因素是指在人体的生命过程中，存在于机体内、外环境之中，与疾病发生、发展以及死亡有关的诱发因素，即导致疾病或死亡发生的可能性增加的因素，或者是能使影响健康的不良后果发生概率增加的因素。健康风险因素包括诸如熬夜、酗酒、暴食、厌食等不良生活习惯，飙车、攀岩等高危险行为，导致冠心病、高血压等疾病的致病性行为模式，以及讳疾忌医、不遵医嘱、疑病、迷信等不良就医行为等。健康风险因素具体到某一具体疾患时，则为该疾病的"疾病危险因素"。如吸烟、长期或过度饮酒是普遍意义的健康危险因素，同时吸烟也是肺癌、冠心病的致病危险因素，长期或过度饮酒也是肝硬化的致病危险因素。

2.健康风险因素的分级　根据评估健康因素的可改变程度，分为可改变、可调控、不可改变因素。生活方式、精神因素等属于可改变因素，不可改变的危险因素有遗传、性别和年龄等固有因素，这些危险因素虽然无法改变，但对疾病风险预测和提前干预有很大的参考意义；可调控因素多为自然因素、社会环境因素、卫生服务中风险因素等。或基于因果链上与不良健康后果的远近关系，分为直接健康危险因素与间接健康危险因素；又或依据危险因素暴露水平，将健康危险因素分为个体健康危险因素与群体健康危险因素等。

二、健康风险因素种类概述

一般而言，健康危险因素评估多是指探求危险因素与慢性病发病率或死亡率之间的数量依存关系与规律性的一种方法。在中医健康管理中，研究评估健康影响因素对于人体的影响，还包括评估其对常见急性病的发病，或对于原有疾病的诱发或促进情况以及对于健康状态的影响进行评估。中医认为，健康影响因素对人体的影响程度是由机体正气充实状况与病邪强弱情况两方面决定的，因此对于健康因素的评估结果要因人而异，有较大的主观性和不确定性。现代医学多侧重量化评估，运用评估模型工具，注重公式化的精细化、客观化评估，尤其是对于当前因科技发展造成的环境因素评估和医疗因素等评估不可替代，因此，需结合现代医学对健康影响因素评估的认识进行综合评估。健康危险因素有很多，主要包括环境因素、生物遗传因素、医疗卫生服务因素、行为生活方式因素等。

（一）内外环境风险因素

1.自然环境风险因素 中医对于自然环境的认识综合气候环境和地理环境两大方面，主要体现于外感淫邪的病因学部分，而其中的特色是中医运气学中关于气候变化和人体关系的研究与评测。由于现代自然环境较以前已有很大变化，不可避免地影响着人的健康，故需对其综合评估。

（1）气候环境因素：中医学认为气候环境主要表现为自然界风、寒、暑、湿、燥、热（火）等六种不同的正常气候的变化征象，又称为"六气"，是人类赖以生存以及万物生长化收藏的必要条件。若六气变化异常，超过了机体的调节适应能力，或者机体正气不足，抵抗力下降，不能适应六气的正常变化而发病时，此时六气则成为致病因素，演化为"六淫"。六淫作为自然环境因素改变健康状态，是产生疾病或诱发、加重旧疾的主要因素之一。另外，自然气候反常变化，如久旱、酷热、水涝、湿雾瘴气等，均可能滋生疠气，以致出现具有强烈的传染性和流行性的疫病。

（2）地理环境因素：谚语"一方水土养一方人"，不同区域地理环境地势高低悬殊，寒热温凉迥异，环境湿燥差异巨大，地理风俗不一，不同区域的人们所表现出来的健康状态与疾病易感趋势均会有所差别。《素问·异法方宜论篇》指出："黄帝问曰：医之治病也，一病而治各不同，皆愈，何也？岐伯对曰：地势使然也。"其中"东方之域，天地之所始生也，鱼盐之地，海滨傍水，其民食鱼而嗜咸，皆安其处，美其食。鱼者使人热中，盐者胜血，故其民皆黑色疏理，其病皆为痈疡，其治宜砭石"，揭示了不同地理环境、自然环境差异，影响甚或决定该区域人群的饮食生活习惯，从而影响人们的病证性质与治疗策略。另外，一些地方性疾病，如"克山病""地方性甲状腺肿""大骨节病"等与地理环境密切相关。《吕氏春秋》谓："轻水所多秃与瘿人，重水所多尰与躄人，甘水所多好与美人，辛水所多疽与痤人，苦水所多尪与伛人。"

（3）生物理化因素：结合现代临床实践看，自然环境中影响人体健康的危险因素，除了生物性（如细菌、真菌、病毒、寄生虫等）危险因素外，尚有噪声、振动、电离辐射等物理性健康危险因素，化学毒物、粉尘、农药、汽车尾气等化学性健康危险因素。其中生物性危险因素是传染病、寄生虫病与自然疫源性疾病的直接致病源，素来是主要的自然环境风险因素，理化因素虽为次生的环境因素，却对当下人们健康造成的影响愈发明显。

2.社会环境危险因素 社会环境危险因素，主要包括就业条件、收入水平、经济状况、居住条件、营养状况等生活工作条件以及离婚、丧偶、家庭关系不和睦等家庭因素；生活环境恶劣、卫生设施不足、受教育机会、环境污染、社会歧视、生存压力、就业压力等社会因素等，这些因素多从身心两方面损害人类的健康。

如不同的职业决定着不同的工作环境、劳动程度、经济收入、社会地位和经济地位等，会影响人的健康状态。酷暑夏季户外劳动者易中暑，严寒冬季野外劳作易得冻疮，渔民稻农水上工作者易感湿邪。其他劳动者在职业活动中，因接触粉尘、放射性物质和其他有毒、有害物质等因素，可引起职业性尘肺病、职业中毒、职业性皮肤病等疾病。

（二）生物遗传风险因素

1. 先天禀赋　先天禀赋，简称禀赋，源于父母生殖之精，以及在母体胞宫中孕育所禀受的一切，《灵枢·天年》称："人之始生……以母为基，以父为楯"，即禀赋乃为人出生前从父母所获得的一切特征的统称。"两神相搏，合而成形，常先身生，是谓精"（《灵枢·决气》），父母之精气是构成生命个体的物质基础，决定体质的形成与发展，是体质强弱与偏颇的前提条件，并为决定人体寿夭的主要因素。

先天禀赋的状况与父母自身的体质、生殖之精的质量、血缘关系的远近、生育时的年龄、母体在孕期的营养状况、生活、起居、情志、疾病等因素密切相关。先天禀赋强，子代出生后体质强壮，脏腑功能强盛，生长发育正常；先天禀赋不足，则子代体质多弱，脏腑功能易于偏颇，生长发育障碍甚或致先天性生理缺陷和遗传性疾病。王充在《论衡·气寿》指出："强寿弱夭，谓禀气渥薄也……禀气渥则其体强，体强则其命长；气薄则其体弱，体弱则命短，命短则多病寿短。"

随着分子生物学的发展和遗传基因研究的进展，部分疾病发病的遗传学的客观依据已被发现，如遗传特征、家族发病倾向、成熟老化和个体敏感差异等均为生物遗传风险因素。

2. 性别因素　由于男女性别之间存在先天禀赋、脏腑形态结构等方面的差异，其相应的生理功能、心理特征也有所不同。男性多禀阳刚之气，脏腑功能较强，体魄多健壮魁梧，性格多粗犷豁达；女性多禀阴柔之气，脏腑功能较弱，体格多娇小苗条，性格多内向细腻。由此所致疾病病理状态表现也不同，男性以肾为先天，以气为本，所患疾病多为伤精耗气；女性以肝为先天，以血为本，所患疾病多为伤血，且易患精神神志病患。另外，女性具有月经、带下、妊娠、产育与哺乳等特殊生理现象，其中每一阶段或类型的生理功能活动都有一系列相应的疾病，故其中医健康管理策略也因之有所不同。

3. 年龄因素　在人体生、长、壮、老、已的变化过程中，人体的脏腑经络以及精气血津液的生理功能也会随之发生相应的变化。处于不同的生命阶段，其内脏功能活动和气血阴阳盛衰是存在差异的，从而导致不同年龄阶段的健康状态差异，形成相应的体质类型特征。小儿脏腑娇嫩，形气未充，易虚易实，易寒易热；成人精气血津液充足，脏腑功能旺盛，体质多壮实；老年人脏腑功能衰退，精气血津液日趋减少，易形成虚中夹痰瘀体质。其防护调理也要因之而异，正如孔子告诫人们："君子有三戒，少之时，血气未定，戒之在色；及其壮也，血气方刚，戒之在斗；及其老也，血气既衰，戒之在得"。

（三）行为生活风险因素

行为生活风险因素是指不良个人生活方式或行为而产生的健康风险因素。生活方式为人类生命活动中所特有的，并最终受社会发展客观变化和社会经济模式的性质所决定的一定模式，是在一定社会经济条件下的反映社会群体和个人活动的重要特征系统的总和。生活方式大多涉及每个人必需的日常活动，如饮食、起居、劳作等，或为人们生存必需，或为进一步的生活享受，但是这些生活方式如果运用不当，则会影响人的健康，如"饮食自倍，肠胃乃伤""久视伤血，久卧伤气……久行伤筋"（《素问·宣明五气篇》）等等。

随着社会生产力的发展、物质生活条件的改善以及医疗保健水平的提高，人类疾病谱发生了很大变化，即威胁人们健康的主要疾病，已由以往的传染性疾病转变为慢性非传染病和意外伤亡，而促使人类疾病谱发生改变的最主要原因，正是人类生活方式的改变，突出表现在人与自然的疏离、物质与精神的失衡、生存竞争的激烈化等，但仍不外饮食生活方式、居住与睡眠等起居方式、学习或工作生活方式、性生活方式、不良嗜好以及休闲生活方式等方面。吸烟、酗酒、滥用药物、不良饮食习惯、缺乏体力活动、特殊嗜好及不洁性行为等都是诱发各种疾病的行为风险因素，正如《素问·上古天真论篇》所述："今时之人不然也，以酒为浆，以妄为常，醉以入房，以欲竭其精，以耗散其真，不知持满，不时御神，务快其心，逆于生乐，起居无节，故半百而衰也。"

（四）医疗服务风险因素

医疗服务风险因素，即医疗卫生服务中影响健康的风险因素，是指医疗卫生服务中存在的各种不利于保护和增进健康的因素，主要体现为：滥用抗生素、激素甚或保健产品；医疗服务质量低下，医患沟通有待改善；重治疗轻预防的理念未能纠正；误诊漏诊、医疗事故；卫生资源配置不合理；公共卫生体系和服务网络不健全；医疗保健制度不完善等。这些因素都可能危害人体健康。

三、中医健康主要风险因素

从中医学的角度认识和研究健康风险因素和疾病相关的风险因素即为"中医健康风险"和"中医健康风险因素"。上文在"健康风险因素种类概述"中，简要地概括了健康风险因素的范畴，其涉及范围非常广泛。在机体生命活动过程中，正气始终在与自然界、社会以及人本身等内外环境中的邪气做斗争，在邪正斗争过程中维持动态平衡。内环境中正气的亏虚或因病理产物、内生邪气致使气血紊乱、阴阳失调，以及外环境邪气的侵袭，均可能改变正邪双方的力量，从而打破健康状态的平衡，致使发病甚或死亡。当前中医健康管理中，具体中医健康风险因素主要包括虚证、气滞、血瘀、里寒、火热、痰湿、食积、内风、戾气以及外毒等十个方面。

（一）正虚

虚，主要是正气亏虚，是以正气亏虚为矛盾主要方面的一种病机变化。疾病的发生、发展和变化是在一定条件下邪正斗争的结果，而正气不足是发病的内在根据，正如《灵枢·百病始生》所称："风雨寒热，不得虚，邪不能独伤人。卒然逢疾风暴雨而不病者，盖无虚，故邪不能独伤人。此必因虚邪之风，与其身形，两虚相得，乃客其形"。

在一般情况下，若人体脏腑功能正常，气血充盈，卫外固密，常足以抗御邪气的侵袭，病邪便难以侵入，即使邪气侵入，亦能驱邪外出，所谓"正气存内，邪不可干"（《素问·刺法论篇》）。若正气亏虚，无力抗邪，感邪后又不能及时驱邪外出，更无力尽快修复病邪对机体造成的损伤，及时调节紊乱的功能活动，于是发生疾病，所谓"邪之所凑，其气必虚"（《素问·评热病论篇》）。因此，正虚的存在可谓是最主要的内在健康风险因素。

虚证的形成虽可以由先天禀赋不足所导致，但主要是由后天失调和疾病耗损所产生。如饮食失调，气血生化之源不足；思虑太过，悲哀惊恐，过度劳倦等，耗伤气血营阴；房事不节，耗损肾精元气；久病失治误治，损伤正气；大吐、大泻、大汗、出血、失精等，使得阴液气血耗损等，均会导致正气虚弱，出现阴阳气血虚损之证。具体而言，虚证可分为气虚、血虚、阴虚、阳虚四个方面。

1.气虚　中医学认为，气是人体内活力很强、运动不息的极精微物质，是构成人体和维持人体生命活动的最基本物质之一。人的形体，包括脏腑、经络、形体、官窍等，无不以气为物质基础而生成，且人体生命活动的维持也必须依靠气的作用。若人体之气不足，则会导致全身或某些脏腑功能减退的病理变化，此称之为气虚。人体之气由于生成来源、分布部位、功能侧重等不同，其形成条件不一，风险警示表现各异。

[形成原因] 机体出现气虚状态，无外乎生成不足与耗损太过两个方面。气的生成来源有先天和后天两个方面。先天之气是由封藏于肾的先天之精所化生，而先天之精禀受于父母，与生俱来；后天之气为人体出生后，脾胃腐熟、运化饮食水谷，摄取其中的水谷精微，从而化生水谷之气，以及通过肺肾相协的呼吸运动所吸入自然界的清气而来。概而言之，人体之气生成的基本条件主要有二：一是

物质来源充足，即先天精气、水谷精气和自然界清气充裕；二是脏腑功能正常，即肺、脾胃、肾等脏腑的生理功能正常并保持相互间的协调平衡，则人体之气充沛。若肺、脾胃、肾等脏腑的功能异常或脏腑之间失去协调平衡，就会影响气的生成，或影响气的生理效应，形成气虚等病理变化。具体因气的分布部位、组成成分和功能特点不同，而名称不同，其所形成相应的气虚条件不尽相同。

元气虚：元气根源于肾，以禀受于父母的先天之精为基础，又依赖于后天水谷精气的培育，元气的盛衰不仅取决于先天禀赋，而且与脾胃运化水谷的功能密切相关。若禀赋不足，先天之精薄弱，先天之气化生乏源，又失后天之气滋养，则元气匮乏，若年老体弱，脏腑功能减退则元气自衰，或久病耗伤、劳累过度，耗伤元气。

若元气亏虚而以某一脏腑功能减退所表现的证候为主者，则为该脏腑的气虚证。临床常见证有心气虚证、肺气虚证、脾气虚证、肾气虚证、胃气虚证等，甚至可能为多脏气虚证候同在。

心气虚多由素体虚弱，或久病失养，或劳倦过度，或先天不足，或年高气衰等原因导致，以致心气虚弱，鼓动无力；肺气虚多因久病咳喘，耗伤肺气，或因脾虚失运，生化不足，土不生金，肺失充养等所致，以致肺气虚弱，呼吸无力，卫外失固；脾气虚多因禀赋不足，素体虚弱，或寒湿侵袭，饮食不节，或劳倦过度，或忧思日久，吐泻太过，损伤脾土，或年老体衰，或大病初愈，调养不慎等所致，以致脾气不足，运化失职；肾气虚多由先天禀赋不足，年幼肾气未充，或老年体弱，肾气衰退，或早婚、房劳过度，损伤肾气，或久病劳损，耗伤肾气，以致肾气亏虚，失于封藏、固摄；胃气虚证多因饮食不节，饥饱失常，伤及胃气，或劳倦过度，久病失养，或其他脏腑病症波及，损伤胃气，以致胃气虚弱，胃失和降。

若久病咳喘，耗伤肺气，累及于心，或老年体虚，劳倦太过等，以使心肺之气虚损；如久病咳喘，耗伤肺气，子病及母，影响脾气，或饮食失节，脾胃受损，土不生金，累及于肺，以致脾肺两脏气虚；若久病咳喘，耗伤肺气，病久及肾，或先天不足，老年体弱，劳伤太过，肾气亏虚，纳气无权，子病及母，以致肺肾气虚，摄纳无权等。总而言之，气虚多见于禀赋不足、慢性疾患、老年患者、营养缺乏、疾病恢复期以及体质衰弱等病证。

[**风险警示**] 人体脏腑组织功能活动的强弱与气的盛衰有密切关系，气盛则功能旺盛，气衰则功能活动减退。由于元气亏虚，脏腑组织功能减退，故出现气短、声低、懒言、神疲、乏力；气虚清阳不升，亦不能推动营血上荣，致使头目失养，则头晕目眩；气虚毛窍疏松，外卫不固则自汗；"劳则气耗"，故活动劳累时则诸症加剧；气虚无力鼓动血脉，血不上营于舌，而见舌淡苔白；气虚鼓动血行之力不足，故脉象虚弱，按之无力。总之，本证以全身功能活动低下的表现为辨证要点，以神疲、乏力、气短、脉虚等症状为主要临床表现。针对不同具体脏腑，具体风险警示征兆不一。

（1）心气虚证：因心气虚衰，心中空虚，惕惕而动，轻者可见心悸，重则为怔忡；心气不足，胸中宗气运转无力，则胸闷气短；气虚运血无力，气血不足，不能上荣，则面色淡白，舌淡苔白；心气虚，而血行失其鼓动，则脉虚无力；劳累耗气，故稍事活动后诸证加重。总之，本证风险警示以心悸、神疲与气虚症状共见为主要依据。

（2）肺气虚证：肺气亏虚，无以主气司呼吸，呼吸功能减弱，肺失宣降，气逆于上，则咳喘无力，气少不足以息；动则耗气，肺气更虚，故劳则喘息益甚；肺气虚而宗气衰少，发声无力，则声音低怯懒言；肺气虚不能输布津液，聚而成痰，故痰多清稀；肺气不足，不能宣发卫气于肌表，腠理不固，卫表失阖，故自汗畏风，易于感冒；并见舌淡苔白、脉虚弱等气虚之象。总之，肺气虚证的风险警示以咳嗽无力、气短而喘、自汗与气虚症状共见为辨证的主要依据。

（3）脾气虚证：脾气虚弱，运化无能，输布精微失职，水谷内停，以致食欲不振，进食量少，脘腹胀满；食入之后则脾气愈困，故腹胀尤甚；饥饿时脾气更乏，中虚气滞，则饥饿时亦有饱胀；脾虚水湿不化，流注肠中则大便溏薄，泛溢肌肤则可见形体肥胖或肢体浮肿；脾虚化源不足，不能充达荣养肢体、肌肉，则肢体倦怠、形体逐渐消瘦；脾气不足，久延不愈，可致营血亏虚，而成气血两虚之证，气血不能荣养于面，则面色萎黄；气血生化不足，后天失养，脏腑功能衰退，则神疲乏力、少气懒言；舌淡苔白、脉缓弱皆为脾气虚弱之征。总之，本证风险警示以食少、腹胀、便溏与气虚症状共见为主要依据。

若脾气虚证进一步发展，以致升举无力，清阳下陷，则为脾虚气陷证。其中气下陷，内脏失于托举，可见脘腹重坠作胀，食后更甚，或见便意频数，肛门坠胀，或久泄不止，甚或脱肛，或子宫、胃、肾等脏气下垂。总之，此证风险警示以脘腹坠胀、脏气下垂与气虚症状共见为辨证的主要依据。

（4）肾气虚证：肾气亏虚，腰膝、脑神、耳窍失养，则腰膝酸软，神疲乏力，耳鸣失聪；肾气虚而固摄无权，膀胱失约，故小便频数而清长，尿后余沥不尽，或夜尿频多，甚则遗尿失禁；肾虚而冲任亏损失约，则月经淋漓不尽，带脉失固则见带下清稀量多，胎元不固以致胎动不安而易造成滑胎，精关不固则精易外泄而见滑精早泄等；舌淡苔白、脉沉弱为肾气虚衰失于充养之象。总之，肾气虚证风险警示以腰膝酸软，小便、精液、经带、胎气不固与气虚症状共见为辨证的主要依据。

（5）胃气虚证：胃气亏虚，受纳、腐熟功能减退，胃失和降，气滞中焦，则胃脘隐痛或痞胀不适，不思饮食；胃气本已虚弱，食后难负消化之任，则食后胃脘胀痛更甚；病性属虚，故按之觉舒；胃气失和，不能下降，反而上逆，则时作嗳气；胃虚影响及脾，脾失健运，化源不足，气血虚少而不能上荣于面，则面色萎黄；全身功能衰减，则气短懒言、神疲倦怠；舌质淡、苔白、脉弱等为气虚之象。总之，胃气虚证风险警示以胃脘痞满、隐痛喜按、食少与气虚症状共见为辨证的主要依据。

另外，心肺气虚证的风险警示以心气虚证与肺气虚证的主证并见为主，即以心悸、咳喘、胸闷与气虚症状共见为辨证的主要依据。脾肺气虚证的风险警示以脾气虚证与肺气虚证的主症并见为主，即以食少、腹胀、便溏、咳嗽、气喘、咯痰与气虚症状共见为辨证的主要依据。肺肾气虚证的风险警示以肾气虚证与肺气虚证的主症并见为主，即以久病咳喘、呼多吸少、动则尤甚与气虚症状共见为辨证的主要依据。

2.血虚 中医学认为，血是构成机体和维持人体生命活动的基本物质之一，运行于脉中，内至脏腑，外达肌肤孔窍，上下内外无所不至，以滋润濡养全身各脏腑形体官窍，并作为气的载体，以布散精微，濡养人体周身，且能濡养化神以作为神志活动的物质基础。血液的生成来源主要有两条途径：其一为水谷精微化生血液，即饮食物经过中焦脾胃运化，化生水谷精微和津液，其中富含养分的精华化生为营气，营气与津液相合，气化而为血，《灵枢·决气》谓："中焦受气取汁，变化而赤，是谓血"。其二为肾精化血，即肾精生髓，髓亦化生血。若血液生成不足，或耗伤太过，致使血液亏虚，濡养功能减退，即为血虚。因涉及具体脏腑不同，临床常见的证型为心血虚证与肝血虚证，其所形成条件与风险警示有所差别。

［形成原因］血虚的形成条件常见有两个方面：一是血液耗损过多，新血未能及时补充，主要见于各种出血之后；或者久病不愈慢性病消耗；或思虑劳神太过，暗耗营血；或因虫积肠道，耗吸营血等。二是血液生化不足，如脾胃虚弱，运化无力，血液生化乏源；或因饮食营养不足，血液生成减少；或肾精亏损，精不化血；或其他脏腑功能减退不能化生血液；或瘀血阻络，使得局部血运障碍，影响新血生成，即所谓"瘀血不去新血不生"等。

［风险警示］人体脏腑组织赖血液之濡养，血盛则肌肤红润，体壮身强，血虚则肌肤形体组织缺乏濡养滋润，而见颜面、眼睑、口唇、舌质、爪甲等颜色皆呈淡白色，或面色萎黄等。脉络空虚，失于充养则见脉细无力。总之，血虚证的风险警示以面、睑、唇、舌、爪甲等颜色淡白，脉细为主要表现。

（1）肝血虚证：在血虚证一般规律表现的基础上，并见肝血虚的特有征象。肝开窍于目，肝血不足，目失所养，可见目眩、视力减退，甚至成为雀盲；肝在体为筋，血虚筋脉失养，则见肢体麻木、关节拘急不利、手足震颤、肌肉跳动等虚风内动之象；女子以血为用，血液充盈，月经按期而至，血液不足，冲任失养，血海空虚，经血乏源，故经量减少，经色变淡，经期迁延，甚则闭经；血不足以安魂定志，故夜寐多梦。总之，肝血虚证的风险警示以眩晕、视力减退、经少、肢麻震颤与血虚症状并见为辨证的主要依据。

（2）心血虚证：在血虚证一般规律表现的基础上，并见心血虚的特有征象。血属阴，心血不足，则心失所养，致心动不安，出现心悸怔忡；神失濡养，致心神不宁，出现失眠多梦。总之，心血虚证的风险警示以心悸、失眠、多梦与血虚症状并见为辨证的主要依据。

3.阴虚　辨阴阳虚损证候，是根据患者所表现的症状、体征等，依于阴津、阳气的生理、病理特点，通过分析、辨别机体健康状态偏颇的病理本质中当前是否存在着阴、阳虚损的证候，属于"精气夺则虚"的虚证范畴。阴偏衰，是机体的阴精亏虚，对机体滋润、濡养和宁静功能减退，阴不制阳，使阳相对偏亢，机体功能出现虚性亢奋的病理变化，从而形成"阴虚则热"的虚热证。

[形成原因] 形成阴虚的主要原因，常见于素体禀赋阴虚，或外感火热邪气或其他六淫邪气化热，灼伤阴津，或因五志过极，火邪内生，久而伤及阴精，或杂病日久，耗伤阴液，或房事不节，耗损阴精，或津液、血液流失过多，或过服辛温燥热之品，使阴液暗耗等。阴虚之证，五脏俱有，但一般以肺、肝、肾阴虚为主，其中以肾阴虚为关键。因为肾阴为诸阴之本，肾阴亏虚常常可以导致其他四脏的阴液不足，故肾阴不足在阴偏衰的病机中占有极其重要的地位。其他脏腑之阴虚，久延不愈，最终亦多累及肺肾或肝肾，临床上以肺肾阴虚、肝肾阴虚为多见。

肝阴虚证多由情志不遂，气郁化火，耗伤肝阴，或热病后期，灼伤阴液，或肾阴不足，水不涵木，累及肝阴等所致。心阴虚证多因思虑劳神太过，暗耗心阴，或因肝肾等脏阴液亏虚，累及于心，或因温热火邪灼伤心阴等所致。肺阴虚证多因燥热伤肺，或痨虫蚀肺，或汗出伤津，或素嗜烟酒、辛辣燥热之品，或久病咳喘，老年体弱，渐至肺阴亏虚所致。肾阴虚证多因禀赋不足，肾阴素亏，或虚劳久病，耗伤肾阴，或年老体弱，阴液自亏，或情欲妄动，房事不节，阴精内损，或过服温燥，劫夺肾阴，或温热病后期消烁真阴等所致。胃阴虚证主要由热病后期，胃阴耗伤，或情志郁结，气郁化火，灼伤胃阴，或吐泻太过，伤津耗液，或过食辛辣香燥之品、过用温热辛燥药物耗伤胃阴所致。另外，尚有肺肾阴虚证多因燥热、痨虫耗伤肺阴或久病咳喘，损伤肺阴，病久及肾，或房事太过，肾阴耗伤，由肾及肺所致。肝肾阴虚证多因久病失调，阴液亏虚，或情志内伤，化火伤阴，或房事不节，耗伤肾阴，以致水不生木而肝肾阴液俱亏，或温热病久，肝肾精血被劫等导致。

[风险警示] 首先理解阴虚证的共性征象——若阴液亏少，则机体失却濡养滋润，同时由于阴不制阳，则阳热之气相对偏旺而生内热，故表现出一派虚热、干燥不润、虚火内扰的证候。具体如：阴虚阳无所制，虚热内炽，故见五心烦热，午后潮热；阴虚内热，迫津外泄，则为盗汗；虚火上炎，则见面部阵阵烘热，两颧潮红；阴液不足，失于滋养，则口干咽燥，形体消瘦；舌红少苔乏津，脉细数，均为阴液亏少、虚热内生之征。故阴虚证的共性风险警示以五心烦热、潮热盗汗、两颧潮红、舌红少苔、脉细数等为辨证的主要依据。

（1）肝阴虚定位征象：肝阴不足，不能上滋头目，则头晕耳鸣，两目干涩，视物模糊；肝脉失养，虚火内灼，疏泄失职，则见胁肋隐隐灼痛；筋脉失养，筋脉挛急，虚风内动，则见手足震颤、蠕动。故肝阴虚的风险警示以头晕、目涩、胁痛等与虚热症状共见为辨证的主要依据。

（2）心阴虚定位征象：心阴液亏少，心失所养，心动异常，则见心悸；心神失养，虚火扰神，神不守舍，则见心烦不宁、失眠、多梦。故心阴虚的风险警示以心烦、心悸、失眠等与虚热症状共见为辨证的主要依据。

（3）肺阴虚定位征象：肺阴不足，失于滋润，或虚火灼肺，肺失清肃，气逆于上，故见干咳无痰，或痰少而黏，难以咯出；甚则虚火灼伤肺络，络伤血溢，则痰中带血；肺阴不足，咽喉失于滋润，且为虚火所蒸，以致声音嘶哑。故肺阴虚的风险警示以干咳、痰少、潮热、盗汗等与虚热症状共见为辨证的主要依据。

（4）肾阴虚定位征象：肾阴不足，髓海亏虚，骨骼失养，故腰膝酸软而痛，眩晕耳鸣；齿为肾之余，发为肾之华，肾阴失滋，则齿松发落；肾阴虚而相火妄动，扰动精室，则男子可见遗精、早泄；肾阴亏则经血来源不足，冲任不充，故见经量减少，甚至闭经；阴不制阳，虚火扰动，迫血妄行，可致崩漏下血等。故肾阴虚的风险警示以腰酸而痛、遗精、经少、头晕耳鸣等与阴虚症状共见为辨证的主要依据。

（5）胃阴虚定位征象：胃阴不足，虚热内生，胃失和降，则胃脘隐痛而有灼热感，嘈杂不适，痞胀不舒；胃中虚热扰动，消食较快，则有饥饿感；胃阴失滋，纳化迟滞，则饥不欲食；胃失和降，胃气上逆，可见干呕、呃逆等。故胃阴虚的风险警示以胃脘嘈杂、灼痛、饥不欲食、胃脘痞胀等与阴虚症状共见为辨证的主要依据。

另外，肺肾阴虚证的风险警示以干咳、少痰之肺阴虚，腰酸、遗精之肾阴虚等症状，与阴虚症状共见为辨证的主要依据；肝肾阴虚证的风险警示以腰酸、眩晕、遗精之肾阴虚症状，胁部隐痛、耳鸣之肝阴虚症状，以及虚热症状共见为辨证的主要依据。

4.阳虚　阳虚是指机体阳气虚损，温煦、推动、兴奋等作用减退，则脏腑功能减退或衰弱，阳不制阴，阴气相对偏盛，以致出现阳虚则寒的虚寒证。

[**形成原因**] 形成阳虚的主要原因，多由于先天禀赋不足，久病损伤，阳气亏虚，或气虚的进一步发展，或久居寒凉之处，或过服寒凉清苦之品，阳气逐渐耗伤，或年高而命门之火渐衰等。阳虚可见于五脏六腑，临床常见者有心阳虚证、肺阳虚证、脾胃阳虚证、肾阳虚证等，但以肾阳虚衰最为重要，所谓肾阳为诸阳之本，"五脏之阳气，非此不能发"（《景岳全书·传忠录》）。

心阳虚证多由心气虚进一步发展，或由其他脏腑病症波及心阳而成。脾阳虚证多由脾气虚发展而来，或因过食生冷、外寒直中、过用寒凉药物，久之损伤脾阳，或肾阳不足，命门火衰，火不燠土所致。肾阳虚多因素体阳虚，或年高肾亏，或久病伤肾，以及房劳过度或其他脏腑病变伤肾等因素引起。

[**风险警示**] 阳虚证的共性征象表现为——阳气亏虚，机体失却温煦，不能抵御阴寒之气，而寒从内生，于是出现畏寒肢冷、面色㿠白、脘腹冷痛、脉沉迟无力等一派病性属寒、属虚的证候；由于阳气的推动作用减退，脏腑、经络等组织器官的某些功能活动亦因之减退，加之温煦不足，则血液凝滞，脉络蜷缩，津液停滞而成水湿痰饮；阳气不能蒸腾、气化水液，则见便溏、小便清长或尿少不利、舌淡胖等症；阳虚水湿不化，则口淡不渴，阳虚不能温化、蒸腾津液上承，则见渴喜热饮。故阳虚证的风险警示以畏寒肢冷、小便清长、面白、舌淡等为辨证的主要依据。阳虚证可见于许多脏腑组织的病变，并表现有各自脏器的证候特征。

（1）心阳虚的定位征象：心阳虚衰，鼓动、温运无力，心动失常，则可见心悸，重则为怔忡；心阳虚弱，宗气衰少，胸阳不展，则胸闷气短；心阳不振，心脉痹阻不通，则见心胸疼痛；阳虚无力推动血行，脉道失充，寒凝而血行不畅，则可见面唇青紫，舌质紫暗，脉象或结或代而弱。故心阳虚证的风险警示以心悸怔忡、心胸憋闷等与虚寒症状共见为辨证的主要依据。

（2）脾阳虚的定位征象：脾阳虚衰，运化失健，则腹胀纳少，大便溏薄，甚则完谷不化；中阳不足，寒凝气滞，则见脘腹隐痛、冷痛，喜温喜按；脾阳虚衰，水湿不化，泛溢肌肤，则为肢体困重，甚则全身浮肿，小便短少；水湿下渗，损伤带脉，可见白带清稀量多；其舌淡胖、苔白滑，边有齿痕，脉沉迟无力，皆为阳虚湿盛之征。故脾阳虚证的风险警示以食少、腹胀腹痛、便溏等与虚寒症状共见为辨证的主要依据。

（3）肾阳虚的定位征象：肾阳虚衰，不能温养腰府及骨骼，则腰膝酸软疼痛；肾位于下焦，肾阳失于温煦，则见畏寒肢冷而下肢尤甚；阳虚不能温煦体形，振奋精神，故见精神萎靡；肾阳虚惫，阴寒内盛，气虚运行不畅，浊阴弥漫肌肤，则见面色黧黑；肾主生殖，肾阳不足，命门火衰，生殖功能减退，男子则阳痿、早泄、滑精、精冷，女子则宫寒不孕；命门火衰，火不生土，脾失健运，故久泄不止，完谷不化，五更泄泻；肾阳虚，气化失职，肾气不固，故小便频数清长，夜尿频多。故肾阳虚证的风险警示以腰膝酸冷、性欲减退、夜尿频多等与虚寒症状共见为辨证的主要依据。

（二）气滞

气滞证，是指人体某一脏腑或某一部位气的运行不畅，郁滞不通，从而导致某些脏腑、经络的功能失调或障碍的病理状态。由于人体气机升降多与肝主疏泄、肺主宣降、脾主升清、胃主降浊，以及肠主泌别传导功能有关，故气滞多与这些脏腑功能失调有关。

[形成原因] 引起气滞的原因主要有三个方面：一是情志内伤，即情志不舒，忧郁悲伤，思虑过度，而致气机郁滞；二是邪气阻滞，常见痰饮、瘀血、宿食、虫积、砂石等病理物质的阻塞，或阴寒凝滞，湿邪阻碍，外伤络阻等，皆能导致气机郁滞；三是因虚而滞，即脏气虚弱，运行乏力而气机阻滞。

[风险警示] 气机以顺畅为贵，若有郁滞，轻则胀闷，重则疼痛，而常攻窜发作，无论郁于脏腑、经络、肌肉、关节，都能反映这一特点。由于引起气滞的原因不同，因而胀、痛出现的部位状态也各有不同。气滞则血行不利，津液输布障碍，故气滞甚者，可引起血瘀、津停，从而形成瘀血、痰饮水湿等病理产物。气滞的表现虽然各不一样，但共同的特点，即气滞风险警示共性为闷、胀、疼痛。其因虚而滞者，一般闷、胀、疼痛不如实证明显，但并兼见相应的气虚征象。

由于肝升肺降、脾升胃降，在调整全身气机中起着极其重要的作用，故脏腑气滞以肺、肝、脾、胃为多见。辨气滞证候尚须与辨因、辨位相结合。肺气郁滞常与内、外邪气侵袭有关，故除肺气郁滞证外，需结合相应病邪的致病特点判别。临床常见的证型有肝气郁滞证与胃肠气滞证。

（1）肝气郁结证的定位征象：肝气郁结，经气不利，故胸胁、乳房、少腹胀闷疼痛或窜动作痛；肝主疏泄，具有调节情志的功能，气机郁结，不得条达疏泄，则情志抑郁，善太息；久郁不解，失其柔顺舒畅之性，故情绪急躁易怒；若气郁生痰，痰随气逆，循经上行，搏结于咽则见梅核气；积聚于颈项则为瘿瘤；若气病及血，气滞血瘀，冲任不调，则月经不调或经行腹痛，气聚血结则可酿成癥瘕。故肝气郁结证的风险警示以情志抑郁、胸胁或少腹胀痛等为辨证的主要依据。

（2）胃肠气滞证的定位征象：胃肠气机阻滞，传导、通降失司，则胃脘、腹部胀满疼痛；胃气失降而上逆，则嗳气、欲吐；肠道气机不畅，则肠鸣、矢气频作，欲泄而不爽；胃肠之气不降，则大便秘结。故胃肠气滞证的风险警示以脘腹胀痛走窜、嗳气、肠鸣、矢气等为辨证的主要依据。

（三）瘀血

瘀血，是指因血行失度，使机体某一局部的血液凝聚而形成的一种病理产物，这种病理产物一经形成，就作为诸多疾患的致病因素而存在于体内。瘀血证则是由瘀血而引起的各种病理变化。一般认为，因瘀致病称"血瘀"，因病致瘀为"瘀血"，先瘀后病者为病因，先病后瘀者为病理，而在临证、科普或医患交流时，常统称为"瘀血"。

[形成原因] 血液的正常运行，主要与心、肺、肝、脾等脏的功能，气的推动与固摄作用，脉道

的通利以及寒热等内外环境因素密切相关。凡能影响血液正常运行，引起血液运行不畅，或致使血离经脉而瘀积的内外因素，均可导致瘀血的形成。常见的产生瘀血的原因主要有五个方面：一是外伤、跌仆损伤及其他原因造成的体内出血，离经之血未能及时排出或消散，瘀积于内；二是气滞而血流不畅，以致血脉瘀滞；三是血寒而使得血脉凝滞，或血热而使血行壅聚或血受煎灼，血液浓缩黏滞，以致脉道瘀塞；四是湿热、痰浊、砂石等有形实邪压迫，阻塞脉络，以致血运受阻；五是气虚、阳虚而行血无力，血行迟缓，以致血瘀等。

[风险警示] 瘀血的风险警示，与其所导致的病症特点密切相关。瘀血致病，虽然病症繁多，但其主要病症特点可大致归纳为五点。

（1）疼痛：瘀血内阻，气血运行受阻，不通则痛，故有刺痛，痛处固定不移，疼痛拒按；夜间阳气内藏，阴气用事，血行更缓，瘀滞益甚，故夜间痛势尤甚。

（2）肿块：血液瘀积布散而凝结成块，积于皮下或体内，则见肿块紫暗，肿块部位多固定不移。

（3）出血：血不循经而溢出脉外，则见各种出血并反复不止，通常出血量少而不畅，血色紫暗，或夹有瘀血块。

（4）色紫暗：血行瘀滞，则可见面色紫暗，口唇、爪甲青紫，舌质紫暗，或舌有瘀斑、瘀**点**等。

（5）血行障碍，则气血不能濡养肌肤，可见皮肤干涩、肌肤甲错；脉络瘀阻则见脉络显露、丝状红缕、脉涩等。

瘀血可阻滞于各种脏器、组织，而有不同的血瘀证名，如心脉瘀阻证、瘀阻脑络证、肝经血瘀证、瘀阻胞宫证、瘀滞胸膈证、下焦瘀血证、瘀滞肌肤证、胃肠血瘀证与瘀滞脉络证等，并表现出各自脏器、组织的证候特点。瘀阻于心，血行不畅，则胸闷心痛；瘀阻于肺，则宣降失调或致脉络破损，可见胸闷、气促、咯血；瘀阻于肝，气机郁滞，血海不畅，经脉瘀滞，可见胁痛、癥积肿块；瘀阻于胞宫，经行不畅，可见痛经、闭经、经色紫暗有块；瘀阻于肢体肌肤，可见肿痛青紫；瘀阻于脑，脑络不通，可致突然昏倒不省人事，或留有痴呆、语言不利等严重的后遗症。可见，瘀血致病，病症繁多，但总而言之，瘀血的风险警示以固定刺痛、肿块、出血、瘀血、脉涩征象为主要依据。

（四）里寒

寒证为感受寒邪或阳虚阴盛所表现的具有冷、凉特点的证候。由于阴盛可表现为寒的证候，阳虚也可以表现为寒的证候，故寒证有实寒证、虚寒证之分。虚寒证在上文阳虚证候中业已论述，故此论述主要为里实寒证，即寒邪直接内侵脏腑、气血，遏制或损伤阳气，阻滞脏腑经络气机和血液运行所表现的证候。

[形成原因] 感受寒邪的常见途径有淋雨下水、衣薄露宿、汗出当风、空调过凉，或在冰雪严寒处停留等，或过食生冷食物、过用或误服寒凉之药等，以致寒邪直中脏腑脏腑。

[风险警示] 里寒证的共性证候表现为——寒为阴邪，易伤阳气，寒邪直中脏腑，致使阳失温煦，故见恶寒形冷，面色㿠白甚或青色；阴寒内盛，津液不伤，故口淡不渴，喜热饮；寒属阴主静，故静而少言；寒性凝滞，易使经脉气血运行不畅，阳气被困不得宣通，甚或凝结阻滞不通，不通则痛，故疼痛是里寒证的重要临床表现；寒则气血凝涩，热则气血通利，故疼痛遇寒增剧，得热则减；寒性收引，可使气机收敛，腠理、经络、筋脉收缩而挛急；里寒为病在里，属邪实内郁而正气尚盛，邪正相争于里，致气滞血阻，阳气被遏，不能鼓动脉搏脉气于外，故脉象为沉而有力；若寒邪内闭，则现脉伏。尿清便溏，舌淡苔白润，均为里寒之征。故里寒的风险警示以肢冷、患部拘急冷痛、面白或青、苔白、脉沉紧甚至脉伏等症为主要依据。寒邪客于不同的脏腑，可有不同的证候特点。

（1）寒凝肝脉证的定位征象：足厥阴肝经绕阴器，循少腹，上巅顶，寒凝经脉，气血凝滞，筋脉收引挛急，可见少腹牵引阴器收缩痛或坠胀冷痛，或见巅顶冷痛。脉沉主里，弦主肝病，迟为阴寒，是为寒滞肝脉之证。故寒凝肝脉证的风险警示以少腹、前阴、巅顶等部位冷痛与实寒症状共见为辨证的主要依据。

（2）寒滞胃肠证的定位征象：寒邪侵犯胃肠，凝滞气机，故脘腹冷痛，痛势急剧；胃气上逆，则恶心呕吐；寒伤胃阳，水饮不化，内停而为水饮，饮停于胃，振之可闻胃部辘辘水声，随胃气上逆，则口中泛吐清水；吐后气滞暂得舒畅，则吐后痛减；寒不伤津，故口淡不渴；寒伤阳气，水湿下注，则腹泻清稀；若寒凝气机，大肠传导失司，则可见腹胀、便秘等。故寒滞胃肠证的风险警示以胃脘、腹部冷痛，痛势急剧与实寒症状共见为辨证的主要依据。

（五）火热

火热证，是指疾病的本质属于热性的证候，由多种因素致使火热内扰，为功能亢奋的病理状态。中医学中火热证涵盖范围较广，不仅包含火热六淫邪气侵袭所致之外感火热证候，还包括火热内生的内伤火热证候，而火热内生又有虚热、实热之虚、实区分。在中医健康管理学中，作为中医健康主要风险因素的火热证，主要是指火热内生证候，其中虚热证的辨别已在"阴虚"部分中论述，本节主要论述内生火热之实热证候。

[**形成原因**] 形成火热证的原因，主要有素体禀赋阳气亢盛，或过食辛辣炙热、酒醴肥甘之物，误用滥服辛热温补之品，以致机体阳气过盛化火；邪郁化火，或外感六淫病邪，在疾病发展过程中，皆郁滞而从阳化热化火，或体内的病理性代谢产物（如痰饮、瘀血等）与食积等，亦能郁而化热，即这些因素导致人体之气郁滞，气郁而生热化火；五志过极化火，如情志内伤，抑郁不畅，致使肝郁气滞，气郁化火，或大怒伤肝，肝气亢逆火化，从而发为肝火等。

[**风险警示**] 火热证的共性证候表现——阳热之气过盛，火热燔灼急迫，气血沸涌，阳热偏盛，则发热恶热喜冷；火性上炎，则见面红目赤；热扰心神，则烦躁不宁，甚或神昏、谵妄；津液被阳热煎熬，则痰涕等分泌物黄稠；邪热迫津外泄，则见汗多；火热伤阴，津液被耗，故小便短赤；津伤则需引水自救，所以口渴喜冷饮；若火热之邪灼伤血络，迫血妄行，则吐血、衄血；若火毒壅于血肉之间，积聚不散，则血败肉腐而见痈脓；肠热津亏，传导失司，则见大便秘结；舌红苔黄为热证，舌干少津为伤阴，阳热亢盛，血行加速故见数脉；若火热深入营血，则见舌质红绛。故火热证的风险警示以发热、口渴、便秘、尿黄、舌红或绛、苔黄干、脉数有力等里实热证为主要表现。因火热证的病变发生脏腑、组织等部位不同，所处阶段的差异，以及轻重程度的不同，而表现出各自的特点，故所相应的危险警示各有不同。

（1）肝火炽盛证的定位征象：肝火循经上攻头目，气血壅滞脉络，故头晕胀痛，面红目赤；肝火内炽，热灼气阻脉络，则见胁肋灼痛；肝火挟胆气上逆，则口苦口干；肝热移胆，循胆经上冲于耳，则耳鸣如潮，甚则突发耳鸣；肝失条达柔顺之性，所以急躁易怒；火热内扰，心神不安，魂不守舍，以致失眠多梦、噩梦纷纭等；舌红苔黄、脉弦数为肝经实火炽盛之征。故肝火炽盛证的风险警示以头痛、烦躁、耳鸣、胁痛等与实热症状共见为辨证的主要依据。

（2）心火亢盛证的定位征象：心火内炽，心神被扰，则心中烦热，夜寐不安，甚则狂躁谵语；心开窍于舌，心火亢盛，循经上炎，故舌尖红绛或生舌疮；心火炽盛，血热妄行，则见吐血衄血；心火下移小肠，则兼小便赤、涩、灼、痛；"诸痛痒疮，皆属于心"，火毒壅滞脉络，局部气血不畅，则见肌肤疮疡，红肿热痛。故心火亢盛证的风险警示以发热、心烦、吐衄、舌赤生疮、尿赤等与实火症状共见为辨证的主要依据。

（3）肺热炽盛证的定位征象：郁热于肺，肺失清肃，气逆于上，则见咳嗽、气喘，甚则鼻翼煽动，气粗息灼；邪气郁于胸中，阻碍气机，则见胸痛；若肺热上熏于咽喉，气血壅滞，则见咽喉红肿疼痛。故肺热炽盛证的风险警示以咳喘气粗、鼻翼煽动等与实热症状共见为辨证的主要依据。

（4）胃热炽盛证的定位征象：热炽胃中，壅塞胃气，故胃脘灼痛而拒按；胃火炽盛，受纳、腐熟功能亢进，则消谷善饥；胃中浊气上冲，则口气秽臭；胃络于龈，胃火循经上熏，气血壅滞，故见牙龈红肿疼痛；热伤龈络，则齿龈出血等。故胃热炽盛证的风险警示以胃脘灼痛、消谷善饥等与实火症状共见为辨证的主要依据。

（六）痰湿

痰湿，即痰饮水湿证的统称，皆为人体津液代谢障碍、水液停聚所形成的病理产物，具体可分为痰证、饮证、水停证及湿证。津液在体内的输布主要依赖于肾气的蒸化和调控、脾气的运化、肺气的宣降、肝气的疏泄和三焦的通利，津液的排泄在肾气与膀胱的蒸化、肺气的宣发、脾胃与胃肠的运化等作用下，通过排出尿液和汗液来完成，可见津液的正常输布是多个脏腑生理功能密切协调、相互配合的结果。如果脾、肺、肾及其他相关脏腑的功能失调，则会影响津液的输布与排泄，破坏津液代谢的协调平衡，导致津液输布与排泄障碍，水液停滞，从而产生痰湿水饮诸证。

[形成原因]痰是体内水液停聚凝结而形成的一种质稠浊而黏的病理产物，多因外感六淫、饮食不当、情志刺激、过逸少动等，影响肺、脾、肾等脏的气化功能，以致水液未能正常输布而停聚凝结而成。饮是体内水液停聚而转化成的一种较痰清晰、较水浑浊的病理性产物，多因外邪侵袭，或中阳素虚，使得水液输布障碍，而停聚成饮。病理性的水为质地清晰、流动性较大的病理性产物，多因风邪外袭，或湿邪内阻，或房劳伤肾，或久病肾虚等，影响肺、脾、肾的气化功能，使得水液运化、输布失常而停聚为患。内生湿浊为无明显形质可见而呈弥漫性"汽态"的病理性产物，其形成多因过食肥甘、嗜烟好酒、恣食生冷，内伤脾胃，致使脾失健运，或喜静少动，素体肥胖，情志抑郁，致使气机不利，津液输布障碍，聚而成湿所致。

[风险警示]（1）痰证的风险警示：痰浊为病，颇为广泛，见症多端。"脾为生痰之源，肺为贮痰之器"，痰浊的形成与影响脏腑与脾肺关系最为密切。痰浊最易内停于肺，而影响肺气的宣发肃降，故痰证以咳吐痰多、胸闷等为基本表现；痰浊中阻，胃失和降，可见脘痞、纳呆、泛恶呕吐痰涎等症；痰浊凝积聚于某些脏腑而形成圆滑包块，则可见瘰疬、瘿瘤、乳癖、痰核；痰随气升降，流窜全身，致病广泛，变化多端，如痰浊蒙蔽清窍，清阳不升，则头晕目眩，痰迷心神，则见神昏，甚或发为癫狂，痰停经络，气血运行不利，可见肢体麻木等。故痰证的风险警示以咳吐痰多、胸闷、呕恶、眩晕、体胖或局部有圆滑包块、苔腻、脉滑等为辨证的主要依据。

（2）饮证的风险警示：饮证主要以饮停心肺、胃肠、胸胁、四肢的病变为主，其证候表现依于所停部位不同，而表现出各自的证候特点。饮邪停留于胃肠，阻滞气机，则脘腹痞胀，腹部水声辘辘，胃失和降，则泛吐清水，即为狭义之痰饮；饮邪停于胸胁，阻碍气机，压迫肺脏则见肋间饱满、咳唾引痛、胸闷息促等症，即为悬饮；饮邪停于心包，水饮凌心，阻遏心阳，阻滞气血运行，则见胸闷心悸、气短不得卧等症，即为支饮；水饮留滞于四肢肌肤，则见肢体浮肿，肢节沉重疼痛，即为溢饮。若饮邪犯肺，肺失宣降，气道壅塞，则见胸部紧闷，咳吐清稀痰涎，或喉间哮鸣有声；若饮阻清阳，则头晕目眩；饮为阴邪，故苔见白滑；饮阻气机，故其脉弦。总之，饮证的风险警示以胸闷脘痞，或呕吐清水，或咳吐清稀痰涎，或肋间饱满、苔滑等为辨证的主要依据。

（3）水停证的风险警示：水为有形之邪，水液输布失常而泛溢肌肤，则以水肿、身体困重为主症；水液停聚腹腔而为腹水，则见腹部膨隆，叩之音浊；膀胱气化失司，水液停聚而不泄，则见小便不利；舌淡胖、苔白滑，脉濡，皆为水湿内停之征。故水停证的风险警示以肢体浮肿、小便不利，或腹大胀满、舌淡胖等为辨证的主要依据。

（4）湿证的风险警示：湿性重浊黏滞，多易阻遏气机，其临床表现常可随湿邪阻滞部位的不同而各异。如湿邪留滞经脉之间，则症见头闷重如裹、肢体重着酸困，也可出现颈项强急、屈伸不利等；湿犯上焦，则胸闷咳喘；湿阻中焦，则脘腹胀满、食欲不振、口腻或口甜、舌苔厚腻；湿滞下焦，则腹胀便溏、小便不利；水湿泛溢于皮肤肌腠，则发为水肿。湿浊虽可阻滞机体上、中、下三焦的任何部位，但以湿阻中焦脾胃为主。故湿证的风险警示以头重如裹、肢体闷重酸困、腹胀便溏、小便不利等为辨证的主要依据。

（七）食积

食积，即饮食停积胃肠，为饮食超量，或暴饮暴食，或中气虚弱而强食，以致脾胃难于消化而致病，轻则表现为饮食积滞不化，以致病理产物"积食"内停，伤及脾胃肠腑，《素问·痹论篇》谓："饮食自倍，肠胃乃伤"，甚者可因脾胃久伤或营养过剩，而发展为消渴、肥胖、痔疮、心脉痹阻等病证，正如《素问·生气通天论篇》所称："因而饱食，筋脉横解，肠澼为痔""高粱之变，足生大丁"。

［形成原因］食积的形成多因饮食不节、暴饮暴食、食积不化所致；或因素体胃气虚弱，稍有饮食不慎，即停滞难化，从而积于胃肠。

［风险警示］暴饮暴食，或饮食不慎，食滞胃肠，气失和降，阻滞不通，则脘腹胀满疼痛而拒按；食积于内，超过了脾胃的运化功能，以致食物不能及时腐熟运化，则拒于受纳，故恶闻食臭，食纳不佳；胃气不降，浊气不得下行，胃中未消化食物夹腐浊之气上逆，则吞酸嗳腐，或呕吐酸馊食物；吐后宿食得以排出，则胀痛可减；若饮食伤在肠，影响小肠受承和大肠传导的功能，气机不利，则见腹胀腹痛，泻下不爽，肠鸣，矢气多而臭如败卵；腐败食物下注，则泻下之物酸腐臭秽；胃肠秽浊之气上蒸，则见舌苔厚腻；食积之脉象，多见脉滑或沉实。故食积的风险警示以脘腹痞胀疼痛、呕吐泻下酸馊腐臭等为辨证的主要依据。

（八）内风

内风，即风气内动。《素问·至真要大论篇》称："诸暴强直，皆属于风""诸风掉眩，皆属于肝"，指出"内风"与肝的关系较为密切，多是在疾病发展过程中，由于阳盛或阴虚不能制阳，阳升无制，出现动摇、抽搐、震颤等类似风动的病理状态。根据病因病性、临床证候的不同，可划分为肝阳化风证、热极生风证、阴虚动风证和血虚生风证。

［形成原因］肝阳化风，多由情志所伤，肝气郁结，郁久化火而亢逆，暴怒伤肝，阳气亢逆，操劳过度，耗伤肝肾之阴，或肝阳素亢，耗伤阴液，或肝肾阴亏，阴虚不能制阳，水亏不得涵木，肝阳因之浮动不潜，升而无制，亢逆之阳气化风所致，从而表现出具有"动摇"特点的证候。热极生风，多因外感温热病邪的极期，火热亢盛，热闭心神，燔灼肝经，伤津耗液，筋脉失其柔顺之性所致。阴虚动风，多因外感热病的后期，阴液大量亏损，或由于内伤久病耗伤，阴液虚耗，以致筋脉失养所致。血虚生风，多由于内伤杂病日久耗伤营血，肝血不足，或由于急、慢性失血，而致营血亏虚，血不荣络，筋脉肌肤失养所致。

［风险警示］

（1）肝阳化风证的风险警示：肝风内动，上扰头目，则眩晕欲仆，或头摇不能自制；气血随风阳上逆，壅滞络脉，故头胀头痛，面赤；风动于上，阴亏于下，上盛下虚，所以行走飘浮，步履不稳；风动筋脉挛急，则项强肢颤；肝肾阴虚，筋脉失养，故手足麻木；风阳窜扰，夹痰阻碍舌络，则语言謇涩；若阳亢灼液为痰，风阳挟痰上扰，清窍被蒙，则见突然昏倒，不省人事；风痰流窜脉络，经气不利，可见口眼歪斜，半身不遂；痰阻舌根，则舌体僵硬，不能语言；痰随风升，则可见喉中痰鸣。

舌红为阳亢之热象，腻苔为挟痰之征，脉弦有力是风阳扰动的病机反应。故肝阳化风证的风险警示以眩晕、肢麻震颤、头胀痛、面赤，甚至突然昏仆、半身不遂等为辨证的主要依据。

（2）热极生风证的风险警示：热邪蒸腾，充斥三焦，故持续高热；热入心包，心神昏愦，则神昏，躁扰如狂；热灼肝经，津液受烁，引动肝风，筋脉拘挛，而见手足抽搐，颈项强直，角弓反张，目睛上吊，牙关紧闭；热邪内迫营血，则舌色红绛；脉象弦数，为肝经火热之征。故热极生风证的风险警示以高热、神昏、抽搐等为辨证的主要依据。

（3）阴虚动风证的风险警示：即在阴虚征象的基础上，出现"动风之象"。肝阴不足，筋脉失养，筋膜挛急，则见手足震颤、蠕动，或肢体抽搐等"风象"；阴虚不能上养，可见头晕、眼花、耳鸣。故阴虚动风证的风险警示以眩晕、手足震颤、蠕动等与阴虚症状共见为辨证的主要依据。

（4）血虚动风证的风险警示：即在血虚征象的基础上，出现"动风之象"。肝在体为筋，爪甲为筋之余，若筋失所养，则肢体震颤，手足拘急，肌肉瞤动，爪甲不荣；肢体、皮肤失养，则见肢体麻木，皮肤瘙痒；肝血不足，不能上荣头面，可见头晕、目眩、面白等。故血虚动风证的风险警示以眩晕、肢麻、震颤、拘急、瞤动、瘙痒等与血虚症状共见为辨证的主要依据。

（九）戾气

戾气是一类有别于六淫而具有强烈致病性和传染性的外感病邪。戾气发病急骤，来势凶猛，病情多端，变化迅速，可致伤津、扰神、动血、生风等危重病候。疫疠之气可通过口鼻等多种途径在人群中传播，具有传染性强、流行广泛、死亡率高的特点，因此，亦是危害人群健康的重要风险因素。

[形成原因] 影响戾气产生的因素有多种，主要有气候因素、环境因素、预防因素和社会因素等。

（1）气候因素：自然气候的反常变化，如久旱、酷热、洪涝、湿雾瘴气等，均可孳生戾气而导致疾病的发生；

（2）环境因素：环境卫生不良，如水源、空气污染等，或食物污染、饮食不当等，均可引起疫病发生；

（3）预防措施不当：由于戾气的强烈传染性，若预防隔离工作不力，也往往会使疫病发生或流行；

（4）社会因素：社会因素对戾气的产生与流行也有一定的影响，若战乱不停，社会动荡不安，工作环境恶劣，生活极度贫困，则易使疫病发生和流行等。

[风险警示] 疫疠之邪从口鼻而入，或内伏膜原，表里分传，故病初即见恶寒、发热俱重，疫毒迅速弥漫三焦，则致壮热，头身疼痛。疫疠邪气上攻，则见面红、舌红绛。若秽浊疫邪上蒸于舌面，可致苔白如积粉，面色垢滞。热盛迫津外泄，故汗出量多。热扰神明，则见烦躁，重者神昏谵语。热极生风，筋脉拘急，可见四肢抽搐。若风温毒邪壅滞于少阳胆经，致使气血壅滞于局部，则见头面、颈部红肿疼痛，咽喉剧痛。若疫毒壅滞于肺胃，上攻咽喉，则咽喉红肿糜烂，舌体鲜红；外泄于肌肤，则全身遍布猩红色皮疹。若燥火疫毒从口鼻而入，毒聚咽喉不散，则咽喉肿痛，复生白膜，拭之不去，若白膜覆盖，阻滞气道，致咳声嘶哑，状如犬吠，吞咽、呼吸困难。故戾气致病的风险警示以壮热、汗多、神志异常、局部红肿热痛等并结合流行性发病为辨证的主要依据。

（十）外毒（主要是职业病因素）

外毒，即外界环境毒邪，泛指来源于人体之外的自然社会环境中产生的有害于人体健康、破坏正常生理功能、导致或促进疾病发生的一类致病因素。外毒主要包括现代工业生产所形成的各种废物及农业生产中使用的各种农药造成空气、水、土壤甚至各种农作物、畜产品等饮食的"毒"聚和生活中产生的各种污浊、秽物，以及工作生活环境中的其他对健康造成重大影响的致病因素等。

外毒发病人群一般以局部某一区域或场所的接触群体为主，因工作环境中存在致病因素，从而形成职业病。随着工业化和城市化的迅速发展，职业病的防治问题日益突出，因粉尘、放射污染和有毒、有害作业等导致劳动者患职业病死亡、致残、部分丧失劳动能力的人数不断增加，其危害程度远远高于生产安全事故和交通事故，故在进行工作人群健康管理时，常把外毒作为中医健康管理的重要危险因素进行评价。

[**形成原因**] 根据外毒存在的形式可分为气毒、水毒、食毒、土毒、声毒以及其他毒等。各种不同的毒又各有不同的种类，不同种类的毒则具有不同的致病性且其毒性大小、致病缓急、侵袭途径均各有特点。

所谓气毒，主要是指通过鼻吸入，存在于空气中的各种毒性物质。常见的气毒有粉尘（如硅尘、石棉尘、煤尘、有机粉尘）、二氧化硫、氮氧化物、一氧化碳及光化学烟雾等。所谓水毒，主要是指通过口入，存在于水中的各种环境毒素，它主要来源于工业废水的排放、农药生产与使用不当以及生活污水排放等。所谓土毒，主要是指存在于土壤中，间接地通过饮食进入人体的毒。引起土毒产生的主要有人畜粪尿、生活污水、垃圾、工业废物、农药、化肥等。所谓声毒，是指发生在周围环境中对人的生活和工作有不良影响的各种喧闹声音，如交通工具的发声、机器轰响等各种噪声等。其他毒，是指发生在生活、工作环境中影响生命健康状态的各种可见光、紫外线、红外线、激光、微波射频辐射等非电离辐射。

[**风险警示**] 外毒来源广而杂，其致病隐匿，对人体损伤强烈，人体正气不虚也可触染而受病，即只要是外毒就能引起人体阴阳失调，导致疾病的发生。一般除少数腐蚀性和激惹性毒物在进入机体后能立即引起损伤外，多数毒物在进入机体后并不会即时引起明显的病变，但由此而导致对人体的损害却更隐蔽。外毒种类多、成分复杂、毒性强弱不等，各种毒对人的损害、致病强弱程度主要与毒的性质和毒量的多少有关，并随不同的毒而有不同的致病特点。

外毒特异性病因明确，大都属于人为因素，通常是可以检测的，从而可予以消除或控制。一般在工作、生活环境中就需提前排除相关的潜在外毒因素，以"避其毒气"。如若处于有外毒的环境之中，则需采取必要的、相应的防护措施，并按期进行相应的监测与评定。外毒的发病征兆及临床表现也具有部分特异性，在进行中医健康管理时，应根据其生活、工作环境，注重监控排查并早期诊治；其发病亦有一定的规律性，如在接触同样危害因素的人群中，常常有一定人数发病，很少只出现个别患者，故发现多人有类似其他非典型证候时，亦需进行评估。

第二节　中医健康风险评估的基本原则和方法

健康风险评估是通过收集大量的个人健康相关信息，分析评估并建立生活方式、环境因素、遗传因素以及医疗卫生服务等危险因素与健康状态之间的量化关系，从而预测个人在一定时间内发生某种特定疾病或因为某种特定疾病导致死亡的可能性，即对个人的健康状况及未来患病或死亡危险性的量化评估。

健康风险评估是健康管理的关键环节，它通过健康体检筛查出风险因素，按照医学统计模型或者临床专科疾病评价标准，对群体和个体进行未来健康或疾病风险的判断，并以此对服务对象进行分层，进而采取有效的干预措施。健康风险评估作为分层和评价的枢纽，在整个健康管理服务流程中有承前启后的作用。

随着经济的发展，人们的生活水平不断提高，慢性疾病日益增多，促使人们对健康的关注越来越高。对于预知危险因素，规范生活方式，全方位了解身体健康数据，认清身体健康状态，对慢性病的风险进行预警，对不良生活方式进行干预，达到降低健康风险带来的经济负担而言，健康评估是一个很好的方法。人口老龄化和慢性病患者人数的上升以及人们对长寿的期望，使健康评估在健康管理中有着非常重要的意义。

一、健康风险评估的基本原则

（一）以人为本，注重健康素养评估

中医健康管理充分调动人的健康意识，从而使人积极主动性地进行自我维护，促进健康状态。在以预防性、预测性、个体化、参与性与健康促进为理念的新的健康医学模式下，个人健康素养水平是影响整个健康管理效果的关键因素。

健康风险评估的核心理念可谓是对健康素养的评估，即全面研究个人的生活方式和行为对生理健康、心理健康、社会功能、保健就医情况产生的正面或负面的影响，从而有的放矢地对不良生活习惯和行为方式进行干预，从而达到降低健康风险、提高生活质量、优化生存环境、合理配置医疗服务的目的。

（二）全面评估，多维角度系统评估

健康风险评估是对所收集的个体与群体健康、疾病的相关信息进行综合、系统、连续分析和评价的过程，其目的是为管理和控制健康风险因素提供依据，以维护、促进和改善健康以及诊治疾病。因此，凡是能够反映机体健康状态的信息要素，对机体健康状态造成危害的危险因素，或影响促进、维护人体健康的相关因素，均需进行全面评估。

由于影响健康的因素具有多样性与复杂性，需要多角度、多层次地进行与健康相关信息的评估与分析，既需针对某方面单一因素进行分析，又需要综合多方面因素进行评估。由于评估分析的目的不同，需对收集的健康信息从不同角度进行筛选。健康评估针对健康风险因素，需建立用于健康风险分层警示的健康预警及指标体系；针对人体健康状况，需建立用于当前状态分析与评价的健康测评及指标体系；针对综合风险因素与当前健康状态或相应干预管理，需建立用于健康未来走向预测的健康预测及指标体系等。

中医健康管理体系中的健康评估分为初步健康状况的评估和广义上的对整个健康管理过程中健康信息及其干预的综合评估。初步健康状况评估范围包括健康素质能力评估、身体状况评估、生理状态评估、遗传因素与环境评估、检查结果数据评估、营养运动状况评估等。广义健康评估涵盖健康走向与疾病风险评估、个体健康状态与风险评估、群体健康状况评估、疾病（预测、预警、预后）评估、健康教育与促进的效果及其目标评估、健康咨询与指导结果评估、健康信息跟踪与管理评估，乃至对于公共卫生政策的评估等。

（三）客观标准，科学制定量表模型

对于健康风险因素进行评估，多根据不同的评测项目，制定相应的健康量表进行综合的定性评估分析，或根据各种危险因素与相关疾病之间联系的密切程度，依据一定的数理统计模型，将各种危险因素转换成危险分数，即将危险因素的危害程度量化，从而可以定量描述个体患病或死亡危险与各种危险因素之间的联系。因此，制定健康状态评测量表和探寻风险评估建模方法是实现健康风险评估的关键技术手段，合理应用风险评估方法，建立适宜的模型是慢性病预防控制的发展趋势。

目前用于风险评估的预测模型和理论多种多样，任何模型都有一定的适用条件，并且存在优点和缺陷。不同模型在不同的资料中优点各异，根据数据特点不断进行试验和比较，则是找出最佳分析方法的有效途径。目前基于国外人群或国内某一群体的预测模型对于中国普通人群的适应性和可靠性仍值得探索，应在大人群数据的基础上对已有模型进行改良，不断验证和反复修正风险评估预测模型，开发适合不同性质人群的风险评估模型，将会为健康风险评估提供准确而有效的建议，从而满足慢性病个性化健康管理的需求。

（四）辨证分级，区别风险因素种类

中医健康风险因素涵盖范围非常广泛，错综复杂，但其分属种类不同，每种风险因素对于个人或群体的健康影响程度不一，或各种健康风险因素的评估目的及其干预的策略差别很大，因此，在进行中医健康风险评估时，需要掌握所评估健康风险因素的种类、可改变程度或危险级别等。

根据评估健康因素的可改变程度，分为可改变、可调控、不可改变因素。生活方式、精神因素等属于可改变因素，不可改变的危险因素有遗传、性别和年龄等固有因素，这些危险因素虽然无法改变，但对疾病风险预测和提前干预有很大的参考意义。可调控因素多为自然因素、社会环境因素、卫生服务中风险因素等。基于因果链上与不良健康后果的远近关系，健康风险因素又可分为直接健康危险因素与间接健康危险因素；又或依据危险因素暴露水平，将健康危险因素分为个体健康危险因素与群体健康危险因素等。

二、健康风险评估的基本方法

健康风险评估是以问卷表的方式搜集个人的生活方式及健康危险因素，在此基础上定性或定量地预测由于某一种或某几种特定原因造成的死亡或患病的风险，并通过提供健康教育和健康咨询服务，帮助个人改变一个或多个健康风险因素，进而降低患病或死亡的危险。中医健康管理中的健康风险评估主要包括如下几个方面。

（一）个人健康素养水平评估

健康素养为一个多维度、多指标的概念，涵盖内容较为广泛，在评估健康素养时，需根据个人或人群特点进行针对性的健康素养信息收集和测评。根据收集的健康素养的信息进行大体估量或量化评分，而后根据相应的分值进行综合评价：个人或不同群体的某一方面的健康素养水平和综合健康素养水平。

当前健康素养的评估多借助于不同维度和层次的健康素养评估量表、评估模型等健康素养评估工具或综合的健康素养评价体系。在健康管理收集其他信息过程中，有时与健康素养的内容有交叉，如生活方式与行为的信息收集，因此，在借鉴这些评估工具的时候，需在中医健康管理整体框架下，综合设计健康素养的信息收集与评估，主要包括：基本健康知识与健康理念素养评估、基本医疗素养和健康信息素养评估、基本健康技能与调护素养评估、安全与急救素养评估、慢性病与传染病防治素养以及口语交流与记忆存贮等方面测试评估等涵盖临床和公共卫生健康素养的评估。

（二）外界环境危险因素评估

1.自然环境因素评估　自然环境与健康主要是研究环境、个体易感性以及机体反应之间的交互作用。中医对于自然环境的认识综合气候环境和地理环境两大方面，主要体现于外感淫邪的病因学部分，而其中的特色是中医运气学中关于气候变化和人体关系的研究与评测。

2.运气学与气候评估　"运气"即是"五运六气"的简称，是在整体观念的指导下，尤其重视把自然现象、生物现象与人体发病统一起来，以探求自然界气候变化对人体健康、疾病的影响规律及其相应的防治规律，并具有一定时间段的提前预测功能。在通晓人体的生命活动节律及人体的生理病理特点的基础上，掌握并灵活运用五运六气理论体系，能够一定程度上提前预知个人或人群的健康状态变化趋势，从而提前采取措施规避、预防，体现了健康管理的前瞻性原则。

3.现代自然环境评估　人类健康与其所处的环境密切相关，如据2010年《全球疾病负担评估》报告显示，我国大气细颗粒物污染继不良饮食习惯、高血压与吸烟之后，成为第4位的健康影响因素。当今的自然环境具有鲜明的时代特点，环境健康问题更加复杂多样：传统环境与健康问题尚未有效控

制并有恶化趋势，新型化学物质对环境与健康的影响日趋明显，现代城市环境问题日渐突出等。这些问题对健康的影响均需要相应的新技术、新方法对其进行监测、评估。

4.社会环境因素评估 社会环境主要影响人的精神心理，若影响时间较长或较为激烈，会导致复杂的身心疾患，如直接导致情志病症、诱发或加重其他宿疾。对个人或人群社会环境进行详细评估，多采用涵盖不同角度的调查问卷计分评测或咨询法直接综合评估。

（三）生活方式危险因素评估

生活方式涉及方面较为广泛，涵盖信息较为琐碎，并且大多数内容是人们常常忽略的，因此设计信息收集时要全面，而分析评估时需综合。现在常通过问卷或咨询收集信息，进行初步简要评估后，借助数据挖掘技术进行分析，如基于数据挖掘的生活习惯病预测系统等。评估时需根据中医学和西医学体系进行综合评估，如评估饮食时，从食物的性味适宜与营养元素的全面足量等方面综合评测。评估结果应根据个人或人群的健康状态、社会风俗习惯、经济水平等综合判断，不可一概而论，这样才能有利于进一步的干预。

（四）中医健康状态综合评估

健康状态为人体某一时间内的全身功能状况，亦即形态结构、生理功能、心理状况及其适应外界环境能力的综合状态，并能够体现健康的状况和态势。健康状态重视人体的生命过程与内、外环境的统一整体性，涵盖了时间和空间、身体与精神、结构和功能等多个方面的综合信息。不同的健康状态，其干预原则与方法不同，划分不同的健康状态有利于针对性地进行健康干预与管理。由于对人体的认识角度和层次不同，产生了多种健康状态的划分类型。根据健康与疾病的发生发展关系，将健康状态分为健康和亚健康、疾病与康复，而为了便于健康干预与管理，需更加详细明确地划分健康状态。

1.健康未病态 机体尚未产生任何病理信息，即尚没有任何疾病征兆，并且个人能够适应一般的外界环境及其变化，人体健康状态能力与其生理阶段相适应的健康状态。这种状态对于较强的不利影响或损害而导致的疾病，有较好的自愈能力。

2.潜病未病态 机体内已有潜在病理信息，但尚未有任何临床表现，即病理信息的发展尚未达到"显化"程度，而处于"潜伏"时期的状态。长期以来，此种状态的病理信息多不易或未能被识别，而被误认为健康无病。科学技术的进步及其相应检测水平的提高以及医生诊察水平的提升，可使对潜病未病态的认识越来越深。

3.前病未病态 也称"欲病未病态""亚健康状态"，是人的身心处于健康与疾病之间的一种健康低质状态，机体中病理信息已有所表露，或主观感受到躯体上、心理上出现种种不适应，但在临床上尚不具备诊断其疾病类型的条件，从而呈现对外界适应力降低的一种生理状态。中医认为此时机体内的病机已经启动，导致阴阳偏颇，或气血瘀滞，或气血不足，或出现有病理性产物，多为人体生理功能低下、退化或老化的表现，已经包含于中医"病"的范畴内。

4.病态与病期 解释病态与未病态，除健康未病态与已病态不同外，其余基本相似，其病态可分为潜病态、欲病态、传变未病态、变病态与已病态。按病期可分为潜伏期、前驱期、临床期、转归期以及其他时期划分等。

（五）中医综合体质分类评估

体质是对人体身心特性的概括，是个体在遗传的基础上与内外环境的影响下，所形成的形态结构、生理功能和心理状态方面综合的相对稳定的固有特质。这对于健康管理中预测个体对某些病因的易感性、指导平时养生与病后调理等进行个性化管理具有重要作用，譬如对未病人群进行体质辨识，进而预测或发现与体质类型相关的疾病，以便于对发病倾向起到预测和提前预防的作用。其中常用的中医体质分类有王琦的九种体质与匡调元的人体体质病理分类。

（六）中医具体辨证分型评估

"证"是对疾病过程中出现的症状、体征进行分析、归纳，结合患者当时功能状态所给予的临床总的病理概括，为病机的外在反映，并能揭示健康状态变化的机制与发展趋势，具有隐现的层次区别。

1.潜证 疾病尚无明显临床表现，但机体内病机已经启动，用传统的一般四诊方法不易发现，但通过现代微观检测，能辨证分析识别的证为潜证。如血瘀潜证，在临床尚无紫瘀斑、疼痛等时，微循环、血流量已发生变化；许多遗传、免疫、风湿疾病体内早已有遗传基因的异常变化。

2.微证 人体主观尚无异常不适，但通过中医的望、切诊法以及根据询问其他信息进行推算，辨别出一般人尚未觉察的"隐证"。因诊察水平不同，证的辨别程度有差异，所谓"若有若无，若亡若存，有形无形，莫知其情"，而"粗之所不见，良工之所贵"（《灵枢·官能》）。

3.显证 有明显的疾病症状和体征，用传统四诊方法一般就能识别出，但目前现代检查指标有时未见异常，或有时证的信息尚未能满足判断典型疾病的条件，或同时满足疾病的诊断。

4.中医辨"证"分型 即在中医理论的指导下，根据人体的综合情况进行辨证分型。相对体质的长期稳定性而言，辨证分型是对当前人体状态的概括，以便更加精准地、针对性地进行预防调理。

（七）疾病风险评估以及辨识

首先结合人体的症状和体格检查，进行初步的评估与诊断，再参考相应的常见辅助检查诊断以及必要时进一步的其他相关检查，以进一步评估、确诊。这些多由体检中心设定不同的体检套餐，由其他相关科室协助完成。对于心理健康的评估，常通过会谈法、观察法、心理测量学方法以及医学检测法等，以了解其自我概念、认知水平、情感与情绪等方面潜在或现存的健康问题。另外，需综合健康危险因素与现在健康情况进行评估，如借助健康信息的数字化挖掘与分析，建立并运用健康预测公式，进行现在身体情况、个人生活习惯、遗传基因和时间对人身体健康影响是否有利的估计。

疾病反映的是一种疾病全过程的总体属性、特征和规律，健康管理对于疾病的评估包括对疾病的风险评估与初步辨识。疾病风险评估是在相关理论指导下，综合评估对象的人体状态和健康影响因素，运用适当的疾病风险方法与疾病风险预测模型，对特定的疾病患病风险的可能性和程度进行评估，以利于对疾病进行预测与后续的干预管理。疾病辨识一般是在中医学和西医学各自理论体系指导下，综合评估对象的临床表现和相关检查结果，进行中医辨病、西医学初步疾病辨识与疾病分期，以便指导个人合理就医，并提供相关疾病信息及其注意事项，以利于提高就诊率和治愈率等。

（八）不同人群状态综合评估

为便于进一步的健康综合评估与管理，需要从不同角度进行群体分类评估，人群分类管理的益处是可以根据不同人群的特点，找出共性以统一管理，便于医患交流与患者之间的有益交流，并有利于健康教育与健康促进的开展，减少成本，并提高干预措施的针对性和有效性。如可根据健康风险程度高低将人们分为健康人群、低危人群、中危人群、高危人群、极高危人群与慢病康复期人群，也可根据卫生服务利用水平将人们分成基本无利用者、较少利用者、经常利用者，或根据人群的疾病类别进行不同群体划分，也可以对人群的性别、年龄、职业、依从性、医疗费用等评估进行相关群体分类等。

（九）相关医疗信息综合评估

1.医疗资源信息与健康信息利用评估 评估相关医疗资源的分布情况，经营、运行或理论科研情况，服务对象、方式与服务质量，各医疗资源相互之间的协作情况，对于健康管理的认知和实践情况以及对于健康信息的综合管理和运用情况评估等等。

2.**卫生服务需求与卫生服务利用评估**　评估个人或群体对医疗卫生服务的需求意识、需求内容、需求期望与需求利用情况等，以及对于卫生服务质量、态度的评价与要求或建议等等。

3.**社会健康趋向与国家政策法规评估**　如评估社会健康情况总的现状与未来趋向情况，评估国家相关医疗扶持政策和手段对于人们健康和就医的心理和行为影响，评估国家政策法规对于中医健康管理的发展影响等。

第三节　健康风险评估的应用

健康风险评估的初衷是进行健康教育，提高被评估人的健康素养，帮助被评估人了解生活方式与健康行为的个人选择，是决定个人健康甚或寿夭的重要因素。健康风险评估可以指导个人与群体选择与保持健康的生活方式与行为，避免或消除健康危险因素的不良影响，从而提高身心健康与改进生活质量；其次，健康风险评估为被评估个人与群体提供预防疾病与开展健康干预的资源与渠道，指导他们充分利用现有的资源，开展健康管理，提高与健康有关的生活质量、身心健康与生存率。

一、识别健康状态问题及健康风险因素

健康风险评估应用于识别健康状态问题以及健康风险因素，从而提高健康管理干预的有效性。由于健康风险因素对于机体健康的影响需要有一定的过程，在此发展过程中，通过收集健康风险因素的资料，定性和定量地分析评估健康风险因素与健康或者患病/死亡之间的关系。通过个体目前所处的健康危险因素评测其预期患病/死亡概率，并与平均患病/死亡概率进行比较，从而预测个体处于这种危险因素情形下，在未来一段时间的患病/死亡概率。针对这些健康风险因素，制定有个性化的中医健康管理计划，并在医生的指导和个人或群体的积极参与下，采取积极且行之有效的干预措施，努力改变或减少这些健康危险因素，则可以预防由这些危险因素导致的健康问题。

二、实施个性化的健康教育与健康促进

健康风险评估是健康教育和健康促进的重要工具和手段，健康教育的核心是教育人们树立健康意识，促使人们改变不健康的行为生活方式，自觉养成良好的行为生活方式，以降低或消除影响健康的危险因素。通过健康风险评估可以较为明确地了解存在的健康风险因素，尤其是不良的生活行为方式等，并反馈给评估的对象，以使其清楚地知道与自身健康行为有关的信息，这样才能针对这些风险因素制定个性化的健康教育和健康促进的计划，并易于使个体自觉采纳健康生活方式的建议。健康风险因素的评估同时也可用于健康教育的效果评价。

三、降低慢性病的死亡风险和医疗费用

中医学认为，起居调护不慎而外感邪气侵袭，饮食不节而肠胃自伤，七情失调而情志内伤，劳欲过度而精气内损等，这些疾病的产生均与人们的生活行为方式密切相关。流行病学资料显示，一些生物测量指标，如血压、血脂、血糖等，以及负性健康状况，与生活方式习惯存在明确的关系。久坐、吸烟、嗜酒、营养不良、药物滥用、不良饮食习惯与高胆固醇、高血压、高血糖、高应激状态等，都会影响健康，最终引起伤残甚或死亡，而降低这些健康危险因素，相应的发病率与死亡率会明显降低。同时，健康危险因素与医疗费用存在密切关系，不良的健康行为以及可改变的危险因素会增加经济负担，有健康危险因素的个体，即使在短时间内，其医疗费用也高于无危险因素者。

四、维护职业人群健康以及降低伤残率

健康危险因素与劳动生产率、出勤率有密切关系，随着健康危险因素的增加，则出现生产率的下降、缺勤率的增加。工作效率指数与健康危险因素的种类及数量有关，随着健康危险因素数目的增加，职工的工作效率下降。因此，可以通过健康风险评估，发现工作场所的健康风险因素，或者为职员提供健康促进项目活动，使其采取健康的行为方式以降低危险因素，或者通过建立健康的企业文化支持个人的健康行为，或者改善工作场所中不利于职工健康的危险因素等。

另外，一些危险因素与伤残的发生存在明确的关系，认识这些危险因素并加以改变，能降低伤残发生的概率，从而避免因伤残所导致的职工的生命质量与生产率的降低，以及所带来的大量医疗费用的弊端。

五、评价医疗卫生服务的需求及其利用

医疗卫生服务是指医疗卫生系统借助一定的医疗卫生资源，向居民提供的医疗、预防、保健、康复等各种医疗保健活动，针对个人和人群进行有益于健康维护与促进的医学行为，属于全方位人性化管理和看护。由于我国人口众多，医疗卫生资源的配置和居民的医疗卫生服务的需求具有一定差距，且卫生服务需求受服务价格、个人经济收入、健康知识素养和卫生普惠政策等多因素制约。

因此，通过健康风险因素的评估，就可以根据不同个体和群体的需求，合理利用卫生资源，使居民在早期合理利用卫生服务，提高卫生服务的需求效率，而不是到了疾病晚期甚至不可治愈的阶段，才利用卫生资源。研究证实，愈早合理利用卫生资源，投入成本愈低，而产出效益愈大；并且有健康危险因素者，其门诊次数、住院次数及访问医疗机构的频率均高于无危险因素者。

六、实施不同人群的中医健康管理策略

利用健康危险因素评估可以了解人群危险因素的种类及数量，以便对人群的健康进行分类管理。人群健康管理的分类通常有以下几种分法，若根据健康风险的程度，可分为高危险组与低危险组。对低危险类型的个人和群体，采取集中形式的健康教育及健康促进活动，实施生活方式的管理和需求管理；对高危险的个体和群体，采取有针对性的干预，实施相应疾病的专案管理，包括生活方式的管理等。

若根据健康服务的需求，分为近期有需求和无需求。对于有需求的又根据不同的需求内容，再进行具体分组。对近期有需求的个体和群体，应及时开展健康风险评估，提供相关的健康知识，减少人们对原以为必需的、昂贵的、临床上不一定有必要的医疗保健服务的使用，也可以通过电话、互联网等远程管理方式，来指导个体和群体正确地利用各种医疗保健服务，满足自己的健康需求。

另外，人群的健康管理还可以根据不同的年龄、性别、干预的风险因素、疾病的种类、干预的措施等分类管理，从而可以提高干预的针对性和有效性，同时也能降低干预实施的成本。

七、多方面性评价中医健康管理的效果

中医健康管理效果的评价主要包括4个方面：①风险因素的控制，即通过观察风险因素的干预前后的变化和差异，评价风险因素控制的程度、发展的趋势，以及在人群中风险因素控制的比例等。②患病危险性的变化，即针对特定的疾病，在健康管理的时间范围内，评价服务对象患病风险的变化方向和幅度，总结干预的有效性。③干预成本效果评价，即运用经济学的手段和方法，评价干预措施的成本和达到某种效果之间的比例，以了解个人或群体在经济上的回报状况。④满意度评价，即收集服务对象和服务医务人员的反馈意见，了解健康风险评估和健康管理服务以及整体效果的满意度。

第五章　中医健康管理基本方药

第一节　药食同源药物

一、国家发布的药食同源种类及药物作用

（一）药食同源概念

药食同源，指食物即药物，它们之间并无绝对的分界线，古代医学家将中药的"四气""五味"理论运用到食物之中，认为每种食物也具有"四气""五味"。

中医学自古以来就有"药食同源"（又称为"医食同源"）理论，《淮南子·修务训》云："神农尝百草之滋味，水泉之甘苦，令民知所避就。当此之时，一日而遇七十毒"。可见，神农时代药物与食物不分，无毒者可就，有毒者当避，说明中药与食物是同时起源的。人们在寻找食物的过程中发现了各种食物和药物的性味和功效，认识到许多食物可以药用，许多药物也可以食用，即药物和食物是相对而言的：药物也是食物，而食物也是药物；食物的副作用小，而药物的副作用大，毒性作用大的食用量小，而毒性作用小的食用量大，两者之间很难严格区分，这就是"药食同源"理论的基础。因此，药食同源食物既是食物也是药物，食物和药物同样能够防治疾病。

（二）药食同源品种名单

2002年，卫生部在《关于进一步规范保健食品原料管理的通知》中公布了87种"药食同源物品"名单，2014年及2018年又分别增补14个和9个品种。具体名单如下。

丁香、八角茴香、刀豆、小茴香、小蓟、山药、山楂、马齿苋、乌梢蛇、乌梅、木瓜、火麻仁、代代花、玉竹、甘草、白芷、白果、白扁豆、白扁豆花、龙眼肉（桂圆）、决明子、百合、肉豆蔻、肉桂、余甘子、佛手、杏仁（甜、苦）、沙棘、牡蛎、芡实、花椒、赤小豆、阿胶、鸡内金、麦芽、昆布、枣（大枣、酸枣、黑枣）、罗汉果、郁李仁、金银花、青果、鱼腥草、姜（生姜、干姜）、枳椇子、枸杞子、栀子、砂仁、胖大海、茯苓、香橼、香薷、桃仁、桑叶、桑椹、橘红、桔梗、益智仁、荷叶、莱菔子、莲子、高良姜、淡竹叶、淡豆豉、菊花、菊苣、黄芥子、黄精、紫苏、紫苏籽、葛根、黑芝麻、黑胡椒、槐米、槐花、蒲公英、蜂蜜、榧子、酸枣仁、鲜白茅根、鲜芦根、蝮蛇、橘皮、薄荷、薏苡仁、薤白、覆盆子、藿香、人参、山银花、芫荽、玫瑰花、松花粉、粉葛、布渣叶、夏枯草、当归、山柰、西红花、草果、姜黄、荜茇、党参、肉苁蓉、铁皮石斛、西洋参、黄芪、灵芝、山茱萸、天麻、杜仲叶。

二、日常饮食类

中医认为食物有"四气""五味"，即寒、热、温、凉和辛、甘、酸、苦、咸。"四气"依据食物被人食后引起的反应而定；"五味"是根据食物本来滋味而划分。讲究食物的性味和功能，因时、因地、因人制宜地进食某些食物，既能治病祛病，又能延年益寿。唐代名医孙思邈在《千金方》中所说："凡欲治疗，施以食疗，食疗不愈，后乃用药尔。"可见，合理的饮食可以调养精气，纠正脏腑阴

阳之偏，防治疾病，延年益寿。《素问·脏气法时论篇》指出："五谷为养，五果为助，五畜为益，五菜为充，气味合则服之，以补精益气。"说明日常饮食中谷物、果蔬、肉蛋各有作用，缺一不可。此外，还要重视日常饮食的性味调和，否则会造成营养失衡、体质偏颇、五脏六腑功能失调，从而导致疾病发生。这是日常饮食的指导纲领。

1."**五谷为养**" 指黍（黄米）、秫（高粱）、麦（小麦）、稻（大米）、菽（豆类）等谷物和豆类作为人类的主要食物。五谷多甘味，质润黏腻，善健脾和胃、益气生津。

（1）小麦：甘以补益，善养心益脾，使人肌肉实；甘凉入心经，可除烦热，止咳，可治脏躁、烦热口渴等症。湿热证，胃脘痞满、舌苔厚腻者应慎用。

（2）大米：又称粳米。其性平和，甘以补中益气，健脾和胃，除烦止渴，止泻，用于脾胃阴伤、胃气不足、营养不良、病后体弱体虚等病症。

（3）糯米：又称江米。甘温补中，健脾益气，益肺固表，用于脾胃虚弱、体倦乏力、消渴、气虚自汗等。常食对人体有滋补作用。但糯米性黏腻，多食易生痰。

（4）黄米：又称黍米。甘寒可益气养阴、安神助眠、解暑，用于烦渴、呕吐、伤暑发热、头痛等症。其性黏腻，不宜常食。

（5）小米：又称粟米。甘以健脾和中，咸以益肾通利，凉以清热解毒，用于脾胃虚热、反胃呕吐、烦热口渴、小便不利等症，亦是病后体虚、产后体虚、消化不良等患者的康复营养佳品。

（6）高粱：又称蜀秫。甘以补虚，涩能止泻，用于脾胃虚弱、便溏腹泻者。便秘者慎用。

（7）黄豆：性质温和，味甘健脾利湿，用于脾胃虚弱、气血不足或脾虚湿盛、水肿等症。因黄豆中含嘌呤较多，痛风患者忌用。《本草纲目》云："多食壅气，生痰，动嗽，令人身重，发面黄疮疥。"

（8）黑豆：甘以补虚，黑色入肾，善补肾益阴，健脾利湿，用于肾虚或脾虚证。腹胀、腹泻者慎食，小儿不宜多用。

（9）绿豆：甘以生津，性凉善清热解暑，用于暑热证。其性寒凉，可清热解毒，煎汤服用可解食物或热药所致的中毒。

（10）赤小豆：其性平和，善健脾利湿，用于脾虚湿盛、水肿、脚气病等；色红入血，能散瘀血，适于肠痈、便血等症。

（11）蚕豆：味甘健脾，用于脾胃虚弱证。极少数人食入蚕豆后可发生急性溶血性贫血（又称蚕豆病）。

（12）红薯：甘平补脾益气，和胃生津，用于脾胃虚弱、烦渴者；其黏腻之性，善通利大便，用治便秘。红薯生用性偏凉，脾胃虚寒者不宜应用。

（13）马铃薯：味甘能健脾和胃，质地滋润，可缓急止痛，用于治疗脾胃虚弱、消化不良者，或脾胃不和、脘腹作痛者。脾胃虚寒者宜少食。

（14）玉米：其性平和，甘以健脾和中，善治脾胃不健、食少者；又入膀胱经，能利小便，用于小便不利或水肿者。脾胃虚弱者应少食。

（15）花生：味甘性平，善补脾益气，用于脾胃虚弱，气血不足证等；甘以润燥，能润肺止咳，适于肺虚咳嗽或肺燥咳嗽。花生质地滋润多脂质，便溏泄泻者慎用。

2."**五果为助**" 指枣、李、杏、桃、栗等水果及各种坚果，味多甘、酸，酸甘化阴，具有滋阴养身之效。在日常饮食中，五果应尽量选择当季的水果，适宜生食，以避免烧煮后破坏其营养成分。其中，有些水果饭后食用可助消化，如山楂等。可见，五果是均衡饮食中不可缺少的辅助食物，可多食五果，亦可以作为两餐之间的点心或零食。

（1）苹果：甘凉生津止渴，清热除烦，用于阴虚火旺之烦热口渴等症；酸能收敛，益脾止泻，可治消化不良、便溏腹泻。多食易腹胀。

（2）梨子：酸甘化阴，善润燥化痰，甘凉清热生津，用于痰热咳嗽或热病津伤、心烦口渴、大便干结等症。其性寒凉，脾胃虚寒、便溏泄泻者不宜多食。

（3）桃子：甘平健脾益胃，合酸味能生津润燥，用于胃阴不足、大便秘结等症。

（4）杏子：其性稍温，善温肺定喘，止咳嗽，用于胃气不足证或咳嗽等症。脾胃有湿热者不宜多食。

（5）李子：味酸入肝，性凉清热，善清利肝火，用于阴虚火旺、虚劳骨蒸等症；甘以生津，胃阴不足、口渴咽干者宜多食。其性寒凉，故脾胃虚弱者慎用。

（6）葡萄：甘平入脾、肾经，善补气血，益肝肾，强筋骨，用于气血虚弱、风湿痹痛等证；酸甘化阴，能生津止咳除烦，通利小便，适于肺虚咳嗽、心悸盗汗、淋病等。《神农本草经》谓其"主筋骨湿痹，益气倍力，强志，令人肥健耐饥，忍风寒，可作酒"。糖尿病患者、脾虚便溏者慎用。

（7）石榴：甘酸合味化阴，善生津止渴，用于口干舌燥等症；酸涩收敛，可固涩止脱止血，适用于泄泻、带下等症。石榴味酸，不宜空腹食用，亦不能多食。

（8）西瓜：甘寒清热生津，善除烦止渴，通利小便，用于温热病或暑热、热盛伤津、小便短赤等症。性寒不宜多食。

（9）柑子：其性寒凉，善生津止渴，利小便，用于胃热、心烦口渴等症，亦可治下焦热结、小便不利证。脾胃虚寒者不宜食用。

（10）龙眼：其性温和，甘以健脾养心，补气安神，用于气血不足之面色无华、心悸失眠等症。痰热证禁用。

（11）荔枝：甘温补虚，善补脾和胃，益气养血，生津止渴，用于胃阴不足、烦热口干等症，或脾胃虚弱、食少便溏者，亦用治血虚心悸、头晕等症。其性温热，故阴虚火旺者慎用。

（12）香蕉：性凉味甘，善益胃生津润燥，用于胃阴不足所致肠燥便秘等症。因其性寒凉，脾胃虚寒、便溏泄泻者不宜食用。

（13）荸荠：甘寒养阴，生津凉血，用于热伤阴液证；还能消积化痰，适于痞满、痰热咳嗽等症。其性寒凉，脾胃虚寒者不宜多食。

（14）松子：甘温补益，善补益气血，滋阴养液，用于病后体虚、口渴、自汗等症；其质滋润，能润燥滑肠，适于肠燥便秘或肺燥咳嗽等症；因质润，富含油脂，故腹泻便溏者慎用。

（15）栗子：其性温和，味甘入肾、脾二经，善补肾强筋，健脾养胃，用治反胃、泄泻、腰膝酸软等症。其质重，《玉楸药解》云："多食则气滞难消，少啖则气达易克耳"。

（16）核桃：甘温补肾益气，多脂润肺纳气，润肠通便，用于肾气虚弱或肾不纳气证，亦可治疗肾阳虚精亏之便秘。痰热喘嗽、泄泻者忌用，核桃含油脂较多，不可多食。

3."五畜为益" 指牛、羊、猪、鸡等禽畜肉食及蛋、奶。五畜多甘咸性温，善补虚，能补五谷主食营养的不足，是平衡饮食食谱的主要辅食。在日常饮食中，畜、禽、蛋、奶，食用适量即可。

（1）猪肉：甘以生津，咸可润下，故善滋阴润燥，用于阴虚津亏、口渴咽干、干咳少痰、大便秘结等症。外感病及湿热内蕴者慎用。

（2）牛肉：甘平补益脾胃，益气养血，用于脾胃虚弱、纳呆食少、乏力、泄泻等症。疮疡、皮肤瘙痒者不宜食用。

（3）羊肉：温补肾阳，味甘补中，能温中暖肾，补益气血，用于肾阳虚衰证、脾胃虚寒证，亦可用治产后血虚有寒等证。因其性温热，故外感疾病或素体有热者不宜食用。

（4）狗肉：咸以入肾，性温善补，能补肾助阳，补中益气，用于肾气不足所致的腰膝酸软、遗精、遗尿等症，亦用治脾胃虚寒、食少、痞满、脘腹冷痛等症。阴虚火热或痰热证者忌用。

（5）兔肉：性凉味甘，善补脾益气，用于脾胃虚弱证或热病消渴等证。其性寒凉，脾胃虚寒者慎用；兔肉易耗损元阳，故孕妇及阳虚者禁用。

（6）鸡肉：甘温补虚，具温中补脾、补肾益精、益气养血之效，用于虚损羸弱、久病不复者，亦可治气血不足、心悸头晕或产后虚弱证。邪实、邪毒未清者不宜使用。

（7）鸭肉：其性平和，甘咸滋养脾胃，利水消肿，用于脾胃虚弱、小便不利、水肿等症；入于肺经，善治阴虚发热、咳嗽咽干。忌与大蒜、鳖肉、木耳同用。

（8）鹅肉：味甘入脾、肺经，善益气补虚，益胃止渴，用于阴虚所致的消渴、乏力等症，或肝肾阴虚之闭经、月经量少等，亦可用治中气不足、食少、气短等症。多食不易消化，湿热证、皮肤疮疥者忌用。

（9）牛奶：为血肉有情之品，味甘善滋养补虚，益胃润燥，用于气血不足之头晕目眩、神疲乏力、消渴口干、大便秘结等症。

（10）鸡蛋：其性平和，甘以和中安胎，鸡蛋为血肉有情之品，善滋阴养血，用于病后体虚、产后血虚等症。

4."五菜为充" 指葵、韭、薤、葱等蔬菜。多辛甘之性，有充饥腹、增食欲、助消化、补营养等作用，故对人体的健康十分有益。在日常饮食中，五菜应尽可能选择应季的、新鲜的，避免维生素的流失。

（1）白菜：其性微寒，善清热，味甘能润，可生津除烦，用于肺胃有热、心烦口渴，或肺热咳嗽等症。脾胃虚寒者不宜多食。

（2）芹菜：性凉清热，辛能行气，善清热平肝，用于肝阳上亢证以及热病烦热口渴、胃热呕吐等症；通利小便，适于热淋、小便不利等症。其性寒凉，脾胃虚弱、便溏泄泻者慎用。

（3）韭菜：甘温助阳，辛以通散，善补肾助阳，温中开胃，用于肾虚阳痿、遗精遗尿等症；辛能散能润，可散瘀血，润燥，亦可用于噎膈反胃等症。其性温热，阴虚有热与阳证疮疡及目疾者慎用。

（4）芫荽：辛香发散，善发汗透疹，温以健脾，用于脾胃不和、食欲不振等症，亦用于风寒感冒或疹透不畅者。因其气味芳香，不宜久煎。

（5）大蒜：甘温健脾温中，辛以行气散寒，用于脘腹冷痛、食积之证，或饮食不洁、呕吐腹泻者，亦可用于痢疾。其性温热，故阴虚有热、目疾者不宜使用。

（6）葱：气味芳香，辛温解表，能通阳散寒，用于风寒感冒或阴寒内盛、脘腹疼痛等。不宜久煎，体虚者不宜多食。

（7）生姜：辛温发散，能温中止呕，温肺止咳，发汗解表，用于脾胃虚寒、寒痰咳嗽或风寒感冒等证。其性温热，阴虚火旺、目疾者不宜食用。

（8）白萝卜：辛凉清热凉血，甘凉生津化痰，辛味行气，善下气宽中，用于肺热咳嗽、热病消渴、痞满等症。脾胃虚寒者不宜多食，不宜与人参等同服。

（9）莲藕：性凉善清热生津，凉血止血，甘味可健脾益胃，止泻止痢，用于热病烦渴、血热衄血、吐血、便血等，以及脾胃虚弱、少食腹泻者。

（10）菠菜：甘寒能润燥通便，生津止渴，清热除烦，清肝明目，用于肠燥便秘、热病消渴、头晕目眩等症。其性寒凉，脾胃虚弱者慎用。因本品含草酸钙较多，肾结石者忌用。

（11）黄瓜：其性凉而能清热利水，甘能生津止渴，用于烦热口渴者，以及水肿、小便不利等症。因其性寒凉，故脾胃虚寒者不宜多食。

（12）番茄：性凉清热，用于热病烦渴，色红入血分，可养阴凉血，适于阴虚血热证。番茄性寒，脾胃虚寒者慎用。

（13）辣椒：其性温热，可温中健脾，用于脾胃虚寒证；辛能通能散，散寒发汗，燥湿，适于寒湿郁滞、风寒感冒等证。其性热，故阴虚火旺、目疾者不宜服用。

（14）香菇：其性平和，甘能补气健脾，用于脾胃虚弱、纳呆、乏力等症。气滞寒凝者禁用。

（15）木耳：甘平入肺经，善润肺养阴，用于阴虚火旺而致肺燥咳嗽，或胃阴不足之大便秘结等症。腹泻便溏者不宜食用。

第二节　基本证候的主治方药

一、补虚类

（一）补气

1.代表药物　主要有人参、黄芪、党参、太子参、西洋参等。

（1）人参：味甘、微苦，性微温，善复脉固脱、大补元气，故凡因大汗、大泻、大失血或大病、久病所致元气虚极欲脱、脉微欲绝之危重证候，可单用本品急煎服。《神农本草经》云："补五脏，安精神，定魂魄，止惊悸，除邪气，明目，开心益智。"

健康管理常用于：①体虚欲脱，肢冷脉微。如因大汗、大泻、大失血或大病、久病所致元气虚极欲脱，出现气息短促、汗出肢冷、脉微细。②肺脾心肾气虚证，如脾胃虚弱、倦怠乏力、食欲不振、胸腹胀满，以及久泻脱肛等。③气虚津伤，内热消渴，热病耗伤津液。④气血亏虚，久病虚羸证。⑤心气不足所致的神志不安、心悸怔忡、失眠健忘等。⑥肾阳虚衰的宫寒、阳痿等。实证、热证及正气不虚者忌用。

（2）黄芪：性温，味甘，具有补气升阳、固表止汗、利水退肿、生津养血、行滞通痹、托毒排脓、敛疮生肌的功效。本品重在温升补气，《医学衷中参西录》谓："善治胸中大气下陷"。张元素称其："排脓止痛，活血生血，内托阴疽，为疮家圣药"，亦是用其补气升发而具托毒生肌之效。

健康管理常用于：气虚乏力，食少便溏，水肿尿少，中气下陷，久泻脱肛，便血崩漏及肺气虚弱导致的咳喘气短、表虚自汗，为补益肺脾气之要药。因其善能升阳举陷，故尤长于治疗脾虚中气下陷的久泻脱肛、内脏下垂。

（3）党参：具有甘平之性，有类似人参而弱于人参的健脾益肺、养血生津的功效。《本草逢原》谓："上党人参，虽无甘温峻补之功，却有甘平清肺之力。"

健康管理常用于：①脾肺气虚，食少倦怠，便溏吐泻，或咳嗽虚喘、语声低弱等症。②气血不足，面色萎黄或苍白，心悸气短，体倦乏力。③气津两伤，气短口渴，内热消渴的轻证。

（4）太子参：性平，甘补苦清，具有益气健脾、生津润肺的功效，其力较人参弱，属清补之品。

健康管理常用于：脾虚体倦，食欲不振及病后虚弱，气阴不足，自汗口渴。本品补气之力较为薄弱，然兼能养阴生津。

（5）西洋参：味甘微苦，性凉，补中兼清，具有与人参相似的益气救脱功效，而药力稍逊，因其药性偏凉，为清补佳品，兼能清热养阴生津。《医学衷中参西录》云："西洋参性凉而补，凡欲用人参而不受人参之温补者，皆可以此代之。"

健康管理常用于：①气阴两虚、气短息促、神疲乏力、心烦口渴等。②火热灼伤肺脏而致气阴两伤，虚热烦倦，咳喘痰少或痰中带血。③热病气虚津伤，口燥咽干或内热消渴，体倦少气，脉虚数。

（6）山药：性平味甘，能补脾养胃，生津益肺，补肾涩精。本品平补而不腻，善补脾、肺、肾之气。《本草纲目》云："益肾气，健脾胃。"

健康管理常用于：肺脾虚而致的食少、久泻不止、白带过多、咳喘及肾虚遗精、带下、尿频等，亦可用于日常食疗保健。

2.代表方剂

（1）四君子汤：由人参、白术、茯苓、炙甘草组成，具有益气健脾的功效。可用于防治脾胃气虚证，症见面色萎黄，语声低微，气短乏力，食少便溏，舌淡苔白，脉虚缓。常用于各种原因引起的慢性胃炎、胃及十二指肠溃疡等属脾胃气虚者。若呕吐者，加半夏以降逆止呕；胸膈痞闷者，可加枳壳、陈皮以行气宽胸；心悸失眠者，加酸枣仁以宁心安神；兼肾阳虚者，加附子以温肾助阳。

本方是补中气、健脾胃的基础方，很多补益剂由本方加减化裁而成，如异功散，即四君子汤加陈皮组成，适用于脾胃虚弱而气滞不畅者；六君子汤，即四君子汤加半夏、陈皮、生姜、大枣，是健脾化痰的代表方剂，常用于脾胃虚弱兼有痰湿的患者；香砂六君子汤，即四君子汤加半夏、陈皮、木香、砂仁、生姜、大枣，适用于脾胃气虚，寒湿滞于中焦，以致胸中痞闷、嗳气呕哕、脘腹胀满或见腹痛肠鸣便溏等症。

（2）参苓白术散：由莲子肉、薏苡仁、砂仁、桔梗、白扁豆、茯苓、人参、甘草、白术、山药组成，具有益气健脾、渗湿止泻之功效。

可用于防治：脾虚湿盛证，症见饮食不化，胸脘痞闷，肠鸣泄泻，四肢乏力，形体消瘦，面色萎黄，舌淡苔白腻，脉虚缓。亦可用治肺脾气虚，痰湿咳嗽。常用于治疗慢性胃肠炎、贫血等，出现消化功能减退、食欲不振、腹泻等症；亦可用于属脾肺气虚的肺系疾病；还可以用于慢性肾炎及妇女带下病等属脾虚夹湿者，出现带下白色清稀、面色㿠白、食少便溏、倦怠乏力，或两足浮肿，或经行泄泻者。

（3）补中益气汤：由黄芪、炙甘草、人参、当归、陈皮、升麻、柴胡、白术组成，具有补中益气、升阳举陷之功效。

可用于防治：①脾胃气虚证。症见饮食减少，体倦肢软，少气懒言，面色萎黄，大便稀薄，脉虚软。②气虚下陷证。症见脱肛、子宫脱垂、久泻、久痢、崩漏等，伴气短乏力，舌淡，脉虚。③气虚发热证。症见身热自汗，渴喜热饮，气短乏力，舌淡，脉虚大无力。常用于治疗内脏下垂、久泻、久痢、脱肛、重症肌无力、乳糜尿、慢性肝炎等，以及妇科之子宫脱垂、妊娠及产后癃闭、胎动不安、月经过多，眼科之眼睑下垂、麻痹性斜视等，属脾胃气虚或中气下陷者。亦可治疗阳虚感冒或气虚发热、身倦多汗。若兼腹中痛者，加白芍以柔肝止痛；头痛者，加蔓荆子、川芎；巅顶痛者，加藁本、细辛以疏风止痛；咳嗽者，加五味子、麦冬以敛肺止咳；兼气滞者，加木香、枳壳以理气解郁。用于治疗胃下垂、子宫脱垂、脱肛等病时，可适当加入枳壳等药物，增强升提之力；用于治疗虚人感冒时，加少许苏叶以增辛散之力。

（4）玉屏风散：由防风、黄芪、白术组成，具有益气固表止汗之功效。

可用于防治：表虚自汗。症见汗出恶风，面色㿠白，舌淡，苔薄白，脉浮虚。亦治虚人腠理不固、易感风邪。常用于治疗过敏性鼻炎、上呼吸道感染，因表阳不固而外感风邪者，以及肾小球肾炎易伤风感冒而诱致病情反复者。临床上尤常用于儿童自汗易感者。本方是治疗气虚自汗的常用方，若自汗较重者，可加浮小麦、煅牡蛎、麻黄根，以加强固表止汗之效。

（5）生脉散：由麦冬、五味子、人参组成，具有益气生津、敛阴止汗功效。

可用于防治：①温热、暑热，耗气伤阴证。症见汗多神疲，体倦乏力，气短懒言，咽干口渴。②久咳伤肺，气阴两虚证。症见干咳少痰，短气自汗，口干舌燥。常用于治疗肺结核、慢性支气管炎、神经衰弱的咳嗽和心烦失眠，以及心脏病之心律不齐、心肌梗死、心源性休克等属气阴两虚者。本方是治疗气阴两虚的常用方。若病情急重者，本方用量宜加重。方中人参性味甘温，若属气阴不足、阴虚有热者，可用西洋参代替。

（6）人参胡桃汤：由人参、胡桃肉组成，具有补肺益肾、止咳定喘之功效。

可用于防治：肺肾两虚，气促痰喘证。症见咳嗽气喘，呼多吸少，气喘不能平卧。现代常用于治疗慢性支气管炎、支气管扩张症等属虚喘者。

（7）保元汤：由黄芪、党参、炙甘草、肉桂组成，具有补气温阳、托里排毒之功效。

可用于防治：虚损劳怯，元气不足，倦怠无力，少气畏寒；亦治痘疮阳虚，塌陷不起。

3.应用方法　补气药主要利用其甘平或甘温的特点以补气，尤以补脾气和补肺气为主。如脾气虚证，症见面色萎黄，食欲不振，脘腹胀满，消瘦便溏，体倦神疲，甚或脏器下垂等；肺气虚证，症见咳嗽无力，气少喘促，动则尤甚，声音低怯，或易于出汗等；心气虚证，症见心悸怔忡，胸闷气短，失眠健忘等；肾气虚证，症见小便淋漓不尽或尿频、遗尿，或遗精早泄、带下宫寒等。气虚证涉及各个脏腑，病因复杂，易于兼见他脏气虚，故使用补气方药时，应针对不同的病证选择适宜药物，进行适当配伍。但需要注意补气方药多味甘壅中，易于碍胃气、助湿邪，必要时可辅以理气除湿之品。

（二）补血类

1.代表药物　主要有当归、熟地黄、白芍、阿胶等。

（1）当归：有甘润补血、辛散温通活血之功，具有补血活血、调经止痛之效，为补血圣药；亦长于活血行滞止痛，尤其是酒炒当归可增强活血调经之力，是治疗妇科月经不调之要药。《本草正》谓："其味甘而重，故专能补血，其气轻而辛，故又能行血，补中有动，行中有补，诚血中之气药，亦血中圣药也。"本品质地油润，具有补血润肠通便的功效，故大便溏泄者慎用。

健康管理常用于：①血虚所致面色萎黄、眩晕耳鸣、心悸怔忡。②血虚血瘀，肝郁气滞，冲任虚寒，瘀血阻滞，或气血亏虚所致的各种类型的月经不调、经闭、痛经。③血虚寒凝血瘀所致的腹痛、风湿痹痛，瘀血作痛的跌仆损伤，以及血虚致痈疽疮疡溃后不敛。④血虚肠燥便秘。

（2）熟地黄：甘温味厚滋腻，善补血滋阴、益精填髓，为滋补肝肾阴血之要药。古人谓其"大补五脏真阴""大补真水"，长于补精血，擅治血虚萎黄等，《本草从新》谓："诸种动血，一切肝肾阴亏，虚损百病，为壮水之主药"。

健康管理常用于：①血虚萎黄，心悸怔忡，月经不调，崩漏下血。②肝肾阴虚，腰膝酸软，骨蒸潮热，盗汗遗精，内热消渴。③肝肾不足，精血亏虚，眩晕耳鸣，须发早白。本品质地黏腻，重用久服时，宜与理气药，如陈皮、砂仁同用，以防滋腻碍胃。

（3）白芍：味酸收敛，偏于养肝血、调经，善治血虚萎黄、月经不调、崩漏下血等症，还具有敛阴止汗之效。《本草求真》谓其有"敛阴益营""于土中泻木"之功。其酸寒敛阴柔肝止痛，亦可平抑肝阳，是治疗肝阳上亢的常用药。

健康管理常用于：①血虚萎黄，月经不调，崩漏下血。②自汗，盗汗。③胁痛，腹痛，四肢挛急疼痛。④肝阳上亢，头痛眩晕。

（4）阿胶：本品为血肉有情之品，甘温质润，为补血要药，尤善治出血而致的血虚证。本品质地黏腻，可滋阴润燥，亦可补血止血，为止血要药，宜治出血兼见阴虚、血虚者。

健康管理常用于：①血虚萎黄，眩晕心悸，肌萎无力。②热病伤阴，心烦不眠，虚风内动，手足瘛疭。③肺燥咳嗽，劳嗽咯血。④吐血尿血，便血崩漏，妊娠胎漏。

（5）龙眼肉：甘温入心脾两经，善补心脾、益气血、安神，为性质平和的滋补良药。

健康管理常用于：气血不足所致的心悸怔忡、健忘失眠、血虚萎黄及年老体衰、产后、大病之后。亦可用于日常食品保健。

2.代表方剂

（1）四物汤：由熟地黄、当归、白芍药、川芎组成，具有补血调血之功效。

可用于防治：营血虚滞证。症见头晕目眩，心悸失眠，面色无华，或妇人月经不调，量少或经闭不行，脐腹作痛，舌淡，脉细弦或细涩。常用于治疗妇女月经不调、胎产疾病、荨麻疹以及过敏性紫癜、神经性头痛等属营血虚滞者。本方是妇女调经的基础方，虽有补血作用，但血之生成源于气化，如果出血量过大，必须用益气之法，重用补气之品，以益气生血。

（2）当归补血汤：由黄芪、当归组成，具有补气生血之功效。

可用于防治：血虚发热证。症见肌热面赤，烦渴欲饮，脉洪大而虚，重按无力。亦治妇人经期、产后血虚发热头痛，或疮疡溃后，久不愈合者。常用于治疗各种贫血、过敏性紫癜等属血虚气弱者。本方是补气生血的代表方剂，是为劳倦过度而气虚血弱所致的血虚劳热证而设。

（3）归脾汤：由白术、茯神、黄芪、龙眼肉、酸枣仁、人参、木香、甘草、当归、远志组成，具有益气补血、健脾养心之功效。

可用于防治：①心脾气血两虚证。症见心悸怔忡，健忘失眠，盗汗虚热，食少体倦，面色萎黄，舌淡，苔薄白，脉细弱。②脾不统血证。症见便血，皮下紫癜，以及妇女崩漏，月经超前，量多色淡，或淋漓不止，舌淡，脉细弱。常用于治疗胃及十二指肠溃疡出血、功能性子宫出血、再生障碍性贫血、血小板减少性紫癜、神经衰弱、心脏病等属心脾两虚及脾不统血者。本方是健脾与养心并重的方剂，亦是益气补血的方剂。虽属气血双补、心脾同治，但以治疗血虚为主。

3.应用方法　补血方药主要利用甘温之性，以滋补阴血，治疗血虚证，多表现为面色萎黄，唇色苍白，指甲苍白，头晕，眼花，心悸以及妇女月经延期，量少，色淡，闭经，舌淡苔白，脉细等。

使用补血类药物须注意以下事项：一是血虚的发生与阴虚有十分密切的关系，血虚极易导致阴虚，因此，血虚兼有阴虚的患者，应同时给予补血药与补阴药进行治疗。部分补血药亦具有补阴之效，因而可作为补阴药应用。二是"气能生血"，治疗血虚证的同时，给予补气药，则能够增强补血之功效，即"有形之血不能自生，生于无形之气"。三是补血方药多滋腻黏滞，可配伍理气化湿、消食之品，使补而不滞，而脾虚湿盛、气滞食少便溏者应慎用。

（三）补阴类

1.代表药物　主要有沙参、麦冬、石斛、枸杞子等。

（1）沙参：甘润苦寒，可养阴清热，善补肺阴、润肺燥、清肺热，尤适用于肺阴虚、肺有燥热之干咳少痰者，《本草从新》谓："专补肺阴，清肺火，治久咳肺痿"。本品作用温和，也归胃经，可滋养胃阴、生津止渴、清解胃热，适用于胃阴虚或热伤胃阴、津液不足之口渴咽干之人。

健康管理常用于：阴虚肺燥有热之干咳少痰、久咳劳嗽或咽干喑哑等及胃阴不足、热病津伤、咽干口渴者。

（2）麦冬：甘寒，善养阴益胃生津，清心除烦，对阴虚有热，或温病热邪伤阴证，均为常用药物。

健康管理常用于：①阴虚肺燥有热之鼻燥咽干，干咳痰少、咳血，咽痛喑哑等。②胃阴不足，口干舌燥，内热消渴及热邪伤津致肠燥便秘。③心阴虚致心烦失眠、心悸怔忡、多梦健忘等，以及温病热扰心营，致身热烦躁、舌绛口干者。

（3）百合：甘寒质润，作用平和，入于肺则养阴润肺止咳，适用于肺燥阴虚之咳嗽咳痰，甚或痰中带血，《本草纲目拾遗》谓其"清痰火，补虚损"；入于心经可清心安神，常用治疗热病余热未清而致心烦失眠者。

健康管理常用于：阴虚燥咳，劳嗽咳血，虚烦惊悸，失眠多梦，精神恍惚，情绪不能自主；胃阴虚热之胃脘疼痛。

（4）石斛：甘寒质润，善益胃生津、滋阴清热，为治疗胃阴不足、津伤口渴之常用药物。

健康管理常用于：胃阴不足，症见低热烦渴、食少干呕、舌干苔黑等；肾阴亏虚，症见目暗不明、筋骨萎软、阴虚火旺、骨蒸劳热等。

（5）玉竹：甘寒清润，无滋腻之性，无留邪之弊，善滋阴润燥、生津止渴，尤适于肺胃阴虚之燥咳、烦热口渴等症。

健康管理常用于：肺阴不足而致的燥热咳嗽、少痰甚或咳血、声音嘶哑甚或失声等；胃阴不足表现的咽干口渴、食欲不振、内热消渴、舌红少津等。

（6）黄精：甘平入肺，善补益肺阴、滋润肺燥，可单煎服用；甘润入脾，可补气健脾；入于肾经，能补肾益精，延缓衰老，改善肝肾亏虚、精血不足、头晕、腰膝酸软、须发早白等早衰症状。

健康管理常用于：①脾胃气虚，体倦乏力，胃阴不足，以致口干食少，饮食无味，舌红少苔，脉虚软。②肺阴虚之燥咳、劳嗽咳血。③精血不足，症见腰膝酸软、须发早白，还可治内热消渴。

（7）枸杞子：甘平质润，入肝、肾二经，善养血补精，长于滋补肝肾，益精明目，为平补肾精肝血之要药，《本草经疏》谓其："为肝肾真阴不足，劳乏内热补益之要药"。善治肝肾不足之眼目昏花症。

健康管理常用于：肝肾阴虚，虚劳精亏，腰膝酸痛，眩晕耳鸣，阳痿遗精，内热消渴，血虚萎黄，目昏不明。亦可用于日常食品保健。

（8）桑椹：气味甘寒，善滋阴补血，常用于肝肾不足、阴血亏虚之腰膝酸软、眩晕耳鸣、心悸失眠、须发早白等症。《滇南本草》谓其："益肾脏而固精，久服黑发明目。"并能生津止渴润燥，《新修本草》言其："单食，主消渴"。

健康管理常用于：肝肾阴虚之眩晕耳鸣、心悸失眠、须发早白；津伤口渴、内热消渴、肠燥便秘。亦可用于日常食品保健。

（9）女贞子：药性缓和，甘苦性凉，善滋补肝肾，兼清退虚热，补中有清，并能明目乌发。《本草正》谓："养阴气，平阴火，解烦热骨蒸，止虚汗，消渴……亦清肝火，可以明目止泪。"

健康管理常用于：①肝肾阴虚所致眩晕耳鸣，失眠多梦，腰膝酸软，遗精滑精，须发早白，视力减退，目暗不明。②消渴，骨蒸潮热。③阴虚内热之目红羞明，眼珠作痛。

2.代表方剂

（1）六味地黄丸：由熟地黄、山萸肉、山药、泽泻、牡丹皮、茯苓组成，具有填精滋阴补肾之功效。

可用于防治：肾阴精不足证，症见腰膝酸软、头晕目眩、视物昏花、耳鸣耳聋、盗汗、遗精、消渴、骨蒸潮热、手足心热、舌燥咽痛、牙齿动摇、足跟作痛，以及小儿囟门不合、舌红少苔、脉沉细数。常用于治疗慢性肾炎、高血压病、糖尿病、肺结核、肾结核、甲状腺功能亢进、中心性视网膜炎及无排卵性功能性子宫出血、更年期综合征等属肾阴不足为主者。若阴虚而火旺者，加知母、玄参、黄柏等以加强清热降火之功；兼有脾虚气滞者，加焦白术、砂仁、陈皮等以防气滞。

（2）左归丸：由熟地黄、山药、枸杞子、山萸肉、川牛膝、菟丝子、鹿角胶、龟甲胶组成，具有滋阴补肾、填精益髓之功效。

可用于防治：真阴不足证，症见头晕目眩、腰酸腿软、遗精滑泄、自汗盗汗、口燥舌干、舌红少苔、脉细。常用于治疗慢性支气管炎、高血压病、老年性痴呆、慢性肾炎等属真阴亏损者。若真阴不足、虚火上炎者，去枸杞子、鹿角胶，加女贞子、麦冬以养阴清热；火烁肺金、干咳少痰者，加百合以润肺止咳；夜热骨蒸者，加地骨皮以清虚热、退骨蒸；小便不利者，加茯苓以利水渗湿；大便燥结者，去菟丝子，加肉苁蓉以润肠通便；气虚者，加人参以补气。

（3）大补阴丸：由黄柏、知母、熟地黄、龟甲、猪脊髓组成，具有滋阴降火之功效。

可用于防治：阴虚火旺证，症见骨蒸潮热、盗汗遗精、咳嗽咯血、心烦易怒、足膝疼热或萎软、舌红少苔、尺脉数而有力。常用于治疗甲状腺功能亢进、肾结核、骨结核、糖尿病等属阴虚火旺者。若阴虚较重者，可加麦冬、天冬以润燥养阴；阴虚盗汗者，可加地骨皮以退热除蒸；咯血、吐血者，加仙鹤草、旱莲草、白茅根以凉血止血；遗精者，加金樱子、芡实、桑螵蛸以固精止遗。

（4）一贯煎：由北沙参、麦冬、当归、生地黄、枸杞子、川楝子组成，具有滋阴疏肝之功效。

可用于防治：肝肾阴虚、肝气郁滞证，症见胸脘胁痛、吞酸吐苦、咽干口燥、舌红少津、脉细弱或虚弦。常用于治疗慢性肝炎、慢性胃炎、胃及十二指肠溃疡、肋间神经痛、神经官能症等属阴虚气滞者。若大便秘结者，加瓜蒌仁；虚热或汗多者，加地骨皮；痰多者，加贝母；舌红而干，阴亏过甚者，加牛膝、薏苡仁；不寐者，加酸枣仁；口苦燥者，可加黄连少许。

（5）益胃汤：由沙参、麦冬、冰糖、生地黄、玉竹组成，具有养阴益胃之功效。

可用于防治：胃阴不足证，症见饥不欲食，口干咽燥，大便干结，舌红少津，脉细数。常用于治疗慢性胃炎、糖尿病、小儿厌食症等属胃阴亏损者。若汗多，气短，兼有气虚者，加党参、五味子，或与生脉散合用以益气敛汗；食后脘胀者，加陈皮、神曲以理气消食。

3.应用方法 补阴方药主要利用其性甘寒（凉）的特点，以滋补阴液、清热润燥，主治肺、肝、肾、胃等脏腑的阴虚证。如皮黏膜、口鼻咽喉、眼目干燥或肠燥便秘等阴液不足证；或潮热、盗汗、两颧发红、五心烦热等阴虚内热火旺证。补阴方药因作用脏腑各异，故应针对阴虚所发生的脏腑选择适宜方药进行配伍。

使用补阴类方药须注意以下事项：一是辨清虚实兼夹，若热邪直中伤阴或阴虚郁而生热化火，当须清热滋阴润燥；若阴虚伴有阳亢、生风，当与潜阳息风药物配伍使用；若发生阴血俱虚，当须与滋阴补血药合用。二是补阴方药多性寒（凉）味甘，属滋腻之品，故脾胃虚弱者慎用，痰湿内阻者忌用。

（四）补阳类

1.代表药物 常用的有巴戟天、补骨脂、菟丝子、益智仁等。

（1）巴戟天：甘温入下焦，温润不燥，壮元阳，益精气，用治肾阳不足证；辛温散寒，可强筋骨，祛风湿。

健康管理常用于：肾阳不足证，症见阳痿遗精、宫冷不孕、月经不调、少腹冷痛等；风湿痹痛证，症见筋骨萎软、腰膝冷痛、起动不利等。

（2）补骨脂：性温助阳，温补命门，善治肾阳亏虚之诸证；其辛温苦燥，入肾、脾二经，脾肾同温，为治疗脾肾阳虚、下元不固之要药，适于肾阳虚损、下元不固证；又能温肾助阳，纳气平喘，对肾阳虚衰、肾不纳气之虚喘，可奏标本兼顾之效；本品补中兼涩，温补脾肾，涩肠止泻，用治脾肾阳虚所致的五更泄泻。《玉楸药解》谓："温暖水土，消化饮食，升达肝脾，收敛滑泄、遗精、带下、溺多、便滑诸证。"

健康管理常用于：肾阳不足而致的阳痿遗精、遗尿尿频、腰膝冷痛、喘息、五更泄泻等。

（3）益智仁：辛温助阳，补益之中兼有收涩之性，能益肾火，暖肾固精缩尿，治疗下元不固证。气香入脾，能温脾止泻摄唾，治疗中焦虚寒证，《本草拾遗》谓其："止呕吐……含之摄涎秽"。

健康管理常用于：肾阳虚而致的遗尿，小便频数，遗精白浊；脾胃虚寒证而致的腹中冷痛，呕吐泄利，或食少，口多唾涎。

（4）菟丝子：辛以润燥，甘以补虚，质地平和，不温不燥，阴阳双补，为平补肝、脾、肾三脏阴阳之佳品。既能补肾阳，又能益肾精，固精缩尿，用治肝肾虚损、下元不足证；亦可益肾养肝而明目聪耳，治疗肝肾不足所致的耳鸣目暗；用子沉降，下固冲任而安胎，治疗肝肾不足、胎元不固之胎动不安、滑胎。《药品化义》谓："禀气中和，性味甘平，取子主降，用之入肾，善补而不峻，益阴而固阳。"

健康管理常用于：肝肾不足而致的腰膝酸软、阳痿遗精、遗尿尿频、带下清冷、胎动不安、耳鸣、泄泻等。

（5）沙苑子：甘温补益，不燥不烈，兼有涩性，可温肾助阳，固精缩尿，功似菟丝子补益肝肾而以收涩见长，多用于肾虚不固之腰痛、遗精、白浊带下等；其气清香，养肝明目，用治肝肾不足、目失所养、目暗不明者。《本草汇言》谓："其气清香，能养肝明目，润泽瞳人。色黑象肾，能补肾固精，强阳有子，不烈不燥，兼止小便遗沥，乃和平柔润之剂也。"

健康管理常用于：肾虚腰痛而致的遗精早泄，遗尿尿频，白浊带下，头晕目眩，目暗昏花。

（6）杜仲：甘温补益，为补益肝肾、强筋健骨之要药，可治肾虚腰痛；并可固冲任而安胎，用治肝肾亏虚，胎动不安，胎露下血，或滑胎。《本草汇言》谓其："气温而补，补肝益肾，诚为要剂。"

健康管理常用于：肝肾不足所致腰膝酸痛、筋骨萎软无力、头晕目眩、妊娠漏血、胎动不安、腰痛如坠等。

（7）鹿茸：禀纯阳之性，具生发之气，善峻补肾阳，益精血，宜于肾阳亏虚、精血不足证；其甘咸性温，补阳气、益精血而强筋骨，常用于肾虚骨弱等症，《本草纲目》谓其能"生精补髓，养血益阳，强筋健骨"；本品为血肉有情之品，兼能调冲任，固精止带，治疗崩漏带下；甘温补益，有内托之力，可托毒生肌，治疗阴疽内陷或疮疡久溃不敛。

健康管理常用于：肾阳不足、精血亏虚而致的阳痿遗精、宫冷不孕、羸瘦、神疲、畏寒、眩晕、耳鸣耳聋。

（8）肉苁蓉：甘温助阳，质润滋养，咸以入肾，能补肾阳，益精血，但其作用从容和缓，难求速效；咸能润下，可润肠通便，为津亏体虚便秘之良药，能治发汗、津液耗伤而致的大便秘结。《本草汇言》："肉苁蓉，养命门，滋肾气，补精血之药也。男子丹元虚冷，而阳道久沉，妇女冲任失调而阴气不治，此乃平补之剂，温而不热，补而不峻，暖而不燥，滑而不泄，故有从容之名。"

健康管理常用于：肾阳不足、精血亏虚而致的阳痿不育，或宫冷不孕、腰膝酸软、筋骨无力、便秘等。

2.代表方剂

（1）肾气丸：由熟地黄、山药、山萸肉、泽泻、茯苓、牡丹皮、桂枝、附子组成，具有补肾助阳、化生肾气之功效。

可用于防治：肾阳气不足证，症见腰痛脚软、身半以下常有冷感、少腹拘急、小便不利，或小便反多、入夜尤甚，阳痿早泄，舌淡而胖，脉虚弱，尺部沉细以及痰饮、水肿、消渴、脚气、转胞等。常用于治疗慢性肾炎、糖尿病、醛固酮增多症、甲状腺功能低下、神经衰弱、肾上腺皮质功能减退、慢性支气管哮喘、更年期综合征等属肾阳不足者。

（2）右归丸：由熟地黄、山药、山萸肉、枸杞子、菟丝子、鹿角胶、杜仲、肉桂、当归、附子组成，具有温补肾阳、填精益髓之功效。

可用于防治：肾阳不足、命门火衰证，症见年老或久病气衰神疲、畏寒肢冷、腰膝软弱、阳痿遗精，或阳衰无子，或饮食减少、大便不实，或小便自遗、舌淡苔白、脉沉而迟。常用于治疗肾病综合征、老年骨质疏松症、精少不育者，以及贫血、白细胞减少症等属肾阳不足者。若阳衰气虚者，加人参以补之；阳虚精滑或带浊、便溏者，加补骨脂以补肾固精止泻；肾泻不止者，加五味子、肉豆蔻以涩肠止泻；饮食减少或不易消化，或呕恶吞酸者，加干姜以温中散寒；腹痛不止者，加吴茱萸以散寒止痛；腰膝酸软者，加胡桃肉以补肾助阳；阳痿者，加巴戟天、肉苁蓉等补肾壮阳。

3.应用方法 补阳方药主要利用甘辛、咸味，以补助阳气，尤以温补肾阳为主。治疗如肾阳不足出现的形寒肢冷、腰膝酸软、尿频遗尿、性欲冷淡、阳痿早泄、遗精滑精、宫寒不孕等；阳虚不能制水出现的四肢、颜面水肿；脾肾阳虚出现的五更泄泻；下焦虚冷而致冲任不固出现崩漏不止，带下清冷等症状。阳虚证涉及肾、脾、心等多个脏腑，且病因复杂，故在使用补阳方药时，应针对病症选择适宜药物，适当配伍。

使用补阳类方药须注意以下事项：一是阳气不足多兼血虚及虚寒证，临床应用多与补益精血、温里祛寒药配伍；二是补阳药物多兼有温脾阳、祛风湿、强筋骨、补肺气等作用，可直接选择应用于脾肾阳虚、风湿痹证及肺肾两虚证等；三是补阳方药多属温热燥烈之品，易于伤阴化火，阴虚火旺者忌用。

二、理气类

1.代表药物

（1）陈皮：性辛苦温燥，归脾、肺经，具有理气健脾、燥湿化痰功效。作用温和，善行脾胃之气，故凡脾胃气滞者皆可选用，为理气健脾之佳品，因其既能理气又能燥湿，故尤适用于湿浊中阻脾胃气滞之人。辛苦泄温通，既能燥湿化痰，又能温化寒痰，常用于有湿痰、寒痰内蕴者。《本草纲目》曰："其治百病，总取其理气燥湿之功。同补药则补，同泻药则泻，同升药则升，同降药则降。"

健康管理常用于：防治寒湿中阻之脾胃气滞所致的脘腹胀痛、恶心呕吐；湿痰所致的胸闷咳喘、胸闷气促、色白量多等。

（2）青皮：气味峻烈，辛散温通，苦泄下行，具有疏肝破气、消积化滞之功效。《本草汇言》云："青橘皮，破滞气，削坚积之药也。"善入肝胆而畅气，多用于肝气郁结证及气滞血瘀之重证，如乳核、疝气等。其消散之性可消解食积气滞证，为气滞较重者的常用药物。

健康管理常用于：肝郁气滞证，尤宜于肝郁气滞之胸胁胀痛、疝气疼痛、乳房肿痛，食积腹痛，癥瘕积聚、久疟痞块等。

（3）枳实：辛散苦降，气雄性猛，行气作用力强，为破气除痞之要药，适用于肠胃气滞之脘腹痞满证。饮食积滞、热蕴大肠、湿热积滞等各种原因导致的气机不畅均可用之，还可化痰浊以除积滞，破气结而通痞塞，宜用于痰阻气滞之胸腹痞满胀痛、便秘或泻痢后重等病症。《本草纲目》云："枳实、枳壳大抵其功皆能利气，气下则痰喘止，气行则痰满消，气通则痛刺止，气利则后重除。"具有破气消积、化痰散痞之功效。

健康管理常用于：胃肠气滞阻滞较重者，症见脘腹痞满胀痛、嗳腐吞酸、热结便秘或泻痢后重等，以及痰阻气滞、胸痹心痛、结胸等，还有脾气虚、中气下陷之胃下垂、子宫脱垂、脱肛等脏器下垂证。

（4）枳壳：性味苦辛酸，微寒，归脾、胃经，具有理气宽中、行滞消胀之功效。其效弱于枳实，长于理气宽胸，消胀除痞。

健康管理常用于：脾胃气滞、食积不化、痰饮内停、脏器下垂等证。亦可用于日常食品保健。

（5）木香：芳香气烈味厚，辛苦泄温通，具有行气止痛、健脾消食之功效。长于通畅气滞，用于多种气滞疼痛证。《本草纲目》云："木香乃三焦气分之药，能升降诸气。"尤善通行脾胃气滞，并有较好的行气止痛作用，为治脾胃气滞、脘腹胀痛的要药。亦善于通行大肠气滞而除后重，还可助肝胆疏利，用于中焦湿阻气滞、肝胆失疏诸证。

健康管理常用于：肠道气滞阻滞者，如腹胀痛、泻痢后重、大便秘结或泻而不爽等。

（6）香附：微甘性平而无寒热之偏，归肝、脾、三焦经，具有疏肝解郁、理气宽中、调经止痛之功效。辛散行气，善疏肝气之郁结，兼能理气宽中，通调三焦气滞，为行气止痛之要药，常用于调治肝郁气滞之胁肋疼痛，疝气疼痛；肝胃不和，脾胃气滞，或兼寒凝、食积之胸脘痞闷，胁胀腹痛，饮食不消。又善行血中之气，畅达气机而止痛，为妇科调经止痛主药。亦适于气滞血瘀所致的月经不调、痛经、闭经。《本草纲目》云："气病之总司，女科之主帅。"

健康管理常用于：①肝郁气滞痛证，如气、血、湿、火、痰、食所致的胸膈痞闷、腹胀痛、恶心呕吐、饮食不消等六郁证；寒凝气滞，肝寒犯胃之胃脘疼痛；寒凝肝脉之疝气腹痛，或睾丸偏坠疼痛。②月经不调、痛经、乳房胀痛或结块等。

（7）佛手：辛行苦泄，清香而不烈，性温而不峻，具有疏肝理气、和胃止痛、燥湿化痰之功效。入肝经，疏肝解郁，理气止痛；入脾、胃经，醒脾开胃，行气调中；入肺经，燥湿化痰，兼能理气宽胸。多用于肝郁气滞、肝胃不和及脾胃气滞证，亦治痰湿壅肺之咳嗽胸痛。《本草便读》云："佛手，理气快膈，惟肝脾气滞者宜之。"

健康管理常用于：肝郁气滞所致胁肋胀痛；脾胃气滞所致脘腹胀痛、呕恶食少等；湿痰壅肺所致咳嗽痰多、胸闷气急作痛等。

（8）薤白：温通滑利，辛散苦降，畅通上下，具有通阳散结、行气导滞之功效。上能通胸中阳气，散阴寒邪气，为治胸痹要药；中能调畅脾胃气机；下能行胃肠滞气，治泻痢后重。《本草求真》："味辛则散，散则能使在上寒滞立消。味苦则降，降则能使在下寒滞立下。气温则散，散则能使在中寒滞立除。体滑则通，通则能使久痼寒滞立解。"

健康管理常用于：①胸阳不振之胸闷胸痛。②脘腹痞满胀痛，或湿热内蕴、胃肠气滞之泻痢后重。

（9）香橼：味辛酸微苦，性温。归肝、脾、胃、肺经。具有疏肝解郁、理气和中、燥湿化痰之功效。

健康管理常用于：①肝郁胸胁痛。本品功同佛手，但效力较逊。②气滞之脘腹胁痛、嗳气吞酸、呕恶食少等。③痰饮咳嗽、脘膈不利、痰多、胸闷等。

（10）刀豆：性主沉降，甘温补益，具有降气止呃、温肾助阳之功效。暖胃则温中下气止呃，用治虚寒呃逆；温肾则益火助阳壮腰，用治肾虚腰痛。

健康管理常用于：防治呃逆、呕吐、肾虚腰痛等。

（11）玫瑰花：气香性温，归肝、脾经，具有疏肝解郁、活血止痛之功效。《食物本草》谓其："主利肺脾、益肝胆，食之芳香甘美，令人神爽。"

健康管理常用于：防治肝胃气痛之胸胁脘腹胀痛，呕恶食少，或月经不调，经前乳房胀痛，或跌打损伤，瘀肿疼痛。

2.代表方剂

（1）越鞠丸：由香附、川芎、苍术、栀子、神曲组成，具有行气解郁的功效。

可用于防治：气、血、痰、火、湿、食导致的郁证，症见胸膈痞闷，或胸胁刺痛、脘腹胀痛、嗳腐吞酸、恶心呕吐、饮食不消等。常用于治疗慢性胃炎、慢性肠炎、胃及十二指肠溃疡、肠胃神经症、慢性肝炎、慢性胰腺炎、胆囊炎、肋间神经痛及妇女痛经、月经不调等属气郁者。若气郁明显者，加厚朴、枳实以行气解郁；血瘀明显者，加当归、丹参以活血散瘀止痛；火热内盛者，加黄连、黄芩以清热泻火；饮食积滞明显者，加麦芽、莱菔子以消食和胃；湿盛者，加白术、茯苓以健脾渗湿；痰盛者，加半夏、陈皮以降逆化痰。

（2）金铃子散：由川楝子、延胡索组成，具有疏肝清热、活血止痛的功效。

可用于防治：肝郁化火证所表现的胸腹胁肋诸痛，口苦，舌红苔黄，脉弦数。常用于治疗胃及十二指肠溃疡、慢性胃炎、慢性肝炎、胆囊炎等属肝郁化火者。若胸胁疼痛者，可加柴胡、郁金、香附等；脘腹疼痛者，可加木香、砂仁、陈皮等；痛经者，可加当归、益母草、香附等以增强行气活血之功；少腹气滞疝痛者，可加橘核、荔枝核等以加强行气止痛之力。

（3）天台乌药散：由乌药、木香、茴香、青皮、良姜、槟榔、川楝子、巴豆组成，具有行气疏肝、散寒止痛的功效。

可用于防治：寒凝肝经，肝郁气滞证所表现的小肠疝气，少腹引控睾丸而痛，偏坠肿胀，或少腹疼痛，苔白，脉弦。常用于治疗睾丸炎、附睾炎、胃及十二指肠溃疡、慢性胃炎等属寒凝气滞者。睾丸偏坠肿胀者，可加荔枝核、橘核等以增强其行气止痛之功；寒甚者，可加肉桂、吴茱萸等以加强散寒止痛之力。

（4）枳实薤白桂枝汤：由枳实、厚朴、薤白、桂枝、瓜蒌组成，具有行气祛痰、通阳散结的功效。

可用于防治：胸阳不振，痰气互结之胸痹所表现的胸满而痛，甚或胸痛彻背，喘息咳唾、短气，气从胁下冲逆，上攻心胸，舌苔白腻，脉沉弦或紧。常用于治疗冠心病心绞痛、肋间神经痛、非化脓性肋软骨炎等属胸阳不振、痰气互结者。若寒重者，酌加干姜、附子以助通阳散寒之力；气滞重者，加重厚朴、枳实用量以助理气行滞之力；痰浊重者，酌加半夏、茯苓以助消痰之力。

（5）半夏厚朴汤：由半夏、厚朴、茯苓、生姜、苏叶组成，具有行气化痰、降逆散结之功效。

可用于防治：痰气互结之梅核气所表现的咽中如有物阻滞，咯吐不出，吞咽不下，胸膈满闷，或咳或呕，苔白腻，脉弦。常用于治疗瘿病、胃肠神经官能症、慢性咽炎、慢性支气管炎、食道痉挛等属气滞痰阻者。若气郁较甚者，加香附、郁金助行气解郁之功；胁肋疼痛者，加川楝子、延胡索以疏肝理气止痛；咽痛者，加玄参、桔梗以解毒散结，宣肺利咽。

（6）苏子降气汤：由紫苏子、半夏、当归、甘草、前胡、厚朴、肉桂、陈皮、生姜、大枣组成，具有降气祛痰、止咳平喘、温肾阳之功效。

可用于防治：上实下虚证表现的喘咳短气、痰多稀白、胸膈满闷，或腰疼脚弱，或呼多吸少或肢体浮肿，舌淡，苔白滑或白腻，脉弦滑。若痰涎壅盛、喘咳气逆难卧者，加沉香以加强其降气平喘之功；兼表证者，加麻黄、杏仁以宣肺平喘，疏散外邪；兼气虚者，加人参等益气。

3.应用方法 理气药在中医健康管理的应用，主要利用其辛味特点，以调畅气机。如情志抑郁出现的胀痛或攻窜痛，疝气疼痛，或月经失调、痛经、乳房胀痛、脉弦等，脾胃气滞之脘腹胀满疼痛、食欲不振、嗳气吞酸、呕恶食少、大便不调等，肺气壅滞之胸闷不畅、咳嗽气喘、胸痹心痛等症状。气滞证涉及多个脏腑，且病因复杂，故在使用理气药时，应针对病症选择适宜药物，适当配伍。

在健康管理过程中，使用理气类药物须注意以下事项：一是辨清气病之虚实，若气滞实证，当须行气；若气虚之证，当须补气。二是辨明气病之兼夹。若有痰饮、湿热、瘀血、宿食等邪相兼为病，则分清主次，与化痰、清热、祛湿、活血、消滞之品配合使用；若兼气虚者，则需配伍适量补气之品。三是理气药多属辛温香燥之品，有耗气伤阴之弊，应适可而止，勿使过剂，尤其是年老体弱，以及阴虚火旺、孕妇或素有崩漏吐衄者，更应慎之，当选理气不伤阴者为宜。

三、活血类

1.代表药物

（1）川芎：性辛散温通，具有活血行气、祛风止痛之功效。其"上行头目，下调经水，中开郁结，旁通络脉"，为"血中之气药"，广泛用于血瘀气滞诸证。其性升散，祛风、活血、止痛，为治头痛之要药，配伍后可用治多种头痛。《本草纲目》云："头痛不离川芎，如不愈，加各引经药。太阳羌活，阳明白芷，少阳柴胡，太阴苍术，厥阴吴茱萸，少阴细辛。"

健康管理常用于：①血瘀气滞诸证，如瘀血阻滞之月经不调、经闭、痛经等，产后恶露不下、瘀阻腹痛，心脉瘀阻、胸痹心痛，肝郁胁痛，中风偏瘫、肢体麻木，跌仆损伤、瘀血肿痛等。②诸般头痛，无论风寒、风热、风湿、血瘀、血虚头痛均可随症配用。③风湿痹痛、肢体麻木、关节疼痛等。

（2）姜黄：性辛温行散，趋向升浮，活血之力较强，具有破血行气、通经止痛之功效。《本草经疏》云："辛能散结，故主心腹结积之属血分者，兼能治气……总其辛苦之力，破血，除风热，消痈肿，其能事也。"可广泛用于血瘀气滞诸痛证。其外散风寒湿邪，内通经脉气血，长于温通肩臂而除痹痛，为治风湿肩臂疼痛之要药。

健康管理常用于：①血瘀气滞诸痛证，如血瘀气滞寒凝之心腹疼痛难忍，寒凝血滞的经闭、痛经、月经不调，跌打损伤、瘀滞肿痛，肝郁气滞血瘀的胸胁疼痛等。②风寒湿痹、肩臂疼痛等。

（3）丹参：味苦微寒，具有活血祛瘀、通经止痛、清心除烦、凉血消痈之功效。其活血而不伤正，作用平和，为活血化瘀之要药，可用于各种血瘀证，因性偏寒凉，尤其适用于血热瘀滞证。《妇科明理论》云："一味丹参散，功同四物汤"，因善调经水，为妇科活血调经常用药，其入心经，善凉血清心、除烦安神，还可散结消痈，用治心神不安及疮疡痈肿等症。

健康管理常用于：血瘀气滞所致心腹、胃脘疼痛，月经不调、痛经、闭经及产后瘀阻腹痛，癥瘕积聚诸证，烦躁不安、心悸失眠，疮疡痈肿或乳痈初起。

（4）红花：性辛散温通，为治血瘀证之良药。《本草求真》云："辛苦而温，色红入血，为通瘀活血要剂。"其擅长调经，故可用于妇科经水不调。具活血化斑之效，还可与凉血解毒之品同用，治疗血热瘀滞之斑疹紫暗。

健康管理常用于：血瘀痛经，闭经，产后瘀滞腹痛；跌打损伤，心脉瘀阻疼痛，癥瘕积聚。

（5）桃仁：苦泄破瘀，趋向沉降，活血力强，具有活血祛瘀、润肠通便、止咳平喘之功效。既为妇科血瘀经产诸证常用，又宜于癥瘕积聚、跌打损伤等多种瘀血证，且能泄血分之壅滞，善治内痈，为热毒壅聚、气血凝滞之肠痈、肺痈之常用药。《名医别录》云："止咳逆上气"，故能润肺降气而止咳平喘，又其质润多脂，而能润燥滑肠。

健康管理常用于：血瘀痛经、经闭、产后瘀滞腹痛，产后恶露不尽、小腹冷痛，跌打损伤、瘀血刺痛，癥瘕积聚，肺痈、肠痈等。

（6）益母草：性苦泄辛行，趋向沉降，具有活血调经、利水消肿、清热解毒之功效。主入血分，擅长活血调经，常用治妇女瘀血经产诸证，为妇科经产之要药。《本草证》云："性滑而利，善调女人胎产诸证，故有益母之号。"且善利尿消肿，兼以清热解毒，可用治水瘀互结之水肿及瘀热阻滞之热毒疮肿等症。

健康管理常用于：①瘀血阻滞之痛经、经行不畅、经闭、产后恶露不尽等，治跌打损伤，瘀血肿痛。②水肿，小便不利。③疮痈肿毒，皮肤痒疹。

（7）泽兰：性辛苦微温，平和不峻，趋向沉降，具有活血调经、祛瘀消痈、利水消肿功效。主入肝经血分，善活血化瘀而通经，凡经行不畅、经闭、癥瘕、产后瘀阻腹痛均可使用；亦可用于跌打损伤瘀肿疼痛及痈肿诸证。又入脾经，芳香舒脾而行水消肿，作用缓和，可治水瘀互结之水肿。《本草纲目》云："走血分故能治水肿，涂痈毒，破瘀血，消癥瘕，而为妇人要药。"

健康管理常用于：①妇女血瘀之月经不调、痛经、经闭、产后瘀滞腹痛、恶露不尽等；胸胁瘀阻刺痛。②疮痈肿毒、跌打损伤、瘀肿疼痛等外伤科疾病。③水肿，小便不利。

（8）牛膝：善通调经水，活血疗伤，故常用于妇科、伤科瘀血之证。《本草经疏》谓："走而能补，性善下行"，故可补肝肾、强筋骨，为治肾虚腰痛、久痹腰膝酸痛无力之要药。善利尿通淋，治淋证、水肿；能导热下泄，引火（血）下行，引诸药下行，以降上亢之阳、上炎之火、上逆之血，为诸药下行之引经药。

健康管理常用于：①血瘀证。用于妇科血瘀经产诸证及跌打损伤等。如痛经、月经不调、经闭、产后腹痛、胞衣不下等；跌打损伤，瘀滞肿痛。②腰膝酸痛，下肢萎软；兼可祛风湿止痹痛，既可用于风湿痹痛，亦可用肝肾不足，腰膝酸软无力。如肝肾不足，腰膝酸软无力者；或湿热成痿，足膝萎软者；或风湿所致的下肢关节疼痛。④淋证，水肿，小便不利。如热淋、血淋、石淋等。⑤上部火热证。如气火上逆、血热妄行之吐血、衄血；肝阳上亢的头痛眩晕；治阴虚火旺、虚火上炎之牙龈肿痛、口舌生疮等。

（9）骨碎补：性苦温，归肝、肾经，具有疗伤止痛、补肾强骨、消风祛斑之功效。《本草纲目》云："足少阴经药也。故能入骨，入牙，及久泄痢。"善活血疗伤止痛、续筋接骨，为伤科常用之要药；且能温补肾阳，强筋健骨，为治肾虚腰痛、足膝痿弱、耳鸣耳聋诸证之良药。

健康管理常用于：①跌打损伤，骨折筋伤，瘀血肿痛，内服、外用均有效。②肾虚腰痛，足膝痿弱，耳鸣耳聋，牙痛，久泻。③本品外用有消风祛斑作用，可用治斑秃、白癜风等。

2.代表方剂

（1）桃核承气汤：由桃仁、大黄、桂枝、甘草、芒硝组成，具有逐瘀泻热之功效。

可用于防治：瘀热互结之蓄血证，症见少腹急结、至夜发热，或烦躁谵语，神志如狂，以及经闭痛经，舌质暗红，脉沉实而涩者。常用于治疗急性盆腔炎、胎盘滞留、附件炎、肠梗阻、子宫内膜异位症、急性脑出血等属瘀热互结下焦者。治疗妇人血瘀经闭、痛经以及恶露不下等症，常配合四物汤同用，兼气滞者酌加香附、乌药、枳实、青皮、木香等以理气止痛；跌打损伤、瘀血停留、疼痛不已者，加赤芍、当归尾、红花、苏木、三七等以活血祛瘀止痛；火旺而血郁于上之吐血、衄血，可用本方釜底抽薪，引血下行，并可酌加生地黄、牡丹皮、栀子等以清热凉血。

（2）温经汤：由吴茱萸、当归、芍药、川芎、人参、桂枝、阿胶、牡丹皮、生姜、甘草、半夏、麦冬组成，具有温经散寒、祛瘀养血的功效。

可用于防治：冲任虚寒、瘀血阻滞证，症见经血淋沥不止、月经不调，或超前延后，或一月再行，或经停不至、傍晚发热、手心烦热、口干燥、小腹冷痛、舌质暗红、脉细而涩；亦治妇人宫冷不孕。常用于治疗功能性子宫出血、慢性盆腔炎、痛经、不孕症等属冲任虚寒、瘀血阻滞者。若小腹冷痛甚者，去牡丹皮、麦冬，加艾叶、小茴香，或桂枝易为肉桂，以增强散寒止痛之力；寒凝而气滞者，加香附、乌药以理气止痛；漏下不止而血色暗淡者，去牡丹皮，加炮姜、艾叶以温经止血；气虚甚者，加黄芪、白术以益气健脾；傍晚发热甚者，加银柴胡、地骨皮以清虚热。

（3）生化汤：由当归、川芎、桃仁、干姜、甘草组成，具有养血祛瘀、温经止痛功效。

可用于防治：血虚寒凝、瘀血阻滞证，症见产后恶露不行、小腹冷痛。常用于治疗产后子宫复旧不良、产后宫缩疼痛、胎盘残留等属产后血虚寒凝、瘀血内阻者。若恶露已行而腹微痛者，可减去破瘀的桃仁；瘀滞较甚，腹痛较剧者，可加蒲黄、五灵脂、延胡索、益母草等以祛瘀止痛；小腹冷痛甚者，可加肉桂以温经散寒；气滞明显者，加木香、香附、乌药等以理气止痛。

（4）血府逐瘀汤：由桃仁、红花、当归、生地黄、川芎、赤芍、牛膝、桔梗、柴胡、枳壳、甘草组成，具有活血祛瘀、行气止痛之功效。

可用于防治：胸中血瘀证，症见胸痛，头痛，日久不愈，痛如针刺而有定处，或呃逆日久不止，或干呕，或烦闷，或心悸怔忡，失眠多梦，入暮潮热，唇暗或两目暗黑，舌质暗红，或舌有瘀斑或瘀点，脉涩或弦紧。常用于治疗冠心病心绞痛、风湿性心脏病、胸部挫伤及肋软骨炎之胸痛，以及脑血栓形成、高血压病、高脂血症、血栓闭塞性脉管炎、神经官能症、脑震荡后遗症之头痛、头晕等属瘀阻气滞者。若瘀痛入络，可加全蝎、穿山甲、地龙、三棱、莪术等以破血通络止痛；气机郁滞较重者，加川楝子、香附、青皮等以疏肝理气止痛；血瘀经闭、痛经者，可用本方去桔梗，加香附、益母草、泽兰等以活血调经止痛；胁下有痞块，属血瘀者，可酌加丹参、郁金、䗪虫、水蛭等以活血破瘀，消癥化滞。

（5）失笑散：由五灵脂、蒲黄组成，具有活血祛瘀、散结止痛之功效。

可用于防治：瘀血停滞证，症见心腹刺痛，或产后恶露不行，或月经不调、少腹刺痛等。常用于治疗痛经、冠心病、高脂血症、宫外孕、慢性胃炎等属瘀血停滞者。若瘀血甚者，可酌加当归、赤芍、川芎、桃仁、红花、丹参等以加强活血祛瘀之力；兼见血虚者，可合四物汤同用，以增强养血调经之功；疼痛较剧者，可加乳香、没药、延胡索等以化瘀止痛；兼气滞者，可加香附、川楝子，或配合金铃子散以行气止痛；兼寒者，加炮姜、艾叶、小茴香等以温经散寒。

（6）补阳还五汤：由黄芪、当归、赤芍、地龙、川芎、红花、桃仁组成，具有补气、活血、通络之功效。

可用于防治：气虚血瘀之中风后遗症，症见半身不遂，口眼歪斜，语言謇涩，口角流涎，小便频数或遗尿失禁，舌暗淡，苔白，脉缓无力。常用于治疗脑血管意外后遗症、冠心病、小儿麻痹后遗症，以及其他原因引起的偏瘫、截瘫，或单侧上肢，或下肢萎软等属气虚血瘀者。若半身不遂以上肢为主者，可加桑枝、桂枝以引药上行，温经通络；下肢为主者，加牛膝、杜仲以引药下行，补益肝肾；日久效果不显著者，加水蛭、虻虫以破瘀通络；语言不利者，加石菖蒲、郁金、远志等以化痰开窍；口眼歪斜者，可合用牵正散以化痰通络；痰多者，加制半夏、天竺黄以化痰；偏寒者，加熟附子以温阳散寒；脾胃虚弱者，加党参、白术以补气健脾。

（7）桂枝茯苓丸：由桂枝、茯苓、牡丹皮、桃仁、赤芍组成，具有活血化瘀、缓消癥块之功效。

可用于防治：气血瘀滞，阻于胞宫证，症见妇人素有癥块，妊娠期阴道少量流血，血色紫黑晦暗，或腹痛拒按，或经闭腹痛，或产后恶露不尽而腹痛拒按，舌质紫暗或有瘀点，脉沉涩。常用于治疗子宫内膜炎、附件炎、月经不调、痛经、流产后阴道出血、子宫肌瘤、宫外孕、卵巢肿瘤、不孕症等瘀阻胞宫证者。

3.应用方法　活血药味多辛、苦，性多偏温，部分药物性偏寒凉，主归肝、心二经，功能通畅血行，消散瘀血。部分药物活血力强，又称破血药。

在中医健康管理过程中，活血类药主要应用于各类瘀血证。本类药物以活血化瘀为主要作用，通过这一基本作用，又可产生止痛、消癥、通痹、消肿、调经、消痈、疗伤等多种不同的功效。其主治范围遍及内、外、妇、伤等临床各科。如内科的胸、胁、脘、腹、头诸痛，癥瘕积聚，中风后半身不遂，肢体麻木及关节痹痛日久不愈；外科的疮疡肿痛等；妇科的月经不调、痛经、闭经、产后腹痛等；伤科的跌打损伤、瘀滞肿痛等。运用活血化瘀药时，应根据瘀血的寒、热、痰、虚等不同成因，选用适当的活血化瘀药，并配伍散寒、凉血、化痰、补虚等药以标本兼治。

使用活血类药物须注意以下事项：一是不可见瘀消瘀、见血止血，而应审辨瘀血和出血的病因，区分标本缓急，审因论治。二是活血不破血，活血祛瘀剂虽能促进血行，但其性破泄，易于耗血动血、伤胎，故凡素有出血者，以及妇女经期、月经过多者及孕妇等，均当慎用或禁用。三是破血逐瘀之品易伤正气，中病即止，不可过服。

四、散寒类

1.代表药物

（1）干姜：性味辛热，守而不走，入脾胃经，具有温中散寒、回阳通脉、温肺化饮之功效。善温脾胃之阳，祛脾胃之寒，为温中散寒之良药，中焦实寒、虚寒证皆可使用；又入心肾经，回阳之力虽逊于附子，但因其无毒，尤适于中医健康管理之用；兼入肺经，上能温肺散寒化痰饮，中能温脾运水消痰湿，亦为寒饮咳喘之佳品。

健康管理常用于：①脾胃虚寒证之脘腹冷痛，呕吐泄泻；外寒直中脾胃之实寒证。②阳气衰微、阴寒内盛之四肢厥冷、脉微欲绝。③寒饮喘咳，痰多清稀，形寒背冷。

（2）肉桂：辛甘大热，具有补火助阳、引火归原、散寒止痛、温通经脉之功效。为补火助阳之要药，善补命门之火，有益阳消阴、引火归原之功，多用于肾阳不足、命门火衰及虚阳上浮证；因其味甘而大热，散寒止痛之力强，善治脾胃寒证、脾肾阳虚及胸阳不振所致心腹冷痛；又入血分，能温通血脉，为寒凝血瘀之月经不调、痛经、闭经、产后瘀阻腹痛诸证之良药。《本草汇言》云："肉桂，治沉寒痼冷之药也。"还常与补气血药同用，有鼓舞气血化生之功。

健康管理常用于：①肾阳不足、命门火衰之腰膝冷痛、阳痿宫寒、夜尿频多等；肾阳亏虚、虚阳上浮之面赤、虚喘、汗出心悸等；脾肾阳虚之脘腹冷痛、食少便溏等。②寒邪直中脾胃或脾胃虚寒之脘腹冷痛、呕吐、泄泻等；胸阳不振、寒邪内侵之胸痹心痛；寒疝腹痛，风寒湿痹痛。③冲任虚寒、寒凝血瘀之月经不调、痛经、闭经，或产后恶露不尽、腹痛不止等；阳虚寒凝之阴疽。此外，久病体弱、气血不足者，在补益气血方中加入少量肉桂，有宣导百药、鼓舞气血生长之效。

（3）丁香：性辛温芳香，趋向沉降，具有温中降逆、补肾助阳之功效。入脾胃经，长于温中散寒，降逆止呕、止呃，为治胃寒呕吐、呃逆之要药。《药性论》云："治冷气腹痛。"常用于治疗虚寒脘腹冷痛诸证。又归肾经，可温肾助阳起痿，常用于肾阳不足之宫冷、阳痿等。

健康管理常用于：脾胃虚寒之呕吐、呃逆及肾虚之阳痿、腰膝酸痛。

（4）吴茱萸：辛散苦降，性热燥烈，主归肝经，既散肝经之寒，又疏肝气之郁，为治寒滞肝经诸痛之要药，常用于寒凝肝经之寒疝腹痛、厥阴头痛、寒滞痛经及寒湿脚气肿痛等症；又归脾、胃、肾经，能温脾益肾，降逆止呕，助阳止泻，善治脾胃寒证或肝胃不和之呕吐吞酸和虚寒泄泻。

健康管理常用于：寒侵肝经，疝气疼痛；肝胃虚寒、浊阴上逆之厥阴头痛、呕吐涎沫；冲任虚寒、瘀血阻滞之痛经；寒湿脚气肿痛，或上冲入腹，胀满疼痛；虚寒泄泻。

（5）小茴香：辛散温通，主归肝肾经，能暖肝温肾，散寒止痛，善治下焦寒凝气滞诸证，为防治寒疝腹痛之要药；兼归脾胃经，善行脾胃之气而开胃止呕，可治中焦寒凝气滞之脘腹胀痛等。《本草汇言》云："其温中散寒，立行诸气，乃小腹少腹至阴之分之要品也。"

健康管理常用于：寒侵肝脉之少腹冷痛，或冲任虚寒之痛经；胃寒气滞之脘腹胀痛、呕吐食少。

（6）八角茴香：性辛温，归肝、肾、脾、胃经，具有散寒止痛、理气和胃之功效。功效与小茴香相似，但功力较弱，主要用作调和食物之性味。

健康管理应用：与小茴香相似。

（7）花椒：辛散温燥，主归脾胃经，兼归肾经。既可温胃散寒止痛，又可温脾燥湿止泻，善治中寒腹痛，寒湿吐泻；并可杀虫止痒，内服善治虫积腹痛，外用可治湿疹瘙痒、阴痒。《本草纲目》云："散寒除湿，解郁结，消宿食，通三焦，温脾胃，补右肾命门，杀蛔虫，止泄泻。"

健康管理常用于：脘腹冷痛、呕吐；寒湿腹痛泄泻；湿疹瘙痒，蛔虫腹痛。

（8）高良姜：性辛热，主归脾胃经。善散胃中寒邪而止痛、止呕，用治胃脘冷痛、嗳气吞酸、呕吐等症。《本草汇言》云："高良姜，祛寒湿、温脾胃之药也。"

健康管理常用于：胃寒脘腹冷痛，或寒凝气滞及寒邪内侵之呕吐或虚寒呕吐。

（9）荜茇：性辛热，归胃、大肠经，具有温中散寒、下气止痛之功效。《景岳全书·本草正》载："荜茇，其味大辛，须同参、术、归、地诸甘温补剂用之尤效。"

健康管理常用于：胃寒腹痛，呕吐，呃逆，泄泻及龋齿疼痛。

（10）桂枝：辛甘温，入肺、心、膀胱经。功效重在温通，能温通扶阳，助卫实表，发汗解肌，外散风寒，又能温通经脉，散寒止痛，可治寒凝血滞之脘腹冷痛、血寒经闭，关节痹证等，尤擅治肩臂疼痛，如《药品化义》云："专行上部肩臂，能领药至痛处"；且可温阳运水，逐寒邪以助膀胱气化，以行水湿痰饮之邪，为治蓄水证、痰饮病之常用药；此外还能助心阳，通血脉，平冲气，止悸动，治心阳不振、心悸动、脉结代，及奔豚气上冲胸者。

健康管理常用于：①外感风寒，不论表实无汗、表虚有汗及阳虚外感，均可选用。②脘腹冷痛，血寒经闭，关节痹痛。③痰饮、水肿，如水湿内停的痰饮眩晕、心悸、咳嗽；膀胱气化失司的水肿、小便不利。④心悸，奔豚。

（11）紫苏叶：辛温气香，入肺、脾经，善行肺脾气滞，发汗解表散寒之力较为缓和。既能发汗解表，用治风寒表证，又善行气宽中而止呕、安胎，可用治脾胃气滞，胸闷呕恶，妊娠呕吐。尤善治风寒表证兼有脾胃气滞者。《本草汇言》载："紫苏，散寒气，清肺气，宽中气。安胎气，下结气，化痰气，乃治气之神药也。"

健康管理常用于：①风寒表证而兼气滞，胸脘满闷，恶心呕逆。②中焦气机郁滞之胸脘胀满，恶心呕吐；胎气上逆，胸闷呕吐，胎动不安。③鱼蟹中毒，腹痛吐泻。

（12）生姜：辛温气窜，走而不守，入脾胃经，既能发表祛寒，又能降逆温胃止呕。解表作用较弱，多用于风寒感冒轻证；又能温胃散寒，和中降逆，为止呕之佳品，尤以胃寒呕吐最宜；入肺，能温散寒邪，兼化痰止咳，对于肺寒咳嗽，不论有无外感风寒，或痰多痰少皆宜。《名医别录》云："除风邪寒热，伤寒头痛鼻塞，咳逆上气，止呕吐，去痰下气。"《本草纲目》又云其能"去邪辟恶"，能解鱼蟹、药食多种中毒。

健康管理常用于：风寒感冒；胃寒呕吐，有"呕家圣药"之称；寒痰咳嗽，不论有无外感风寒，均可选用；鱼蟹中毒。

（13）香薷：辛温芳香，入肺、脾、胃经。外能发汗解表散寒，内能化湿和中祛暑，尤宜于夏季外感风寒、内伤湿邪的阴暑证。《本草纲目》云："世医治暑病，以香薷饮为首药。"前人称"香薷乃夏月解表之药"，能发汗解暑，兼有利尿，颇似麻黄，故有"夏月麻黄"之称，还能利尿消肿，治水肿、小便不利。

健康管理常用于：①暑湿感冒，如夏月乘凉饮冷，外感风寒，内伤暑湿，脾胃湿困而致暑湿感冒，症见恶寒发热、头痛无汗、身重及腹痛吐泻者；或暑季饮冷不洁、脾胃受伤的吐泻腹痛；或暑温初起，复感于寒，发热恶寒，头痛无汗，口渴面赤等。②水肿，小便不利。

（14）荆芥：辛香透散，微温不燥，性较平和。善散风邪，为发散风寒药较平和之品，无论风寒、风热或寒热不明显之外感表证，均可用之。质轻透散，祛风止痒，宣透疹毒，可用治麻疹不透、风疹瘙痒；又有消散疮疡之效，用治疮疡初起兼有表证者。此外，炒炭止血，可用治多种出血证。《本草纲目》云："功长于祛风邪，散瘀血，破结气，消疮毒……主血，而相火寄之，故风病、血病、疮病为要药。"

健康管理常用于：外感表证；风疹瘙痒，麻疹不透；疮疡初起兼有表证；吐血、衄血、便血、崩漏等多种出血证。

（15）白芷：味辛性温，气味芳香，入胃、大肠、肺经。辛能发散，温可祛寒，燥能除湿，芳香走窜上达，解表散寒祛风之力较温和，既善散阳明经风寒湿邪，又善于宣通鼻窍、止痛，为治疗感冒头痛、眉棱骨痛、牙痛、鼻塞、鼻渊等常用药物，且善入足阳明胃经，故阳明经头额痛、眉棱骨痛及牙龈肿痛尤为常用；辛温香燥，又善除阳明经湿邪，能燥湿止带，消肿排脓，用治带下、疮痈肿痛、风湿瘙痒等症。《本草汇言》云："上行头目，下抵肠胃，中达肢体，遍通肌肤以至毛窍，而利泄邪气。"

健康管理常用于：感冒头痛，眉棱骨痛；带下；疮痈肿痛；外用可治多种皮肤病，如风湿瘙痒、湿疹、面部色斑、狐臭、白癜风等。

2.代表方剂

（1）理中丸：由人参、干姜、甘草、白术组成，具有温中祛寒、补气健脾之功效。

可用于防治：脾胃虚寒证所表现的脘腹疼痛，喜温喜按，呕吐便溏，不欲饮食，畏寒肢冷，口淡不渴，舌淡苔白，脉沉细或沉迟。亦可用于出血、病后多涎唾等。常用于治疗胃肠炎、胃及十二指肠溃疡、胃痉挛、胃下垂、胃扩张、慢性结肠炎等属脾胃虚寒者。若虚寒甚者，加附子、肉桂以增强温阳祛寒之力；呕吐甚者，加生姜、半夏降逆和胃止呕；下利甚者，加茯苓、白扁豆健脾渗湿止泄；阳虚失血者，将干姜易为炮姜，加艾叶、灶心土温涩止血；胸痹，加薤白、桂枝、枳实振奋胸阳，舒畅气机。

（2）小建中汤：由桂枝、甘草、大枣、芍药、生姜、胶饴组成，具有温中补虚、和里缓急之功效。

可用于防治：中焦虚寒、肝脾不和证，症见腹中拘急疼痛，喜温喜按，神疲乏力；或心悸，面色无华；舌淡苔白，脉细弦。常用于治疗胃及十二指肠溃疡、慢性肝炎、神经衰弱、再生障碍性贫血、功能性发热属于中气虚寒、阴阳气血失调者。若中焦寒重者，可加干姜以增强温中散寒之力；兼有气滞者，加木香行气止痛；便溏者，加白术健脾燥湿止泻；面色萎黄、短气神疲者，加人参、黄芪、当归以补养气血。

（3）大建中汤：由蜀椒、干姜、人参、饴糖组成，具有温中补虚、降逆止痛之功效。其补虚散寒之力远较小建中汤为峻，且有降逆止呕作用。

可用于防治：中阳衰弱、阴寒内盛证之脘腹剧痛，心胸中大寒痛，呕不能食，腹中寒，手足厥冷，舌质淡，苔白滑，脉沉伏而迟。咳嗽者，加款冬花；咳血者，加阿胶；遗精遗泄者，加龙骨；怔忡者，加茯神。

（4）吴茱萸汤：由吴茱萸、生姜、人参、大枣组成，具有温中补虚、降逆止呕之功效。

可用于防治：肝胃虚寒、浊阴上逆证，症见食后泛泛欲吐，或呕吐酸水，或干呕，或吐清涎冷沫，胸满脘痛，巅顶头痛，畏寒肢冷，甚则伴手足逆冷，大便泄泻，烦躁不宁，舌淡苔白滑，脉沉弦或迟。临床常用于治疗慢性胃炎、妊娠呕吐、神经性呕吐、神经性头痛、耳源性眩晕等属肝胃虚寒者。若呕吐较甚者，加半夏、陈皮、砂仁以增强和胃止呕之功；头痛较甚者，加川芎以加强止痛之功；肝胃虚寒重证，加干姜、小茴香温里祛寒。

（5）当归四逆汤：由当归、桂枝、白芍、细辛、炙甘草、通草、大枣组成，具有温经散寒、养血通脉之功效。

可用于防治：血虚寒厥证，症见手足厥寒，或腰、腿、足、肩臂疼痛，舌淡苔白，脉沉细。常用于治疗血栓闭塞性脉管炎、无脉症、雷诺病、小儿麻痹、冻疮、妇女痛经、肩周炎、风湿性关节炎等属血虚寒凝者。腰、股、腿、足疼痛属血虚寒凝者，加川断、牛膝、鸡血藤、木瓜等以活血祛瘀；兼有水饮呕逆者，加吴茱萸、生姜；妇女经期腹痛，及男子寒疝、睾丸掣痛、牵引少腹冷痛、肢冷脉弦者，可加乌药、茴香、高良姜、香附等以理气止痛。

（6）阳和汤：由熟地黄、麻黄、鹿角胶、白芥子、肉桂、甘草、炮姜炭组成，具有温阳补血、散寒通滞之功效。

可用于防治：阳虚血亏、寒凝痰滞之阴疽，如脱骨疽、脱疽、流注、痰核、鹤膝风等，患处漫肿无头，皮色不变，酸痛无热，口不渴，舌淡苔白，脉沉细或迟细。常用于治疗骨结核、慢性骨髓炎、骨膜炎、慢性淋巴结炎、类风湿关节炎、肌肉深部脓肿、坐骨神经炎、血栓闭塞性脉管炎、慢性支气管炎、慢性支气管哮喘、腹膜结核等属阳虚寒凝证者。若兼气虚不足者，加党参、黄芪等甘温补气；阴寒重者，加附子温阳散寒，肉桂亦可改为桂枝，加强温通血脉、和营通滞的功效。

（7）桂枝汤：由桂枝、白芍、甘草、生姜、大枣五味组成，具有解肌发表、调和营卫之功效。

可用于防治：外感风寒表虚证，症见恶风发热，汗出头痛，鼻鸣干呕，苔白不渴，脉浮缓或浮弱。常用于治疗上呼吸道感染、原因不明的低热、产后及病后低热、妊娠呕吐、多形红斑、冻疮、荨麻疹等属外感风寒、营卫不和证者。如恶风寒重者，加紫苏叶、防风以助解表；兼见咳喘者，加苦杏仁、紫苏子、桔梗以宣降肺气，止咳平喘；兼见鼻塞流涕者，加苍耳子、辛夷以宣通鼻窍。

（8）香薷饮：由香薷、白扁豆、厚朴三味组成，具有祛暑解表、化湿和中之功效。

可用于防治：阴暑所致的恶寒发热，腹痛吐泻，头重身痛，无汗，胸闷，舌苔白腻，脉浮。常用于治疗上呼吸道感染、急性胃肠炎等证属暑湿外感风寒者。若兼见暑热之心烦面赤，加金银花、黄连等以清解暑热；兼湿阻气滞之脘痞腹胀甚者，加广藿香、陈皮、茯苓等以祛湿行气。

（9）小青龙汤：由麻黄、白芍、细辛、干姜、炙甘草、桂枝、半夏、五味子组成，具有解表散寒、温肺化饮之功效。

可用于防治：外感风寒、水饮内停证，症见恶寒发热，无汗，头身疼痛，喘咳，痰涎清稀而量多，胸痞，或干呕，或痰饮喘咳，不得平卧，或身体疼重，头面四肢浮肿，舌苔白滑，脉浮。常用于治疗支气管炎、支气管哮喘、肺炎、百日咳、肺心病、过敏性鼻炎等证属外寒里饮者。若为表寒较轻者，可去桂枝，麻黄改用炙麻黄；内饮偏盛者，重用干姜、半夏，酌加茯苓、泽泻以淡渗利水；喘咳较甚，加苦杏仁、射干等止咳平喘。

3.应用方法 温里散寒药能温中散寒止痛，主治脾胃受寒证和脾胃虚寒证，症见脘腹冷痛、呕吐泄泻、舌淡苔白等。部分药物可暖肝散寒止痛，用治肝经受寒之少腹冷痛、厥阴头痛、寒疝疼痛等；或可温肺化饮，用治肺寒痰饮证之痰白清稀、喘咳、舌淡苔白滑等；或可温阳通脉，用治心肾阳虚证之畏寒肢冷、心悸怔忡、小便不利、肢体浮肿等；或可温肾助阳，用治肾阳不足证之阳痿宫冷、腰膝冷痛、遗精遗尿、夜尿频多等。

解表散寒药具有发散风寒邪气之功，部分药物兼有止咳平喘、利水消肿、透疹、止痛等作用。多用治风寒表证，如寒邪袭表之恶寒发热，舌苔薄白，脉浮紧；寒邪外束之无汗或汗出不畅，头身疼痛，口不渴；肺失宣肃之鼻塞流涕等。部分药物还可用治水肿、喘咳、痹证等。

使用散寒类药物须注意以下事项：一是温里散寒药多辛热燥烈，易助火伤阴，实热证、阴虚火旺、津血亏虚者忌用，孕妇慎用。二是解表散寒药，发汗力强，用量不宜过大，以免发汗太过，损伤正气，表虚自汗、阴虚盗汗等当慎用。

五、清热类

1.代表药物

（1）知母：味苦甘，性寒而质润，入肺、胃、肾三经。以其性寒，上能清润肃肺，中能泻胃生津，下能滋肾降火。既能清肺胃而泻实火，又善除骨蒸而退虚热，泻火之中长于清润，故火热内盛而津伤者尤为适宜。《用药法象》云："泻无根之肾火，疗有汗之骨蒸，止虚劳之热，滋化源之阴。"为温热病气分实热证之要药，肺热燥咳、阴虚消渴、骨蒸潮热、肠燥便秘等症亦为常用之品。

健康管理常用于：①气分实热证，如外感热病，高热烦渴；肺热壅盛咳嗽，咯痰黄稠。②肺热伤阴，燥咳无痰。③阴虚内热，津伤口渴，或消渴引饮。④肾阴亏虚，阴虚火旺，骨蒸潮热，遗精盗汗。⑤阴虚肠燥便秘。

（2）芦根：味甘性寒，入肺、胃经，其性不滋腻，生津不恋邪，故凡温热病见津伤烦渴者皆可用之，《本草经疏》言其："甘能益胃和中，寒能除热降火，热解胃和，则客热自解"。其势趋向沉降，善清透肺热而止咳，清泄胃热而止呕，清热利尿而通淋，故长于治疗肺热咳嗽、胃热呕逆、热淋涩痛。兼能祛痰排脓，亦为肺痈之佳品。

健康管理常用于：①热病伤津，烦热口渴及内热消渴。②胃热气逆之干哕、呕吐。③肺热咳嗽、肺痈。④热淋涩痛、小便短赤。

（3）天花粉：甘苦而寒，趋向沉降。苦寒能清热泻火，甘寒能生津润燥，入肺、胃二经，既清肺胃之热，又养肺胃之津，长于润燥而止咳，生津而止渴，《本经逢原》云："栝楼根性寒，降膈上热痰，润心中烦渴，除时疾狂热，祛酒瘅湿黄，治痈疡解毒排脓"。故本品既为治热病伤津口渴及内热消渴之要药，又为肺热、肺燥咳嗽之佳品，且具清热散肿、溃疮排脓之效，亦善治痈肿疮疡，未成脓者或脓成未溃者皆可用之。

健康管理常用于：①热病伤津，烦热口渴；或阴虚内热，消渴多饮。②肺热燥咳，咽喉不利，干咳少痰，或痰中带血。③疮疡肿毒，疮疡初起，红肿热痛，或脓成未溃者。

（4）淡竹叶：甘淡性寒，入心、胃、小肠经。《本草纲目》言其"去烦热，利小便，清心"，为清利之品，趋向沉降，力缓平和，既能清泻心胃实火，又善淡渗利尿，导热下行。

健康管理常用于：热病津伤，心烦口渴，口舌生疮，热淋涩痛。

（5）栀子：味苦性寒，入心、肺、三焦经。其性清降，能清泄三焦实火，清透疏解郁热，尤善清心泻火除烦，《医林纂要》云："泻心火，安心神"，故为治热病烦闷之要药。其性清利，能清热利湿，导三焦湿热之邪从小便而出，故为湿热黄疸、热淋所常用。入三焦，气血并治，泻火解毒，凉血止血，《本草纲目》言："治吐血、衄血、血痢、下血、血淋，损伤瘀血"，故本品亦为火毒疮疡、血热出血、跌损扭挫、瘀热肿痛等病症之常用药。

健康管理常用于：①外感热病，发热烦闷；热病火毒炽盛，高热烦躁，神昏谵语。②湿热黄疸。③湿热下注之热淋涩痛或血淋。④血热出血。⑤火毒疮疡，目赤肿痛。⑥扭挫伤痛。

（6）决明子：味甘苦咸而性微寒，苦寒清热，甘咸益阴，趋向沉降，主入肝和大肠经，既善清肝热，又兼益肝阴，尤为明目之要药，《神农本草经》谓："主青盲，目淫，肤赤，白膜，眼赤痛"，《本草正义》亦云："决明子明目，乃滋益肝肾，以镇潜补阴为义"。故治目疾无论实证虚证，或肝热或阴亏者皆宜；且能清热而平肝，善治肝火或肝阳上扰之头痛眩晕。本品味苦通泄，质润滑利，咸软泻下，入大肠经，尤能清热润燥，缓下通便，可治内热肠燥便秘。

健康管理常用于：①风热上攻之头痛目赤；肝肾阴亏所致之视物昏花、目涩痛，或青盲内障等。②肝火上扰或肝阳上亢之头痛、眩晕。③内热肠燥，大便秘结。

（7）金银花：辛凉而甘寒，归肺、心、胃经。既善清解全身热毒，又具轻宣疏散之性，故温热疫毒、邪在卫气营血各阶段均可应用，尤为治外感风热、温热病卫分证之要药。《本经逢原》云："主下痢脓血，为内外痈肿之要药，解毒祛脓，泻中有补，痈疽溃后之圣药。"炒炭则能解毒凉血止痢，以治热毒血痢。

健康管理常用于：①疮痈初起，红肿热痛，或中期脓成未溃皆可，或疗疮疮形如粟，坚硬根深；热毒内蕴之脱疽，溃烂脓水淋漓；肠痈腹痛；肺咳吐脓血。②温病初起之外感风热表证；温热病热入营血，神昏舌绛等。③咽喉疼痛，无论热毒内伤或外感风热所致者皆可。④热毒痢疾，便下脓血。

（8）蒲公英：苦泄寒清，入肝、胃经，功善清热解毒、消散痈肿，凡热毒壅盛所致之疮痈肿毒，不论内痈、外痈，皆为适用。又兼能解郁通乳，故为治乳痈之要药，正如《本草正义》所言："治乳痈乳疬，红肿坚块，尤为捷效。"且苦泄清利，既清热通淋，治热淋涩痛，又清热利湿，治湿热黄疸。

健康管理常用于：热毒疮疡痈肿，如乳痈、肠痈、肺痈等；热淋小便涩痛、湿热黄疸等。

（9）野菊花：味辛芳香透邪，苦寒清泄邪热，入肺、肝经。《本草正》云："散火散气，消痈毒，疗肿，瘰疬，眼目热痛。"其清热解毒之力强于白菊花，为治热毒疮痈之要药，又可利咽止痛，治热毒咽喉疼痛，且能泻肝火、平肝阳，用于治疗肝火上炎之目赤肿痛、肝阳上亢之头痛眩晕等症。

健康管理常用于：热毒炽盛之疮痈疔肿、咽喉肿痛；肝火上炎之目赤肿痛；肝阳上亢之头痛眩晕。

（10）鱼腥草：辛散寒清，入肺经。功善清泻肺热，散痈排脓，《本草经疏》云："治痰热壅肺，发为肺痈、吐脓血之要药"。多用于治疗肺痈吐脓、肺热咳嗽；又能清热解毒，为治热毒疮痈之常药；尚能清热除湿、利尿通淋，治热淋涩痛。

健康管理常用于：肺痈，肺热咳嗽；热毒疮痈；热淋小便涩痛。

（11）金荞麦：辛散苦泄凉清，入肺经，善清肺热，既能清热解毒消痈，又能清肺化痰祛瘀，故擅长治肺痈咯黄稠腥臭痰或咳吐脓血证；亦治外痈红肿疼痛。且可清肺利咽消肿，用于治疗肺热咳嗽、咽喉肿痛病症。

健康管理常用于：①肺痈吐脓，疮痈疔疖，无论内痈、外痈均可应用，尤善治肺痈咳吐脓血或腥臭痰。②肺热咳嗽，咳痰黄稠，咽喉肿痛。

（12）马齿苋：是中医健康管理常用之良药，系药食同源食材。味酸收敛，性寒质滑，入肝、大肠经。《本草正义》云："最善解痈肿热毒。"凉血止痢，收敛止血，为治热毒血痢之常品；亦治热毒疮痈、血热崩漏、便血；还可利尿通淋，治热淋、血淋等症。

健康管理常用于：热毒血痢；疮痈肿毒；崩漏便血痔血；热淋、血淋。

（13）胖大海：性味甘寒，归肺、大肠经，具有清肺化痰、利咽开音、润肠通便之功效。系药食同源之品，是中医健康管理常用药。

健康管理常用于：肺热声哑、干咳咽痛，或热结便秘、头痛、目赤、牙痛。

（14）生地黄：是中医健康管理常用之良药，可用于日常食品保健。味甘苦而性寒，质润，入营血分。既清解营血分之热，治热入营血证，又凉血宁络止血，治血热妄行出血；既养阴生津止渴，治热病伤津，烦渴多饮，内热消渴，又养阴润燥，滋肾降火，治阴虚内热，骨蒸潮热，温病后余热未尽，夜热早凉，以及肠燥便秘等。《本经逢原》曰："内专凉血滋阴，外润皮肤荣泽，病人虚而有热者宜加用之……用此于清热药中，通其秘结最妙，以其有润燥之功，而无滋润之患也。"

健康管理常用于：①热入营血，温毒发斑，吐血衄血；血热毒盛，斑疹紫黑；血热吐血衄血、便血、崩漏等。②阴虚内热，骨蒸潮热，或温病后期，余热未尽，阴津已伤，夜热早凉。③津伤口渴，内热消渴，津伤便秘。

（15）玄参：甘苦寒而质润，与地黄功效相似，能清热凉血，养阴生津。苦重于甘，又具咸味，善于解毒散结。《本草正义》言："玄参，禀至阴之性，专主热病，味苦则泄降下行，故能治脏腑热结等证。味又辛而微咸，故直走血分而通血瘀。亦能外行于经隧，而消散热结之痈肿。"

健康管理常用于：①热入营血，温毒发斑；治热入心包，神昏谵语；治温热病气血两燔，发斑发疹。②热病伤阴，津伤便秘；肺肾阴虚，骨蒸劳嗽。③目赤咽痛，瘰疬，白喉，痈肿疮毒。

（16）牡丹皮：在中医健康管理中颇为常用，可用于日常食品保健。苦寒清热，辛行苦泄，入血分，既能清热凉血止血，又具活血化瘀之功，可广泛用于瘀滞、痈疮之证。且辛寒而入阴分，清透阴分之伏热，为治无汗骨蒸之佳品。《珍珠囊》云："治肠胃积血，衄血，吐血，无汗骨蒸。"

健康管理常用于：①温病热入营血，迫血妄行所致发斑吐血、衄血；温病伤阴，邪伏阴分，夜热早凉，无汗骨蒸。②经闭痛经，跌打伤痛，痈肿疮毒，肠痈初起。

（17）赤芍：苦微寒，主入肝经，善走血分，既能清热凉血止血，又能活血散瘀止痛，且能清泻肝火。《本草经疏》云："赤者，主破散，主通利，专入肝家血分，故主邪气腹痛。"

健康管理常用于：①热入营血，温毒发斑，吐血衄血。②经闭痛经，癥瘕腹痛，跌打损伤，瘀肿疼痛，痈肿疮病。③肝火上攻，目赤肿痛，或目生翳障。

（18）余甘子：为中医健康管理之良药，系药食同源之品。性甘酸涩凉，归肺、胃经。具有清热凉血、消食健胃、生津止咳之功效。

健康管理常用于：感冒发热，咳嗽，咽痛，口干烦渴，维生素C缺乏症（坏血病）；白喉，哮喘，食积呕吐，腹痛，泄泻及高血压病。

2.代表方剂

（1）白虎汤：由石膏、知母、炙甘草、粳米组成，具有清热保津功效。

可用于防治：气分热盛证，症见壮热面赤，汗出恶热，烦渴喜冷饮，脉洪大有力。常用于治疗感染性疾病，如大叶性肺炎、流行性乙型脑炎、流行性出血热、牙龈炎，以及小儿夏季热、牙龈炎等属气分热盛者。若气血两燔，引动肝风，见神昏谵语、抽搐者，加羚羊角、水牛角以凉肝息风；若兼阳明腑实，见谵语、大便秘结、小便短赤者，加大黄、芒硝以泻热攻积；消渴病而见烦渴引饮，加天花粉、芦根、麦冬等以增强清热生津之力。

（2）竹叶石膏汤：由竹叶、石膏、半夏、麦冬、人参、炙甘草、粳米组成，具有清热生津、益气和胃功效。

可用于防治：伤寒、温病、暑病之余热未清、气津两伤证，症见身热多汗，心烦，口干喜饮，干呕，舌红苔少，脉虚数。常用于治疗流行性脑脊髓膜炎后期、夏季热、中暑等余热未清、气津两伤者。若胃阴不足，胃火上逆，口舌糜烂，加石斛、天花粉清热养阴生津；胃火炽盛、消谷善饥、舌红脉数者，可加知母、天花粉以增强清热生津之效；气分热犹盛者，可加知母、黄连，增强清热之力。

（3）清营汤：由犀角（现用水牛角）、生地黄、玄参、竹叶心、麦冬、丹参、黄连、金银花、连翘组成，具有清营解毒、透热养阴功效。

可用于防治：热入营分证，症见身热夜甚，心烦少寐，时有谵语，口渴或不渴，斑疹隐隐，脉细数，舌绛而干。常用于治疗流行性乙型脑炎、流行性脑脊髓膜炎、败血症、肠伤寒或其他热性病证等属热入营分者。若热陷心包而窍闭神昏者，可与安宫牛黄丸或至宝丹合用以清心开窍；营热动风而见痉厥抽搐者，可配用紫雪，或酌加羚羊角、钩藤、地龙以息风止痉；兼热痰，可加竹沥、天竺黄、川贝母之属，清热涤痰；营热多系由气分传入，如气分热邪犹盛，可重用金银花、连翘、黄连，或更加石膏、知母，及大青叶、板蓝根、贯众之属，以增强清热解毒之力。

（4）犀角地黄汤：由犀角（现用水牛角）、生地黄、芍药、牡丹皮组成，具有清热解毒、凉血散瘀之功效。

可用于防治：热入血分证，症见身热谵语，斑色紫黑，或吐血、衄血、便血、尿血等，舌红绛或舌绛起刺，脉细数。常用于治疗重症肝炎、肝昏迷、弥漫性血管内凝血、尿毒症、过敏性紫癜、急性白血病等血分热盛者。若见蓄血，喜忘如狂者，邪热与血瘀互结，加大黄、黄芩，以清热逐瘀，凉血散瘀；郁怒而化肝火者，加柴胡、黄芩、栀子以清泻肝火；热伤血络、迫血妄行之出血，加白茅根、侧柏炭、小蓟以凉血止血。

（5）黄连解毒汤：由黄连、黄芩、黄柏、栀子组成，具有泻火解毒之功效。

可用于防治：三焦火毒证，症见大热烦躁、谵语不眠，口燥咽干，或热病吐血、衄血、发斑，或身热下利，或外科痈疡疔毒，小便黄赤，舌红苔黄，脉数有力。常用于治疗败血症、脓毒血症、痢疾、肺炎、泌尿系感染、流行性脑脊髓膜炎、流行性乙型脑炎等属热毒炽盛者。若便秘者，加大黄泻下焦实热；吐血、衄血、发斑，加玄参、生地黄、牡丹皮以清热凉血；黄疸者，加大黄、茵陈清热祛湿退黄；疮疡肿毒者，加蒲公英、连翘以清热解毒。

（6）仙方活命饮：由白芷、浙贝母、防风、赤芍药、当归尾、甘草节、皂角刺、炒穿山甲、天花粉、乳香、没药、金银花、陈皮组成，具有清热解毒、消肿溃坚、活血止痛之功效。

可用于防治：痈病肿毒初起，症见红肿热痛，或身热凛寒，苔薄白或黄，脉数有力。常用于治疗蜂窝组织炎、化脓性扁桃体炎、乳腺炎、脓疱疮等化脓性炎症。若红肿痛甚、热毒重者，可加蒲公英、连翘、紫花地丁、野菊花等以加强清热解毒之力；便秘者，加大黄以泻热通便；血热盛者加牡丹皮以凉血；气虚者加黄芪以补气；不善饮酒者可用酒水各半或用清水煎服。此外，还可以根据疮疡肿毒所在部位的不同，适当加入引经药，以使药力直达病所。本方除煎煮取汁内服外，其药渣可捣烂外敷。

（7）导赤散：由生地黄、木通、竹叶、生甘草组成，具有清心利水养阴之功效。

可用于防治：心经火热证，症见心胸烦热，口渴面赤，意欲冷饮，口舌生疮；或心热移于小肠证，症见小便赤涩刺痛，舌红，脉数。常用于治疗口腔炎、鹅口疮、小儿夜啼等心经有热者。若心火较盛，可加黄连以清心泻火；心热移于小肠，小便不通者，可加车前子、赤茯苓以增强清热利水之功；阴虚较甚者，加麦冬以增强清心养阴之力；小便淋涩明显者，加瞿麦、滑石之属，以增强利尿通淋之效；血淋者，可加白茅根、小蓟、旱莲草以凉血止血。

（8）泻白散：由地骨皮、桑白皮、炙甘草、粳米组成，具有清泻肺热、止咳平喘之功效。

可用于防治：肺热咳喘证，症见咳嗽气喘，皮肤蒸热，日晡尤甚，舌红苔黄，脉细数。常用于治疗小儿麻疹初期、肺炎或支气管炎等属肺中伏火郁热者。若肺经热重者，可加黄芩、知母等以增强清泄肺热之效；燥热咳嗽者，可加瓜蒌皮、川贝母等以润肺止咳；阴虚潮热者，加银柴胡、鳖甲以滋阴退热；热伤阴津、烦热口渴者，加花粉、芦根以清热生津。

（9）龙胆泻肝汤：由龙胆草、黄芩、栀子、泽泻、木通、当归、生地黄、柴胡、甘草、车前子组成，具有清泻肝胆实火、清利肝经湿热功效。

可用于防治：①肝胆实火上炎证，症见头痛目赤、胁痛、口苦、耳聋、耳肿等，舌红苔黄，脉弦数有力。②肝经湿热下注证，症见阴肿、阴痒、阴汗、小便淋浊，或妇女带下黄臭等，舌红，苔黄腻，脉弦数有力。常用于治疗顽固性偏头痛、中耳炎、高血压、急性结膜炎、外耳道疖肿、鼻炎、急性黄疸型肝炎、急性胆囊炎、脂肪肝、急性肾盂肾炎、急性膀胱炎、尿道炎、慢性前列腺炎、外阴炎、睾丸炎、盆腔炎性疾病、带状疱疹、痤疮等证属肝胆实火或肝经湿热者。若肝胆实火热盛者，去木通、车前子，加黄连以泻火；湿盛热轻者，去黄芩、生地，加滑石、薏苡仁以增强利湿之功；阴囊囊肿、红热甚者，加连翘、黄芩、大黄以泻火解毒。

（10）清胃散：由生地黄、当归、牡丹皮、黄连、升麻组成，具有清胃凉血之功效。

可用于防治：胃火证，症见牙痛牵引头疼，面颊发热，其齿喜冷恶热，或牙宣出血，或牙龈红肿溃烂，或唇舌腮颊肿痛，口气热臭，口干舌燥，舌红苔黄，脉滑数。常用于治疗口腔炎、牙周炎等属胃火上攻者。若肠燥便秘，加大黄以导热下行；口渴饮冷者，加石膏、玄参、天花粉以清热生津；胃火炽盛之牙衄者，加牛膝导血热下行。

（11）葛根黄芩黄连汤：由葛根、甘草、黄芩、黄连组成，具有清热止利之功效。

可用于防治：热利证，症见身热，下利臭秽或赤白相间，腹痛或里急后重，口干渴，舌红苔黄，脉数。常用于治疗急性肠炎、细菌性痢疾、小儿秋季腹泻、溃疡性结肠炎等证属热蕴肠腑者。若腹痛者，加炒白芍以柔肝止痛；热利、里急后重者，加木香、槟榔以行气而除后重；兼呕吐者，加半夏以降逆止呕；夹食滞者，加山楂以消食。

（12）白头翁汤：由白头翁、黄柏、黄连、秦皮组成，具有清热解毒、凉血止痢之功效。

可用于防治：热毒痢疾，症见下痢脓血，赤多白少，腹痛，里急后重，肛门灼热，渴欲饮水，舌红苔黄，脉弦数。常用于治疗阿米巴痢疾、细菌性痢疾等证属热毒炽盛者。若外有表邪、恶寒发热者，加葛根、连翘、金银花以透表解热；里急后重较甚，加木香、槟榔、枳壳以调气；脓血多者，加赤芍、牡丹皮、地榆以凉血和血；夹有食滞者，加焦山楂、枳实以消食导滞。

（13）芍药汤：由白芍、当归、黄连、槟榔、木香、炙甘草、大黄、黄芩、肉桂组成。具有清热燥湿、调气和血功效。

可用于防治：湿热痢疾，症见腹痛，便脓血，赤白相兼，里急后重，肛门灼热，小便短赤，舌苔黄腻，脉弦数。常用于治疗细菌性痢疾、阿米巴痢疾、急性肠炎、溃疡性结肠炎等属湿热者。若苔黄而干，热甚伤津者，可去肉桂，加乌梅以成酸苦泄热生津之治；苔腻脉滑，兼有食积者，加山楂、神曲以消导；热毒重者，加白头翁、金银花以增强解毒之力；痢下赤多白少，或纯下血痢者，加牡丹皮、地榆以凉血止血。

（14）六一散：由滑石、甘草组成，具有清暑利湿之功效。

可用于防治：暑湿证，症见身热，心烦口渴，小便短赤，或泄泻，舌红苔黄，脉数。常用于治疗中暑、泌尿系结石或感染等证属暑湿或湿热者。若暑热较重者，酌加淡竹叶、西瓜翠衣之类以祛暑；伤津而口渴、舌红者，加麦冬、沙参、石斛等以养阴生津止渴；心火较旺而舌红心烦者，加竹叶、灯心草、黄连等以泻火除烦；气津两伤者，加西洋参、五味子等以益气养阴；小便涩痛或有砂石诸淋者，选加白茅根、小蓟、车前草、海金沙、金钱草、鸡内金等以利尿通淋。

（15）青蒿鳖甲汤：由青蒿、鳖甲、生地黄、知母、牡丹皮组成，具有透热养阴之功效。

可用于防治：温病后期，热伏阴分证，症见夜热早凉，热退无汗，舌红苔少，脉细数。常用于治疗原因不明的发热、各种传染病恢复期低热、慢性肾盂肾炎、肾结核、肺结核、小儿夏季热等阴分内热、低热不退者。若暮热早凉，渴饮者，去生地黄，加天花粉以清热生津止渴；兼肺阴虚者，加沙参、麦冬滋阴润肺。

（16）清骨散：由银柴胡、胡黄连、秦艽、鳖甲、地骨皮、青蒿、知母、甘草组成，具有清虚热、退骨蒸之功效。

可用于防治：肝肾阴虚、虚火内扰证，症见骨蒸潮热，或低热日久不退，形体消瘦，唇红颧赤，困倦盗汗，或口渴心烦，舌红少苔，脉细数。常用于治疗结核病、慢性消耗性疾病等发热而证属阴虚内热者。若血虚者，加当归、熟地黄、白芍、生地黄以养血；咳嗽者，加五味子、阿胶、麦冬以润肺止咳。

3.应用方法 清热药性皆寒凉，寒能清热，沉降入里，使里热得以清解。然其功效特点各有所长，或偏于清热泻火，或长于清泄湿热，或能凉血，或善解毒，或清虚热。在中医健康管理过程中，清热药主要用于气分实热之温热病高热烦渴，及脏腑实热证、湿热诸证、血分实热之温毒发斑、热毒痈肿疮毒及阴虚发热等里热证。因热有在气分、血分之分，有湿热、热毒之异，有实热、虚热之别，具体应用时需仔细分辨之。

使用清热药时，首先应辨证准确，选药精当，同时注意有无兼证。若里热兼有表证，当先解表后清里，或与解表药同用，以表里双解；热邪耗伤津液者，宜与养阴生津药同用；阳热亢盛，热极生风或热陷心包而见高热惊厥、神昏谵语者，常与息风止痉及开窍药同用；里热兼积滞者，宜与通里泻下药同用。

应用清热类药物须注意以下事项：一是辨明里热证的部位，是在气在血，还是在脏在腑，以选择恰当的方剂。二是辨清里热证之虚实，阴盛格阳或真寒假热证忌用。三是清热类药多以寒凉为主，易伤脾胃，故脾胃素弱者慎用，宜配伍健脾和胃之品以顾护脾胃。四是苦燥药易伤阴，阴虚者慎用或酌情配伍养阴生津药。五是注意中病即止，避免克伐太过以伤正气。

六、化痰祛湿类

1.代表药物

（1）桔梗：是中医健康管理常用佳品，为药食同源食材。辛散苦泄，入肺经，《本草求真》云："桔梗系开提肺气之药，可为诸药舟楫，载之上浮"。其趋向主升，性善上行，善开提肺气，为肺经之要药。长于宣肺祛痰，尤善治咳嗽痰多，无论外感内伤、属寒属热均可随症配伍应用。既能宣肺以利咽，治咽痛音哑，又可宣肺以排脓，治肺痈。

健康管理用于：①咳嗽痰多、胸闷不畅者；痰阻气滞、胸膈痞闷者。②咽喉肿痛、音哑失音。③肺痈、胸痛、咳吐脓血、痰黄腥臭者。此外，本品善开宣肺气之壅滞以通二便，可用治癃闭、便秘。本品为"舟楫之剂"，能载药上行，在治疗上焦疾患的方药中，常加入桔梗，以引药上行。

（2）川贝母：性微寒，归肺、心经，为清润之品，可用于日常食品保健，既能清肺化痰，又能润肺止咳，为肺燥、肺阴虚、虚劳久咳之常药。《本草汇言》云："润肺消痰，止咳定喘，则虚劳火结之证，贝母专司首剂。"此外，本品能清热化痰、散结消痈，可治痰火、热毒壅结之瘰疬肿毒诸证。

健康管理常用于：①燥痰证，症见咳嗽痰少，咯痰不爽，涩而难出，咽干口燥，苔干；肺肾阴虚久咳，症见咳嗽气喘，痰中带血，午后潮热，舌红少苔，脉细数；阴虚燥热，症见咽喉肿痛，鼻干唇燥。②瘰疬，乳痈，肺痈，疮痈。

（3）浙贝母：味苦性寒，入肺、心经，清泄力大，长于清热化痰、解毒散结，善治风热咳嗽、痰热咳嗽及痰火、热毒壅结之病症。《本草正》云："大治肺痈、肺痿、咳喘、吐血、衄血，最降痰气，善开郁结，止疼痛，消胀满，清肝火，明耳目，除时气烦热，黄疸，淋闭，便血，溺血，解热毒，杀诸虫及疗喉痹，瘰疬，乳痈发背，一切痈疡肿毒……较之川贝母，清降之功，不啻数倍。"

健康管理常用于：风热、痰热咳嗽；瘰疬，瘿瘤，肺痈，乳痈，疮痈等。

（4）竹茹：在中医健康管理中颇为常用，可用于日常食品保健。甘寒清润，入肺、胃、心、胆经，既能清痰热而除烦，又能清胃热而止呕。《本经逢原》云："清胃府之热，为虚烦烦渴、胃虚呕逆之要药。"善治肺热咳嗽、痰热咳嗽、心烦、胃热或痰热互结之呃逆呕哕。

健康管理常用于：①肺热咳嗽，痰黄黏稠。②痰火内扰之烦躁。③胃热呕吐，妊娠恶阻。本品对妊娠呕吐有热者尤为适宜，善治妊娠恶阻，胎动不安。

（5）昆布：系药食同源之品，在中医健康管理中较为常用。味咸性寒，归肝、胃、肾经，具有清热消痰、软坚散结之功，《本草经疏》云："咸能软坚，其性润下，寒能除热散结，故主十二种水肿、瘿瘤聚结气、瘘疮"。为治瘿瘤、瘰疬之常品，常与海藻相须为用。

健康管理常用于：瘿瘤，瘰疬，睾丸肿痛；痰饮，水肿。本品有利水消肿作用，但力弱。

（6）佩兰：在中医健康管理中较为常用，可用于日常食品保健。气味芳香，性平，主入脾、胃经，善化湿醒脾、去除陈腐、辟秽和中。《素问·奇病论篇》云："津液在脾，故令人口甘也，此肥美之所发也……治之以兰，除陈气也。"其化湿和中之功与广藿香相似而力稍缓。常用治各种湿阻中焦证，尤善治脾经湿热、口中甜腻、多涎、口臭等；又能解暑，治暑湿表证或湿温初起等证。

健康管理常用于：①湿阻中焦证所表现的脘痞腹胀、呕恶不食，或脾经湿热，口中甜腻、多涎、口臭。②暑湿表证，湿温初起所表现的恶寒发热、头胀痛、腹胀、胸闷纳呆、舌苔白腻及湿温初起所致之发热恶寒、肢体困倦、脘腹胀痛。

（7）苍术：是中医健康管理常用良药。辛香发散，苦温燥湿，主入脾、胃经，为燥湿健脾要药。《珍珠囊》谓："能健胃安脾，诸湿肿非此不能除。"凡湿邪为病，不论表里上下，皆可配伍应用。善治湿阻中焦证、痰饮、水肿等，尤长于治寒湿中阻、脾失健运者；性味辛散，走而不守，又能祛肌表风寒湿邪，治多种风湿痹证、外感风寒夹湿证；尚能明目，治夜盲症及眼目昏涩等。

健康管理常用于：①湿阻中焦所致的脘腹胀满、呕恶食少、吐泻乏力、肢体倦怠、舌苔白腻等；水湿内停之痰饮、水肿；暑湿、湿温病。②风湿痹证；湿热下注之脚膝肿痛，痿软无力；湿热下注之阴痒带下黄白。③外感风寒表证夹湿所致之恶寒、发热、头身疼痛、无汗、鼻塞等。④夜盲，眼目昏涩。

（8）厚朴：辛散苦燥，性温，主入脾、胃、大肠经，长于燥湿、行气，为消胀除满之要药，主治湿阻中焦及胃肠气滞之脘腹胀满。味苦降泄，入肺经，能消痰下气平喘，治痰饮喘咳。

健康管理常用于：①湿阻中焦、脾胃气滞之脘腹胀满、不思饮食、嗳气吞酸、倦怠便溏等。②胃肠气滞证所表现的腹胀痛、大便不通；食积不化，脘腹胀痛，嗳腐吞酸；实热积滞之腹胀便秘；脾虚气滞，食少体倦，脘腹胀满。③痰饮喘咳，短气，胸膈满闷；寒饮化热，胸闷气喘、喉间痰声辘辘、烦躁不安者；宿有喘病，又外感风寒而发者。此外，治痰气互结咽喉之梅核气以及咽中如有物梗阻，咯吐不出，吞咽不下。

（9）砂仁：系药食同源之品，是中医健康管理常用良药。辛香温散，主入脾、胃经。《本草求真》谓："醒脾调胃，快气调中。"善治湿浊中阻证，又长于温中行气，尤宜于中焦寒湿气滞者；又具温中止呕、止泻之功，治脾胃虚寒之呕吐、泄泻等；尚能理气安胎，用于妊娠恶阻、胎动不安。

健康管理常用于：①湿浊中阻证及脾胃气滞证所表现的脘腹痞闷、食少纳呆、呕吐泄泻等；寒湿中阻证表现的脘腹胀满冷痛、食少腹泻。②脾胃虚寒，呕吐泄泻。③妊娠恶阻，胎动不安。

（10）白豆蔻：是中医健康管理常用良品，可用于日常食品保健。气味芳香，温而不燥，辛散入肺、脾经，善宣化上、中焦之湿邪，长于化湿行气，主治湿阻中焦证、脾胃气滞证，亦常用治湿温初起。《开宝本草》云："主积冷气，止吐逆反胃，消谷下气。"可温中和胃止呕，治多种呕吐证，尤宜于胃寒湿阻气滞之呕吐；且能开胃消食，治食积不消。

健康管理常用于：①湿阻中焦及脾胃气滞所致之脘腹胀满、不思饮食；脾虚湿阻气滞所致的胸腹虚胀、食少纳呆、倦怠无力。②湿温初起。③寒湿中阻气滞之呃逆；小儿胃寒吐乳不食者。④食积不化之脘腹胀痛、不思饮食等。

2.代表方剂

（1）平胃散：由苍术、厚朴、陈皮、炙甘草组成，具有燥湿运脾、行气和胃之功效。

可用于防治：湿滞脾胃证，症见脘腹胀满，不思饮食，口淡无味，嗳气吞酸，恶心呕吐，肢体沉重，怠惰嗜卧，常多自利，舌苔白腻而厚，脉缓。常用于治疗慢性胃炎、消化道功能紊乱、胃及十二指肠溃疡等属湿滞脾胃者。若证属湿热者，宜加黄连、黄芩以清热燥湿；属寒湿者，宜加干姜、草豆蔻以温化寒湿；湿盛泄泻者，宜加茯苓、泽泻以利湿止泻。

（2）三仁汤：由杏仁、滑石、白通草、白蔻仁、竹叶、厚朴、生薏苡仁、半夏组成，具有宣畅气机、清利湿热之功效。

可用于防治：湿温初起之湿重于热证，症见头痛恶寒，身重疼痛，肢体倦怠，面色淡黄，胸闷不饥，午后身热，苔白不渴，脉弦细而濡。常用于治疗肠伤寒、胃肠炎、肾盂肾炎、布氏杆菌病、肾小球肾炎以及关节炎等属湿重于热偏于上焦者。若湿温初起，卫分症状较明显者，可加藿香、香薷以解表化湿；寒热往来者，可加青蒿、草果以和解化湿。

（3）甘露消毒丹：由滑石、黄芩、茵陈、石菖蒲、川贝母、木通、藿香、连翘、白蔻、薄荷、射干组成，具有利湿化浊、清热解毒之功效。

可用于防治：湿温时疫，邪在气分，湿热并重证所表现的发热倦怠，胸闷腹胀，肢酸，咽痛，身目发黄，颐肿口渴，小便短赤，泄泻淋浊，舌苔黄腻，脉濡数或滑数。常用于治疗肠伤寒、急性胃肠炎、黄疸型传染性肝炎、钩端螺旋体病、胆囊炎等证属湿热并重而酝酿成毒者。若黄疸明显者，宜加栀子、大黄以清泄湿热；咽颐肿甚者，加山豆根、板蓝根等以解毒消肿利咽。

（4）茵陈蒿汤：由茵陈、栀子、大黄组成，具有清热、利湿、退黄之功效。

可用于防治：湿热黄疸证所表现的一身面目俱黄，黄色鲜明，口渴欲饮，腹微满，小便短赤，舌红，苔黄腻，脉滑数。常用于治疗急性黄疸型传染性肝炎、胆囊炎、胆石症、钩端螺旋体病等所引起的黄疸，而证属湿热内蕴者。若湿重于热者，可加茯苓、泽泻、猪苓以利水渗湿；热重于湿者，加黄柏、龙胆草以清热祛湿；胁痛明显者，加柴胡、川楝子以疏肝理气。

（5）八正散：由车前子、瞿麦、萹蓄、滑石、山栀子、炙甘草、木通、大黄组成，具有清热泻火、利水通淋之功效。

可用于防治：湿热淋证所表现的尿频尿急，尿时涩痛，淋沥不畅，尿色浑赤，甚则癃闭不通，小腹急满，口燥咽干，舌苔黄腻，脉滑数。常用于治疗膀胱炎、尿道炎、急性前列腺炎、泌尿系结石、肾盂肾炎、术后或产后尿潴留等属湿热下注者。若属血淋者，宜加生地黄、小蓟、白茅根以凉血止血；石淋，可加金钱草、海金沙、石韦等以化石通淋；膏淋，宜加萆薢、菖蒲以分清化浊。

（6）二妙散：由黄柏、苍术组成，具有清热燥湿之功效。

可用于防治：湿热下注证所表现的筋骨疼痛，或两足痿软，或足膝红肿疼痛，或湿热带下，或下部湿疮、湿疹，小便短赤，舌苔黄腻者。常用于治疗风湿性关节炎、阴囊湿疹、阴道炎等证属湿热下注者。若属湿热痿证者，可加豨莶草、木瓜、萆薢等以祛湿热、强筋骨；湿热脚气者，宜加薏苡仁、木瓜、槟榔等以渗湿降浊；下部湿疮、湿疹者，可加赤小豆、土茯苓等以清湿热、解疮毒。

（7）五苓散：由猪苓、泽泻、白术、茯苓、桂枝组成，具有利水渗湿、温阳化气功效。

可用于防治：①蓄水证所表现的小便不利，头痛发热，烦渴欲饮，甚则水入即吐，舌苔白，脉浮。②水湿内停证呈现的泄泻、小便不利等。常用于治疗急慢性肾炎、水肿、肝硬化腹水、心源性水肿、急性肠炎、尿潴留、脑积水等证属水湿内停者。若水肿兼有表证者，可与越婢汤合用；水湿壅盛者，可与五皮散合用；泄泻偏于热者，须去桂枝，可加车前子、木通以利水清热。

（8）苓桂术甘汤：由茯苓、桂枝、白术、甘草组成，具有温阳化饮、健脾利湿之功效。

可用于防治：中阳不足之痰饮所表现的胸胁支满，目眩心悸，短气而咳，舌苔白滑，脉弦滑。常用于治疗慢性支气管炎、支气管哮喘、心源性水肿、慢性肾小球肾炎水肿、梅尼埃病、神经官能症等证属水饮停于中焦者。若咳嗽痰多者，加半夏、陈皮以燥湿化痰；心下痞或腹中有水声者，可加枳实、生姜以消痰散水。

（9）实脾散：由厚朴、白术、木瓜、木香、草果仁、大腹皮、附子、白茯苓、干姜、炙甘草组成，具有温阳健脾、行气利水之功效。

可用于防治：脾肾阳虚，水停气滞之阴水所表现的身半以下肿甚，手足不温，口中不渴，胸腹胀满，大便溏薄，舌苔白腻，脉沉弦而迟。常用于治疗慢性肾小球肾炎、心源性水肿、肝硬化腹水等证属脾肾阳虚气滞者。若气短乏力、倦怠懒言者，可加黄芪补气以助行水；小便不利、水肿甚者，加猪苓、泽泻以增利水消肿之功；大便秘结者，加牵牛子以通利二便。

（10）真武汤：由茯苓、芍药、白术、生姜、附子组成，具有温阳利水之功效。

可用于防治：脾肾阳虚、水气内停证所表现的畏寒肢冷，小便不利，四肢沉重疼痛，或头目眩晕，心悸，或浮肿，腹痛下利，或咳喘呕逆，舌质淡胖，边有齿痕，舌苔白滑，脉沉细。常用于治疗慢性肾小球肾炎、心源性水肿、甲状腺功能低下、慢性支气管炎、慢性肠炎、肠结核等证属脾肾阳虚、水湿内停者。若水寒射肺而咳者，加干姜、细辛以温肺化饮，五味子以敛肺止咳；阴盛阳衰而下利甚者，去芍药之阴柔，加干姜以助温里散寒；水寒犯胃而呕者，加重生姜用量以和胃降逆，可更加吴茱萸、半夏以助温胃止呕。

（11）二陈汤：由半夏、橘红、茯苓、甘草组成，具有燥湿化痰、理气和中功效。

可用于防治：湿痰证所表现的咳嗽痰多，色白易咯，恶心呕吐，胸膈痞闷，肢体困重，或头眩，心悸，舌苔白腻，脉滑。常用于治疗慢性支气管炎、慢性胃炎、梅尼埃病、神经性呕吐等证属痰湿证者。若湿痰重者，可加苍术、厚朴以增燥湿化痰之力；属热痰者，可加胆星、瓜蒌以清热化痰；寒痰者，可加干姜、细辛以温化寒痰；风痰眩晕者，可加天麻、僵蚕以化痰息风；食痰者，可加莱菔子、麦芽以消食化痰；郁痰者，可加香附、青皮、郁金以解郁化痰；痰流经络之瘰疬、痰核者，可加海藻、昆布、牡蛎以软坚化痰。

（12）温胆汤：由半夏、竹茹、枳实、陈皮、甘草、茯苓组成，具有理气化痰、清胆和胃之功效。

可用于防治：胆胃不和、痰热内扰证，症见胆怯易惊，心烦不眠，口苦，呕恶呃逆，或惊悸，苔腻微黄，脉弦滑。常用于治疗神经官能症、癫痫、精神分裂症、胃炎、溃疡病、肝炎、支气管炎、耳源性眩晕、冠心病等证属痰热内扰者。若心热烦甚者，加黄连、山栀、豆豉以清热除烦；失眠者，加琥珀粉、远志以宁心安神；惊悸者，加珍珠母、生牡蛎、生龙齿以重镇定惊；呕吐呃逆者，酌加苏叶、枇杷叶、旋覆花以降逆止呕；眩晕者，可加天麻、钩藤以平肝息风；癫痫抽搐者，可加胆南星、钩藤、全蝎以息风止痉。

（13）清气化痰丸：由陈皮、杏仁、枳实、黄芩、瓜蒌仁、茯苓、胆南星、制半夏组成，具有清热化痰、理气止咳之功效。

可用于防治：痰热咳嗽证所表现的咳嗽气喘，咯痰黄稠，胸膈痞闷，甚则气急呕恶，烦躁不宁，舌质红苔黄腻，脉滑数。常用于治疗支气管炎、肺炎、支气管扩张、肺气肿合并感染等证属痰热者。若痰多气急者，可加鱼腥草、桑白皮；痰稠胶黏难咳者，可减半夏用量，加青黛、蛤粉；恶心呕吐明显者，加竹茹；烦躁不眠者，可去黄芩，加清热除烦之黄连、山栀子，并酌加琥珀粉、远志等宁心安神之品。

（14）止嗽散：由桔梗、荆芥、紫菀、百部、白前、甘草、陈皮组成，具有宣利肺气、疏风止咳功效。

可用于防治：风邪犯肺证所表现的咳嗽咽痒，咯痰不爽，或微恶风发热，舌苔薄白，脉浮缓。常用于治疗上呼吸道感染、支气管炎、百日咳等证属表邪未尽、肺气失宣者。若属风寒初起者，加荆芥、防风、苏叶、生姜以散邪；暑气伤肺者，口渴，心烦，尿赤，加黄连、黄芩、天花粉；湿气生痰、痰涎稠黏者，加半夏、茯苓、桑白皮、生姜、大枣；燥气伤肺、干咳无痰者加瓜蒌、贝母、知母、柏子仁。

3.应用方法 化痰药味多苦辛，性有温、凉，作用趋向以沉降为主，主归肺、脾经，具有祛痰消痰之功，主要用于有形、无形之痰停积体内所致的各种痰证。可用于治疗痰阻于肺之咳喘痰多；痰蒙心窍之昏厥、癫痫；痰蒙清阳之眩晕；痰扰心神之失眠多梦；肝风夹痰之中风、惊厥；痰阻经络之肢体麻木、半身不遂、口眼歪斜；痰火互结之瘰疬、瘿瘤；痰凝肌肉、骨节之阴疽、流注等。

化湿药气芳香，多味辛性温，主归脾、胃经，善化中焦湿浊、舒畅气机、健运脾胃，具有化湿健脾、和中开胃之功。本类药物多适用于湿浊内阻，脾为湿困，运化失健所致的脘腹痞满、呕吐泛酸、大便溏薄、食少体倦、舌苔白腻等。此外，部分药物兼具行气、止呕、止泻、解暑等作用，故中焦气滞、呕吐、泄泻、暑温、湿温等亦可选用。

使用化痰祛湿类药物须注意以下事项：一是化痰药性温燥，热痰、燥痰证及阴伤或出血者当慎用或忌用；性凉润者，寒痰、湿痰证当慎用或忌用；表邪未解或痰多者，慎用甘润之品，以防壅滞留邪。二是化湿药多为辛温香燥之品，易耗气伤阴，故病后体弱、素体阴虚津亏以及孕妇均应慎用；又因其气味芳香，多含挥发油，故入汤剂不宜久煎，以免降低药效。

七、消积化食类

1.代表药物

（1）山楂：为中医健康管理中常用良药，属药食同源之品。味酸而甘，微温不热，主入脾胃经，长于消食化积，健脾开胃，可治多种饮食积滞之证，尤为消化油腻肉食积滞要药。因其能消积化滞，善祛垢腻腐秽之积而止泻止痢，故对因积滞而成泻痢之证，皆有良效。又入肝经血分，善活血化瘀，且性平和而不伤正，化瘀血而不伤血，多用治产后瘀滞腹痛、恶露不尽及经闭、痛经等妇科经产诸证；也可用治瘀滞胸痹胸痛等症。又能化浊降脂，近年为治冠心病、高血压、高脂血症之常品。

健康管理常用于：食积证、泻泄痢疾、瘀血证等，如妇人产后瘀阻腹痛及恶露不尽；痛经、经闭；瘀滞胸痹心痛等。也可用于高脂血症、高血压、冠心病等。

（2）麦芽：为中医健康管理常用良药，属药食同源之品。甘平，主入脾胃经，长于消食化积，且能健脾和胃，为攻补兼施之剂。因其兼能行气除胀，为治食积腹胀之良药，尤宜于治疗米、面、薯、芋、果、食等淀粉类食物的积滞不化。又善解郁宽胸、回乳消胀，常用于妇女断乳或乳汁郁积之乳房胀痛。其疏肝行气之力较弱，仅作为治疗肝郁气滞或肝胃不和证的辅助药物。

健康管理常用于：食积证、妇女断乳或乳汁郁积之乳房胀痛。此外，本品可用治肝郁气滞、肝胃不和之胁痛、脘腹胀痛等症。

（3）莱菔子：在中医健康管理中颇为常用，属药食同源之品。味辛行散，味甘和中，入脾胃经，善消食化积，并长于行气除胀，多用治食积气滞之脘腹胀痛。又入肺经，能降气化痰，止咳平喘，用治痰壅喘咳之症，兼有食积气滞者更为适宜。

健康管理常用于：食积气滞之脘腹胀满或疼痛；痰涎壅盛，气喘咳嗽而兼胸膈痞闷等。

（4）鸡内金：为中医健康管理常用良药，属药食同源之品。甘平，主入脾胃经，具有较强的消食化积之功效。《医学衷中参西录》云："不但能消脾胃之积，无论脏腑何处有积，鸡内金皆能消之。"可广泛用于米、面、薯、芋、乳、肉、果、酒等各种食积证；又能健运脾胃，善治食积兼脾虚泄泻或小儿疳积之证；且能通淋化石，治疗多种结石病；还能固精缩尿，治疗遗精、尿频、遗尿等症。

健康管理常用于：食积证、遗精遗尿、砂石淋证等。

2.代表方剂

（1）保和丸：由山楂、神曲、半夏、茯苓、陈皮、连翘、莱菔子组成，具有消食和胃之功效。

可用于防治：食滞胃脘证所表现的脘腹痞满胀痛，嗳腐吞酸，恶食呕逆，或大便泄泻，舌苔厚腻，脉滑。常用于治疗功能性消化不良、胃肠炎等证属食滞胃脘者。若食积较重者，可加枳实、槟榔；苔黄脉数者，可加黄连、黄芩；大便秘结者，可加大黄；兼脾虚者，可加白术。

（2）积实导滞丸：由大黄、枳实、神曲、茯苓、黄芩、黄连、白术、泽泻组成，具有消导化积、清热利湿之功效。

可用于防治：湿热食积证所表现的脘腹胀痛，下利泄泻，或大便秘结，小便短赤，舌苔黄腻，脉沉有力。常用于治疗胃肠功能紊乱、痢疾等证属湿热积滞者。若腹胀满较甚、里急后重者，可加木香、槟榔等以助理气导滞之功。

（3）健脾丸：由白术、木香、黄连、甘草、白茯苓、人参、神曲、陈皮、砂仁、麦芽、山楂、山药、肉豆蔻组成，具有健脾和胃、消食止泻之功效。

可用于防治：脾虚食积证，症见食少难消，脘腹痞满，大便溏薄，倦怠乏力，苔腻微黄，脉虚弱。常用于治疗胃肠炎、消化不良等证属脾虚食滞者。若湿甚者，加车前子、泽泻以利水渗湿；兼寒者去黄连，加干姜以温中祛寒。本方为消补兼施之剂，但补益之药多壅滞，消导之品易伤脾，临床应用时应权衡轻重。

3.应用方法　消积化食类药物多味甘性平，趋向偏于沉降，主要归脾胃经。具有消积导滞、运脾开胃的作用。

消积化食药主要用于饮食积滞引起的脘腹胀痛、嗳腐吞酸、恶心呕吐、不思饮食、大便不调等症。消食药多属渐消缓散之品，适用于病情较缓、积滞不甚者。由于积滞性质的不同，兼证也较多，且病势有轻重缓急之别，病情有寒热虚实之分，故使用本类药物应随症选药，灵活配伍。食积为有形之邪，易阻碍气机，产生气滞诸症，故多与理气药配伍，以奏理气消积之功；若脾胃素虚、运化无力而致食积者，当配伍健脾养胃药，以消补并用；若积滞伤脾、脾湿不运者，当配伍芳香化湿药，以化湿醒脾；若食积而有中寒者，当配伍温中散寒药，以温运脾胃；若积滞郁而化热者，当配伍清热药，以清泄实热；若有便秘或大便不爽者，宜配伍轻下之品，以泻下消积。

使用消积化食药须注意以下事项：一是辨证之兼夹、病之缓急，食积内停多兼气血郁滞、痰湿凝聚，亦常有寒热错杂、虚实夹杂等证，因此，须随证变化灵活应用。二是消食药大多药性平和，作用和缓，但毕竟属攻削克伐之品，在健康管理过程中，对于气虚食积者当以调养脾胃为主，消食药不宜多用久服，以免耗伤正气。

八、息风类

1.代表药物

（1）石决明：咸寒质重沉降，专入肝经。功善平肝阳、清肝热，标本兼顾，《医学衷中参西录》谓："为镇肝、凉肝之要药"。对肝肾阴虚、阴不制阳而致肝阳上亢之头痛、眩晕，或兼肝热者尤为适用。兼能清肝热以明目，治目赤、翳障、视物昏花等目疾，无论实证、虚证均可应用，为治目疾之常药。

健康管理常用于：①肝肾阴虚、肝阳上扰之头痛眩晕者；或兼有肝火亢盛、头晕头痛、目赤、烦躁易怒者。②肝火上炎之目赤肿痛；或肝经风热之目赤羞明、翳膜遮睛。

（2）牡蛎：为中医健康管理常用之良药，系药食同源之品。生品味咸性寒，主入肝、肾经，趋向沉降，为平肝潜阳之要药，兼可滋阴清热，善治阴虚阳亢之证。又长于软坚散结，常为治痰核瘰疬、癥瘕必选之药。煅后则味涩，能收敛固涩，而止滑脱，为治多汗、遗尿、崩漏、带下之要药。

健康管理常用于：①肝阳上亢，头晕目眩。②心神不安，惊悸失眠。③痰核，瘰疬，癥瘕积聚。④滑脱诸症，如自汗、盗汗、遗精、遗尿、尿频、崩漏、带下等多种正虚不固滑脱之症。⑤胃痛泛酸。

（3）天麻：为中医健康管理之常用良药，可用于日常食品保健。甘平柔润，《药品化义》云："气性和缓",而无燥烈之弊,专入肝经,善息风止痉,对于肝风内动、抽搐,不论寒热虚实,皆可配伍应用。又擅止眩晕头痛,可治肝阳上亢、血虚肝旺、风痰上扰之眩晕头痛等症,为止内风眩晕之良药。此外,还能祛风通络,治风中经络之肢体麻木、半身不遂及风湿痹痛等症。《本草纲目》谓:"天麻乃定风草,故为治风之神药。"

健康管理常用于:①小儿急惊风;小儿脾虚慢惊;破伤风痉挛抽搐、角弓反张。②肝阳上亢之眩晕、头痛;风痰上扰之头晕目眩,恶心呕吐。③风中经络之手足不遂、肢体麻木、痉挛抽搐等症;或风湿痹痛、关节屈伸不利者。

(4)罗布麻:为中医健康管理常用品,可用于日常食品保健。甘苦凉,入肝经。既能平抑肝阳,又能清泻肝热,以治肝阳上亢之头晕目眩为主,兼治肝火上攻之头痛烦躁。还能清热利尿,用于水肿、小便不利伴有热象者。

健康管理常用于:肝阳上亢,头晕目眩;水肿、小便不利。

2.代表方剂

(1)川芎茶调散:由薄荷叶、川芎、荆芥、细辛、防风、白芷、羌活、甘草组成,具有疏风止痛之功效。

可用于防治:外感风邪头痛。偏正头痛,或巅顶作痛,目眩鼻塞,或恶风发热,舌苔薄白,脉浮。常用于治疗偏头痛、血管神经性头痛、慢性鼻炎所致头痛等证属风邪上犯者。若属外感风寒头痛,宜减薄荷用量,酌加苏叶、生姜以加强祛风散寒之功;外感风热头痛,加菊花、僵蚕、蔓荆子以疏散风热;外感风湿头痛,加苍术、藁本以散风祛湿;头风头痛,宜重用川芎,并酌加桃仁、红花、全蝎、地龙等以活血祛瘀、搜风通络。

(2)消风散:由当归、生地黄、防风、蝉蜕、知母、苦参、胡麻、荆芥、苍术、牛蒡子、石膏、甘草、木通组成,具有疏风除湿、清热养血之功效。

可用于防治:风热或风湿所致风疹、湿疹,皮肤瘙痒、疹出色红,或遍身云片斑点,抓破后渗出津水,苔白或黄,脉浮数。常用于治疗急性荨麻疹、湿疹、过敏性皮炎、稻田性皮炎、药物性皮炎、神经性皮炎等属于风热或风湿所致者。若风热偏盛而见身热、口渴者,宜重用石膏,加金银花、连翘以疏风清热解毒;湿热偏盛而兼胸脘痞满、舌苔黄腻者,加地肤子、车前子以清热利湿;血分热重、皮疹红赤、烦热、舌红或绛者,宜重用生地黄,或加赤芍、紫草以清热凉血。

(3)羚角钩藤汤:由羚角片、桑叶、川贝、生地黄、钩藤、菊花、茯神、生白芍、甘草、竹茹组成,具有凉肝息风、增液舒筋之功效。

可用于防治:高热不退,烦闷躁扰,手足抽搐,甚则神昏,舌绛而干,脉弦而数。常用于治疗流行性乙型脑炎、流行性脑脊髓膜炎、妊娠子痫、高血压所致的头痛、眩晕、抽搐等证属热盛生风者。若邪热内闭、神昏谵语者,宜配合紫雪丹或安宫牛黄丸以清热开窍;抽搐甚者,可配合止痉散以加强息风止痉之效;便秘者,加大黄、芒硝通腑泻热。本方清热凉血解毒之力不足,运用时可酌加水牛角、牡丹皮等。

(4)镇肝息风汤:由怀牛膝、生赭石、生龙骨、生牡蛎、生龟甲、生杭芍、玄参、天冬、川楝子、生麦芽、茵陈、甘草组成,具有镇肝息风、滋阴潜阳之功效。

可用于防治:肝肾阴虚证所表现的头目眩晕,目胀耳鸣,脑部热痛,面色如醉,心中烦热,或肢体渐觉不利,口眼渐形歪斜;甚或眩晕跌仆,昏不知人,移时始醒;或醒后不能复原,脉弦长有力。常用于治疗高血压、脑血栓形成、脑溢血、血管神经性头痛等属于肝肾阴虚、肝风内动者。若心中烦热甚者,加石膏、栀子,以清热除烦;痰多者,加胆南星、竹沥水,以清热化痰;尺脉重按虚者,加熟地黄、山茱萸，以补肝肾；中风后遗症有半身不遂等不能复原者，可加桃仁、红花、丹参、地龙等，以活血通络。

（5）大定风珠：由生白芍、阿胶、生龟甲、干地黄、麻仁、五味子、生牡蛎、麦冬、炙甘草、鸡子黄、生鳖甲组成，具有滋阴息风之功效。

可用于防治：阴虚风动证所表现的抽搐，神倦，舌绛少苔，脉弱，有时时欲脱之势。常用于治疗流行性乙型脑炎后遗症、放疗后舌萎缩、甲状腺功能亢进、甲状腺功能亢进术后手足搐搦症、神经性震颤等证属阴虚风动者。若眩晕头痛剧者，可酌加羚羊角、龙骨、牡蛎等，以增强平肝潜阳息风之力；若肝火盛，口苦面赤，心烦易怒，加龙胆草、夏枯草，以加强清肝泻火之功；脉弦而细者，宜加生地黄、枸杞子、何首乌，以滋补肝肾。

3.应用方法　息风药皆入肝经，药性多属寒凉，作用趋向为沉降，少数药属性平或偏温。主要功效为平抑肝阳、息风止痉，部分药物兼有清肝明目、镇静安神、祛风通络、止血等作用。主要用于治疗肝阳上亢之头晕目眩及肝风内动之痉挛抽搐，也可用于治疗目赤肿痛、失眠、中风偏瘫、风湿痹痛等病症。

在中医健康管理方面，应用息风药时，须根据病因、病机及兼证的不同进行相应的配伍。如用治肝阳上亢证，多配伍滋养肝肾之阴的药物，益阴以制阳；肝阳可化热生火，二者常相兼并见，故亦常配伍清泻肝火之品；若肝阳化风致肝风内动，应将息风止痉药与平肝潜阳药并用；热极生风之肝风内动，当配伍清热泻火凉血药；阴血亏虚之肝风内动，当配伍养阴补血药；兼窍闭神昏者，当配伍开窍醒神药；兼失眠多梦、心神不宁者，当配伍安神药；兼痰邪者，当配伍祛痰药。

使用息风类药物须注意以下事项：一是辨别风病之属内、属外，内风只宜平息，而忌用疏散；外风治宜疏散，而不宜平息。二是分清病邪的兼夹及病情的虚实进行适当的配伍，以切合病情。三是息风药有性偏寒凉或性偏温燥之不同，故应区别使用，如脾虚慢惊者，不宜使用寒凉之品；阴虚血亏者，当忌温燥之品；中气下陷者，亦忌用本类药物。

第六章　中医健康管理适宜技术

第一节　针　刺

针刺是中医健康管理过程中重要的技术方法，既可用于正常保健、亚健康状态，也可用于疾病过程中的健康恢复调理。

一、适用人群及病种

针刺在健康管理中的适用人群范围较广，因儿童惧针，故婴幼儿应用较少。其他如内科、外科、骨伤科、妇科、五官科等许多疾患，大部分都能应用针灸来进行健康管理。如骨关节、肌肉系统的颈椎病、肩周炎、膝关节痛、肌肉劳损等；神经系统的血管神经性头痛、三叉神经痛、面神经麻痹、脑梗死、脑出血、脑萎缩、外伤性截瘫、脑中风偏瘫、坐骨神经痛等；消化系统的胃肠道功能紊乱、急慢性胃炎、神经性呕吐、胃下垂、十二指肠溃疡、急慢性结肠炎等；妇科的痛经、慢性盆腔炎、更年期综合征、月经不调等；儿科的小儿麻痹、脑瘫等；亚健康的情绪障碍、单纯性肥胖、慢性疲劳综合征等。

二、健康管理常用穴位及针法作用

1.足三里
【定位】在小腿外侧，犊鼻下3寸，胫骨前嵴外1横指处。

【方法】直刺1～2寸。

【健康管理主要脏腑和作用】主要用于胃肠的健康管理，该穴有生发胃气、燥化脾湿作用，并有强壮身体效用。

2.关元
【定位】在下腹部，前正中线上，当脐中下3寸。

【方法】直刺1～1.5寸，孕妇慎用。

【健康管理主要脏腑和作用】主要用于任脉的健康管理，有补充人体元气的作用。该穴为人体真气、元气生发之地，呼吸之门，为全身脏腑、经络的根本，男子以藏精，女子主月事，以生养子息，和合阴阳之门户，《医经精义》云："元阴元阳交关之所"，故名关元。

3.气海
【定位】位于下腹部，前正中线上，当脐中下1.5寸。

【方法】直刺1～1.5寸，孕妇慎用。

【健康管理主要脏腑和作用】主要用于任脉的健康管理，该穴有调补下焦、补肾益气、振阳固精的作用，并能助全身百脉之畅通。

4.曲池
【定位】屈肘成直角，在肘横纹外侧端与肱骨外上髁连线中点。

【方法】直刺0.5～1寸。

【健康管理主要脏腑和作用】主要用于大肠的健康管理，该穴有疏风解表、调和气血的作用。

5.三阴交

【定位】内踝尖上3寸，胫骨内侧面后缘。

【方法】直刺1～1.5寸，孕妇禁针。

【健康管理主要脏腑和作用】主要用于肝脾肾的健康管理，该穴有健脾益气、调补肝肾的作用。

6.百会

【定位】后发际正中直上7寸，或当头部正中线与两耳尖连线的交点处。

【方法】平刺0.5～0.8寸。

【健康管理主要脏腑和作用】主要用于督脉及膀胱经的健康管理，该穴有清头疏风、开窍醒神、回阳固脱的作用。

7.神庭

【定位】前发际正中直上0.5寸。

【方法】平刺0.5～0.8寸。

【健康管理主要脏腑和作用】主要用于督脉、胃及膀胱经的健康管理，该穴有清头宁神的作用。

8.膻中

【定位】前正中线上，平第4肋间隙，或两乳头连线与前正中线的交点处。

【方法】平刺0.3～0.5寸。

【健康管理主要脏腑和作用】主要用于任脉、脾、肾、小肠、三焦及心包的健康管理，该穴有理气止痛、生津增液的作用。

9.列缺

【定位】桡骨茎突上方，腕横纹上1.5寸，当肱桡肌与拇长展肌腱之间。简便取穴法：两手虎口自然平直交叉，一手食指按在另一手桡骨茎突上，指尖下凹陷中是穴。

【方法】向上斜刺0.5～0.8寸。

【健康管理主要脏腑和作用】主要用于肺的健康管理，该穴有宣疏肺热、利胸膈的作用。

10.肺俞

【定位】第3胸椎棘突下，旁开1.5寸。

【方法】斜刺0.5～0.8寸。

【健康管理主要脏腑和作用】主要用于肺的健康管理，该穴有宣热疏风、调理肺气的作用。

11.心俞

【定位】第5胸椎棘突下，旁开1.5寸。

【方法】斜刺0.5～0.8寸。

【健康管理主要脏腑和作用】主要用于心的健康管理，该穴有理气和血、化痰宁心、安神的作用。

12.肝俞

【定位】第9胸椎棘突下，旁开1.5寸。

【方法】斜刺0.5～0.8寸。

【健康管理主要脏腑和作用】主要用于肝的健康管理，该穴有清泻肝胆、养血明目的作用。

13.脾俞

【定位】第11胸椎棘突下，旁开1.5寸。

【方法】斜刺0.5～0.8寸。

【健康管理主要脏腑和作用】主要用于脾胃的健康管理，该穴有健脾利湿、益气统血的作用。

14.肾俞

【定位】第2腰椎棘突下，旁开1.5寸。

【方法】直刺0.5～1寸。

【健康管理主要脏腑和作用】主要用于肾的健康管理，该穴有益肾固精、清热利湿的作用。

15.内关

【定位】腕横纹上2寸，掌长肌腱与桡侧腕屈肌腱之间。

【方法】直刺0.5～1寸。

【健康管理主要脏腑和作用】主要用于心包经的健康管理，该穴有安神宁心、镇痛理气的作用。

16.太溪

【定位】内踝高点与跟腱后缘连线的中点凹陷处。

【方法】直刺0.5～0.8寸。

【健康管理主要脏腑和作用】主要用于肾的健康管理，该穴有调补肾气、通利三焦的作用。

17.合谷

【定位】在手背，第1、2掌骨间，当第2掌骨桡侧的中点处。简便取穴法：以一手的拇指指间关节横纹，放在另一手拇、食指之间的指蹼缘上，当拇指尖下是穴。

【方法】直刺0.5～1寸，针刺时手呈半握拳状。孕妇不宜针。

【健康管理主要脏腑和作用】主要用于大肠的健康管理，该穴有开窍醒神、清泻阳明、疏风镇痛的作用。为头部、口腔及肺肠部位健康管理常用保健穴。

18.太冲

【定位】足背，第1、2跖骨结合部之前凹陷中。

【方法】直刺0.5～0.8寸。

【健康管理主要脏腑和作用】主要用于肝的健康管理，该穴有疏肝理气、通络活血的作用。

19.膈俞

【定位】第7胸椎棘突下，旁开1.5寸。

【方法】斜刺0.5～0.8寸。

【健康管理主要脏腑和作用】主要用于膀胱经及膈的健康管理，该穴有补血化瘀的作用。

20.血海

【定位】屈膝，在髌骨内上缘上2寸，当股四头肌内侧头的隆起处。简便取穴法：患者屈膝，医者以左手掌心按于患者右膝髌骨上缘，第2至第5指向上伸直，拇指约呈45°斜置，拇指尖下是穴。对侧取法仿此。

【方法】直刺1～1.5寸。

【健康管理主要脏腑和作用】主要用于脾的健康管理，该穴有引血归脾的作用，主要用于血证的健康调理。

21.地机

【定位】在内踝尖与阴陵泉穴的连线上，阴陵泉穴下3寸。

【方法】直刺1～1.5寸。

【健康管理主要脏腑和作用】主要用于脾的健康管理，该穴有健脾利水、补益气血的作用。

22.丰隆

【定位】外踝尖上8寸，条口穴外1寸，胫骨前嵴外2横指（中指）处。

【方法】直刺1~1.5寸。

【健康管理主要脏腑和作用】主要用于脾胃的健康管理，该穴有祛痰降逆、疏经活络的作用。

23.阴陵泉

【定位】胫骨内侧髁下方凹陷处。

【方法】直刺1~2寸。

【健康管理主要脏腑和作用】主要用于脾的健康管理，该穴有健脾利湿、调补肝肾的作用。

24.阳陵泉

【定位】腓骨小头前下方凹陷中。

【方法】直刺1~1.5寸。

【健康管理主要脏腑和作用】主要用于肝胆的健康管理，该穴有清泻肝胆、舒筋利节的作用。为筋脉病常用的中医健康管理要穴。

25.天枢

【定位】脐中旁开2寸。

【方法】直刺1~1.5寸。

【健康管理主要脏腑和作用】主要用于胃肠的健康管理，该穴有调理胃肠、清泻阳明、理气化滞的作用。

26.支沟

【定位】腕背横纹上3寸，尺骨与桡骨正中间。

【方法】直刺0.5~1寸。

【健康管理主要脏腑和作用】主要用于三焦经的健康管理，该穴有通经开窍、活络散瘀、调理脏腑的作用。

27.中脘

【定位】前正中线上，脐上4寸，或脐与胸剑联合连线的中点处。

【方法】直刺1~1.5寸。

【健康管理主要脏腑和作用】主要用于脾胃的健康管理，该穴有和胃健脾、通降腑气的作用。为消化系统健康管理最常用保健要穴。

28.期门

【定位】乳头直下，第6肋间隙，前正中线旁开4寸。

【方法】斜刺或平刺0.5~0.8寸，不可深刺，以免伤及内脏。

【健康管理主要脏腑和作用】主要用于肝脾的健康管理，该穴有疏调肝脾、理气活血的作用。

29.水分

【定位】前正中线上，脐上1寸。

【方法】直刺1~1.5寸。

【健康管理主要脏腑和作用】主要用于任脉的健康管理，该穴有和中理气、分利水湿的作用。

30.中极

【定位】前正中线上，脐下4寸。

【方法】直刺1~1.5寸，孕妇慎用。

【健康管理主要脏腑和作用】主要用于任脉、膀胱经的健康管理，该穴有补肾培元、清热利湿的作用。

31.命门

【定位】后正中线上，第2腰椎棘突下凹陷中。

【方法】内上斜刺0.5~1寸。

【健康管理主要脏腑和作用】主要用于督脉的健康管理，该穴有培元补肾、固精壮阳、通利腰脊的作用。

32. 申脉

【定位】外踝直下方凹陷中。

【方法】直刺0.3~0.5寸。

【健康管理主要脏腑和作用】主要用于膀胱经的健康管理，该穴有祛风散寒、舒筋活络的作用。

33. 大椎

【定位】后正中线上，第7颈椎棘突下凹陷中。

【方法】内上斜刺0.5~1寸。

【健康管理主要脏腑和作用】主要用于督脉的健康管理，该穴有调益阳气的作用。

34. 十宣

【定位】在手十指尖端，距指甲游离缘0.1寸（指寸），左右共10穴。

【方法】浅刺0.1~0.2寸，或点刺出血。

【健康管理主要脏腑和作用】主要用于急症的健康管理，该穴有清热开窍的作用。为发热病常用的健康管理要穴。

35. 下脘

【定位】前正中线上，脐上2寸。

【方法】直刺1~1.5寸。

【健康管理主要脏腑和作用】主要用于任脉及脾的健康管理，该穴有和中理气、降逆止呕的作用。

36. 后溪

【定位】微握拳，第5掌指关节后尺侧的远侧掌横纹头赤白肉际处。

【方法】直刺0.5~1寸。

【健康管理主要脏腑和作用】主要用于小肠经的健康管理，该穴有宁心安神、清热利湿的作用，也可调治颈腰胸部疼痛不适。

37. 少商

【定位】拇指桡侧指甲根角旁0.1寸。

【方法】刺0.1寸，或点刺出血。

【健康管理主要脏腑和作用】主要用于肺的健康管理，该穴有泄热开窍、回阳救急、利咽镇痉的作用。

38. 风池

【定位】胸锁乳突肌与斜方肌上端之间的凹陷中，平风府穴。

【方法】针尖微下，向鼻尖斜刺0.8~1.2寸，或平刺透风府穴。深部中间为延髓，必须严格掌握针刺的角度与深度。

【健康管理主要脏腑和作用】主要用于胆经及三焦经的健康管理，该穴有疏风解热、清头开窍、明目益聪的作用。

39. 劳宫

【定位】掌心横纹中，第2、3掌骨中间。简便取穴法：握拳，中指尖下是穴。

【方法】直刺0.3~0.5寸。

【健康管理主要脏腑和作用】主要用于心包经的健康管理，该穴有开窍醒神的作用。

40.鱼际

【定位】第1掌骨中点桡侧，赤白肉际处。

【方法】直刺0.5~0.8寸。治小儿疳积可用割治法。

【健康管理主要脏腑和作用】主要用于肺经的健康管理，该穴有理气、利咽、养肺、清肺的作用。

41.神门

【定位】腕横纹尺侧端，尺侧腕屈肌腱的桡侧凹陷处。

【方法】直刺0.3~0.5寸。

【健康管理主要脏腑和作用】主要用于心经的健康管理，该穴有镇静、安神、宁心、通络的作用。

42.胃俞

【定位】第12胸椎棘突下，旁开1.5寸。

【方法】斜刺0.5~0.8寸。

【健康管理主要脏腑和作用】主要用于胃及膀胱经的健康管理，该穴有健脾和胃、化湿消滞的作用。

43.公孙

【定位】第1跖骨基底部的前下方，赤白肉际处。

【方法】直刺0.6~1.2寸。

【健康管理主要脏腑和作用】主要用于脾经的健康管理，该穴有理气宽胸、降痰除烦的作用。

44.水沟

【定位】在人中沟的上1/3与下2/3交点处。

【方法】向上斜刺0.3~0.5寸，强刺激，或指甲掐按。

【健康管理主要脏腑和作用】主要用于督脉及手足阳明经的健康管理，该穴有醒神开窍、清热息风的作用。

45.筋缩

【定位】后正中线上，第9胸椎棘突下凹陷中。

【方法】向上斜刺0.5~1寸。

【健康管理主要脏腑和作用】主要用于督脉的健康管理，该穴有镇惊息风、通利筋骨的作用。

三、基本证候的健康管理针刺取穴

（一）气虚证

人体之气的生成与肺、脾、肾三脏有着密切关系。气虚证治宜补肺调气、健脾益气、温肾纳气，施以补法。取手太阴肺经、足太阴脾经和足少阴肾经腧穴。常用太渊、关元、气海、百会、膻中、足三里、三阴交、肺俞、脾俞、肾俞等。

（二）血虚证

血的生成与后天之本脾胃和先天之本肾精密切相关。血虚证治宜补脾和胃、补肾填精。取穴脾俞、胃俞、足三里、三阴交、肾俞、太溪等。

（三）阴虚证

治宜滋阴降火，益气培元。由于阴分主要来自于肾阴和后天之胃阴，故补阴侧重于滋肾阴和养胃阴。主要取足少阴经穴及相关背俞穴，如太溪、水泉、三阴交、肝俞、肾俞、肺俞、膏肓、照海。

（四）阳虚证

其调治重在温经散寒，调经理气，常取足少阴肾经及督脉的穴位，如肾俞、关元、命门、足三里、气海、腰阳关、神阙、脾俞、百会、悬钟、涌泉等。

（五）气滞证

重在理气解郁，畅通气血。常用腧穴可选膻中、期门、太冲、肝俞、合谷等。

（六）瘀血证

初期针刺用泻法，后期针刺采用平补平泻，促使瘀血消散。选取足厥阴肝经及背俞穴，取穴可选血海、膈俞、心俞、气海、膻中、肝俞、合谷、太冲、阿是穴等。

（七）实寒证

其调治重在温阳散寒。常取督脉及足少阴腧穴大椎、申脉、命门、脾俞、肾俞等。

（八）实热证

其调治重在清泻里热，针刺多用泻法。取穴大椎、十二井、十宣、曲池、合谷、少商、劳宫、鱼际、行间、内庭。

（九）痰湿证

其调治宜宣肺降气，健脾化湿，取足太阴、足阳明经穴和相应背俞穴，常用腧穴有太渊、中府、尺泽、列缺、太白、三阴交、丰隆、足三里、肺俞、脾俞、阴陵泉等。

（十）痰热证

其调治重在清热化痰，取足太阴、足厥阴经穴为主，取穴可选肺俞、膈俞、脾俞、肾俞、三阴交、太溪、阴陵泉、足三里、中脘。

（十一）食积证

其调治重在消食导滞，清热利湿，取任脉、足阳明经穴和胃的募穴为主，如中脘、下脘、建里、梁门、气海、腹结、天枢、足三里、太冲、内关、神门、脾俞、胃俞、公孙等。

（十二）内风证

其调治重在镇肝息风，取足厥阴、督脉腧穴为主，如太冲、行间、水沟、百会、大椎、筋缩、合谷、后溪、风池、少商、太冲等。

第二节　推　拿

推拿，古称"按摩""按跷""乔摩""挢引""案扤"，是通过各种手法刺激体表经络或腧穴，以疏通经络，调畅气血，调整脏腑，达到防病治病、促进病体康复的目的，属于中医外治法范畴，是中医学伟大宝库的重要组成部分。由于其方法简便易行，防治结合，效果安全可靠，成为深受广大群众喜爱的中医健康管理措施。

一、适用人群及病种

推拿健康管理的适用人群较广，涵盖各年龄段，尤其是婴幼儿应用最广。其管理病种也比较广泛，可用于骨伤、内、外、妇、儿、五官各科，儿科效果尤著，如儿科的咳嗽、发热、泄泻、呕吐、疳积等。其他应用病种如内科中的眩晕、胃脘痛、泄泻、便秘、不寐、头痛、痿证等；骨伤科中的肌肉扭伤、肌肉劳损等；妇科中产后身痛、产后缺乳等；五官科的近视、麻痹性斜视、鼻窦炎等；亚健康的情绪障碍、头痛、单纯性肥胖、慢性疲劳综合征等。

二、健康管理常用穴位及推拿方法

1.**太阳** 用两手拇指或食指指腹，按住两侧太阳穴，先做顺时针方向揉动10~15次，再做逆时针方向揉动10~15次。主要用于头面部的健康管理，该穴有醒脑、提神、明目的作用。

2.**关元** 按摩时，取坐式，用中指罗纹面在穴上揉按，力度由轻到重，以产生胀、痛感为止，时间2分钟，此为揉法。或伸直中指，用拇指、食指挟住中指，以腕、肘的摆动带动中指叩击关元穴，冲击力逐渐增大，次数约200次。

3.**中脘** 常用的方法是按揉法或摩揉法。摩揉，将双手搓热后，将双掌重叠放在中脘穴上，顺时针或逆时针方向缓慢行圆周推动30次，使腹腔内产生热感为佳。

4.**肾俞** 先将双手搓热，再以手掌上下来回推拿肾俞穴50~60次，两侧同时交替进行。此法可于睡前或醒后进行，也可日常休息时操作。

5.**涌泉** 先将两手互相搓热，再用左手手掌擦右足涌泉穴，右手手掌擦左足涌泉穴，可反复擦搓30~50次，以足心感觉发热为度。此法适宜在临睡前或醒后进行。若能在操作前以温水泡脚，然后再实施，则效果更佳。

6.**足三里** 正坐床上或凳椅上，两腿屈膝，用两手拇指分别按压在两腿足三里上，余四指并拢托住小腿肚，两拇指同时用力按揉50下。

7.**气海** 先以右掌心紧贴于气海的位置，按顺时针方向分小圈、中圈、大圈，按摩100~200次。再以左掌心，用逆时针方向，如前法按摩100~200次，按摩至有热感，即有效果。

8.**百会** 手握成拳状敲打或来回揉搓百会穴3~5分钟，最好有发热之感。

9.**太溪** 按摩时，取坐位，用拇指、食指拿住穴位进行揉动，力度要求柔和，时间2分钟，此为捻动。或将拇指甲放于穴位上，然后加力，至自己勉强能忍受为止，持续半分钟。

10.**照海** 点法：用双手拇指分别点揉两侧照海穴3~5分钟，以有酸胀感为度。揉法：用拇指或手掌大鱼际先顺时针，后逆时针方向各按揉照海穴20次，反复5次。擦法：用拇指或手掌大鱼际由上向下按擦照海穴即可，持续5分钟。

11.**大椎** 低头，双手十指交叉放到大椎穴的部位，用双手大拇指同时用力来回揉擦大椎穴，直至大椎穴发热。

12.**阴陵泉** 将拇指指端放在阴陵泉穴处，先顺时针方向按揉2分钟，再点按半分钟，以有酸胀感为度。

13.**三阴交** 按摩时一只手的四指握住足外踝，大拇指屈曲垂直按在三阴交穴上，以拇指端有节奏地一紧一松用力按压，适当配合按揉动作，使之有阵阵酸胀麻感。做完左侧三阴交按摩，接着再做右侧。

14.**肺俞** 点按捏拿法：采用点按与捏拿腧穴的方法，从上往下自大杼穴至肺俞穴反复多次，每天1次，每次15~20分钟。按压时，力度适中偏大，以局部酸胀发红为度。按揉法：用手指的指腹揉压肺俞穴，每次2分钟；或用两手的拇指或食指、中指轻轻按揉肺俞穴，每次2分钟。

15.**天枢** 用拇指指腹垂直按揉天枢穴，力度以出现酸痛感为度。

16.**胃俞** 推揉运摩法：俯卧，施术者沿膀胱经胃俞穴以掌缘推揉运摩10分钟，并以搓法结束。搓摩温中法：单掌根或小鱼际肌快搓两侧胃俞穴，搓后缓缓揉动，使热感渗透。按揉法：取卧位，施术者双手拇指同时用力按压或揉压左右两侧的胃俞穴3分钟。

17.脾俞 揉法,以拇指指腹着力,在一侧或两侧脾俞穴揉动50～100次。

18.内关 按压内关穴的方法是用大拇指垂直在内关穴上,指甲的方向要竖向,和两筋平行,指甲要短,以指尖有节奏地按压并配合一些揉的动作,要有一定的力度,使按摩内关穴产生一定的得气感觉,最好要使酸、麻、胀的感觉下传到中指,上传到肘部,有较好的效果。

19.太冲 用拇指指腹按揉3分钟,反复2～3次,要以产生酸胀甚至胀痛感为宜。

20.曲池 用右手食指按压在左手曲池上,拇指托住少海穴(在肘窝底,与曲池穴相对),拇食两指同时用力捏捻50次;换左手捏拿右肘曲池50次。

21.膻中 用手指按膻中穴时,可以采取仰卧位,用一手拇指或中指螺纹面着力,定在膻中穴上,其余四指轻扶体表或握空拳,腕关节轻轻摆动,或小幅度转动,反复、不间断、有节律地进行轻柔、缓和的回旋揉动。

22.血海 用拇指指腹垂直按揉血海穴,力度以出现微微的酸胀感即可,每侧按揉3分钟。

23.阳陵泉 点按为主,每次按摩100～160次,每日早晚各1次。

24.命门 用掌擦命门穴及两肾,以感觉发热发烫为度,然后将两掌搓热捂住两肾,意念守住命门穴约10分钟即可。

25.合谷 用右手拇食指岔开,捏拿左手合谷50次;换左手捏拿右手合谷50次。在按摩时,两手可以交替按摩,用拇指屈曲垂直按在合谷穴上,做一紧一松的按压,频率为每2秒钟1次,即每分钟30次左右。重要的是按压的力量需要有一定的强度,穴位下面要出现酸、麻、胀的感觉,即有得气现象为好,这样才能起到防病治病的作用。

三、基本证候的健康管理推拿取穴

(一)气虚证

选穴:足三里、气海、百会。

方法:每穴按揉2分钟,每天1～2次。用双手食指与中指的指腹呈75°在穴位的两侧,分别予以轻、中、重度点按,拇指、无名指、小指向手心内侧聚拢。按压力度均应根据人体内病邪之气的程度不同而做随时调整。按穴轻、中、重度力度参照要求:轻度以按唇部感受到的压力为度;中度以按鼻部感受到的压力为度;重度以按额部感受到的压力为度。

(二)血虚证

选穴:脾俞、胃俞、肝俞、足三里、三阴交。
方法:每穴按揉2分钟。每天1～2次。

(三)阴虚证

选穴:太溪、照海、涌泉、阴陵泉、三阴交。
方法:每穴按揉2分钟。每天1～2次。

(四)阳虚证

选穴:中脘、天枢、关元、足三里、肺俞、膈俞、脾俞、胃俞、肾俞、命门、八髎、外劳宫。

方法:每穴按揉2分钟。每天1～2次。多使用摆动、摩擦、挤压类手法。治疗手法多缓慢、柔和,作用时间较长,患者多有较深沉的温热等刺激感。推拿手法中,产热最强的应属擦法,尤以小鱼际擦法最甚。临床可用摩揉丹田,擦肾俞、命门等以温补肾阳;可按摩中脘、关元,采用拿肚角等以温中散寒止痛；分推肩胛骨、揉肺俞、摩中脘、揉足三里等以温肺化饮；摩关元、擦八髎、揉龟尾等以温阳止泻。揉外劳宫的温经散寒、升阳举陷效果最佳，用以治疗泻痢、脱肛、遗尿。

（五）气滞证

选穴：内关、气海、期门、支沟、太冲、肝俞，叩拍膻中。

方法：每穴按揉2分钟。每天1～2次。

（六）瘀血证

选穴：阿是穴、足三里、血海、阳陵泉、曲泽、太冲、膈俞。

方法：每穴按揉2分钟。每天1～2次。

（七）实寒证

选穴：肾俞、命门、气海、关元。

方法：每穴按揉2分钟。每天1～2次。

（八）实热证

选穴：大椎、太阳、合谷、外关。

方法：每穴按揉2分钟。每天1～2次。

（九）痰湿证

选穴：丰隆、足三里、中脘、阴陵泉、天枢，点按三阴交。

方法：每穴按揉2分钟。每天1～2次。

（十）痰热证

选穴：丰隆、足三里、膈俞、曲池、阴陵泉、合谷、三阴交。

方法：每穴按揉2分钟。每天1～2次。还可将掌心搓热，用后掌（劳宫穴）摩腹，先顺时针摩，再逆时针摩，约20分钟即可。

（十一）食积证

选穴：中脘、足三里、天枢、神阙、脾俞、胃俞。

方法：每穴按揉2分钟。每天1～2次。

（十二）内风证

选穴：风池、百会、肝俞、太冲。

方法：每穴按揉2分钟。每天1～2次。

第三节　艾　灸

艾灸，是用艾条或艾炷在身体某些特定穴位上施灸，以达到和气血、调经络、养脏腑、益寿延年的目的。灸法适应症广，疗效确切，安全可靠，易学易用，广泛地运用于各科的健康管理中。艾灸不仅用于强身保健，亦可用于久病体虚及亚健康的调养，是我国独特的中医健康管理方法之一。

一、适用人群及病种

艾灸可适用于各类人群，尤其对中老年人的健康管理运用较为广泛。风湿、类风湿、产后风、宫寒不孕，以及颈肩腰腿痛、腰椎间盘突出、颈椎病、肩周炎等寒证为寒邪入侵所致，艾灸有特效。对于压力大、孤独、抑郁、失眠、头疼、眩晕、脑力早衰、耳目失灵、易疲劳、长期在冷气室工作等亚健康人群，尤其是内分泌紊乱及更年期综合征人群，长期施灸可通畅并提升气血循环，疏通经络，驱寒祛湿，排除毒素，增强新陈代谢，调节内分泌。

二、健康管理常用穴位及灸法

1.**神阙**　可采用灸盒灸、隔姜灸或隔盐灸，每日1次，10次为1个疗程。

2.**足三里**　取艾条1根，点燃后靠近穴位熏灸，艾条距穴位约3厘米，以局部有温热舒适感为度，也可以上下或回旋移动施灸，每次灸10~15分钟，以灸至局部潮红为度，隔天施灸1次，每月灸10次即可。

3.**中脘**　采用温和灸或隔姜灸，以患者觉热、局部皮肤出现红润潮湿为度。

4.**膏肓**　悬灸膏肓穴10~15分钟，以穴位皮肤温热，但无明显灼痛感为宜，每周可艾灸3~5次。

5.**涌泉**　悬灸涌泉穴5~10分钟，以穴位皮肤温热，但无明显灼痛感为宜，隔日1次。

6.**气海**　用艾条灸或艾灸盒灸，每天1次，每次15~20分钟。

7.**关元**　用艾条灸或艾灸盒灸，每天1次，每次15~20分钟。

8.**曲池**　用艾条温和灸左臂曲池穴10~15分钟，感觉热力深入皮肤后，换另一侧继续灸。

9.**三阴交**　用艾条温和灸三阴交穴10~15分钟，以穴位皮肤温热，但无明显灼痛感为宜。

10.**血海**　艾炷灸或温针灸5~7壮，艾条灸10~20分钟。

11.**心俞**　艾炷灸5~7壮，艾条灸10~15分钟。

12.**肺俞**　艾炷灸5~7壮，艾条灸10~15分钟。

13.**肝俞**　取侧卧位或坐位，用艾条温和灸，每次施灸15~20分钟，每日1次，灸至症状缓解或消失为止。

14.**脾俞**　艾条悬起灸：每次温灸10~20分钟，每日或隔日1次，连续灸1~3个月。艾炷直接灸：每次5~7壮，每日或隔日1次，连续灸1~2个月。隔姜灸：每次5~7壮，艾炷如枣核大，每日或隔日1次，连续灸1个月。

15.**胃俞**　艾条悬起灸：每次温灸10~20分钟，每日或隔日1次。隔姜灸：每次3~5壮，隔日1次。

16.**肾俞**　艾炷灸或温针灸5~7壮，艾条温灸10~15分钟。

17.**关元俞**　艾炷灸5~10壮，艾条灸10~20分钟。

18.**太溪**　可用艾条悬起灸，每次施灸时间为10~20分钟。

19.**百会**　温灸器灸或隔姜灸，每次10~15分钟，每日1次。

20.**大椎**　可用艾条悬起灸，以施灸5~7分钟肌肤开始发热或出现红晕为度。

21.**命门**　艾条悬起灸：温和灸10~20分钟，每日或隔日1次，连续灸3~6个月。艾炷直接灸：无瘢痕灸10~15壮，隔日或每周1次。1个月为1个疗程，连灸1~3个疗程。隔姜灸：每次3~7壮，每日或隔2日1次。隔附子灸：每次3~5壮，每日或隔日1次，连灸1个月。

22.**太冲**　用艾条温和灸，左右每穴每次灸10~25分钟为宜。用艾灸盒灸，左右每穴每次各25分钟。

23.**天枢**　灸盒或艾炷灸3~5壮，艾条灸15~30分钟。

24.**阴陵泉**　将点燃的艾条置于距离穴位皮肤3~5厘米处，以穴位局部感觉温热为度，悬灸约20分钟，每日灸1~2次。

25.**中脘**　直接灸，15~30分钟，艾炷灸7~15壮。

三、基本证候的健康管理艾灸取穴

（一）气虚证

选穴：足三里、曲池、中脘、三阴交、悬钟、血海、心俞、肺俞、肝俞、脾俞、胃俞、肾俞、关元俞，同时可配合局部经络辨证取穴。

方法：悬灸、温和灸；每次10～15分钟，以施灸部位出现红晕为度。

（二）血虚证

选穴：肝俞、脾俞、气海、关元、足三里、三阴交。

方法：悬灸、温和灸；每次10～15分钟，以施灸部位出现红晕为度。

（三）阴虚证

选穴：太溪、三阴交、肝俞、肾俞、涌泉。

方法：悬灸、温和灸；每次10～15分钟，以施灸部位出现红晕为度。

（四）阳虚证

选穴：百会、大椎、命门、腰阳关、关元、神阙、足三里、申脉、养老、心俞、肺俞、膏肓、脾俞、胃俞、肝俞、肾俞、关元俞。

方法：隔姜灸、悬灸、温和灸。每次10～15分钟，以施灸部位出现红晕为度。

（五）气滞证

选穴：肝俞、期门、合谷、太冲。

方法：悬灸、温和灸；每次10～15分钟，以施灸部位出现红晕为度。

（六）瘀血证

选穴：血海、膈俞、地机、合谷、太冲。

方法：悬灸、温和灸；每次10～15分钟，以施灸部位出现红晕为度。

（七）实寒证

选穴：命门、神阙、大椎、肾俞、脾俞。

方法：悬灸、温和灸；每次10～15分钟，以施灸部位出现红晕为度。

（八）实热证

选穴：合谷、太冲、三阴交、曲池。

方法：悬灸、温和灸；每次10～15分钟，以施灸部位出现红晕为度。

（九）痰湿证

选穴：脾俞、肾俞、中脘、天枢、水分、足三里、丰隆、阴陵泉。

方法：悬灸、温和灸；每次10～15分钟，以施灸部位出现红晕为度。

（十）痰热证

选穴：曲池、公孙、太白、三阴交、阴陵泉、血海。

方法：悬灸、温和灸；每次10～15分钟，以施灸部位出现红晕为度。

（十一）食积证

选穴：中脘、神阙、足三里、胃俞、脾俞。

方法：悬灸、温和灸；每次10～15分钟，以施灸部位出现红晕为度。

（十二）内风证

选穴：肝俞、太冲、风池、合谷、三阴交。

方法：悬灸、温和灸；每次10～15分钟，以施灸部位出现红晕为度。

第四节　拔　罐

拔罐疗法是以罐为工具，利用燃火、抽气等方法排出罐内空气，造成负压，使之吸附于腧穴或应拔部位的体表，使局部皮肤充血、瘀血，以达到防病治病、强壮身体目的的一种中医健康管理方法。十二皮部与经络、脏腑密切联系，运用拔罐疗法刺激皮部，通过经络而作用于脏腑，可以调整脏腑功能、通经活络，在各科疾病及亚健康等健康调理中有很好的效果。

一、适用人群及病种

拔罐法广泛应用于各类人群的中医健康管理过程中，以青、中、老年人群用之较多，以颈椎病、肩周炎、腰椎间盘突出症、坐骨神经痛、落枕、肌肉劳损、退行性关节病、腱鞘炎、风湿性关节炎、类风湿关节炎以及软组织炎症产生的疼痛及不适最为常用。妇产科中的痛经、月经不调、闭经、盆腔炎以及产后某系病症等也可运用本法。

二、健康管理常用拔罐穴位及方法

（一）常用穴位

1.背俞穴　背俞穴是脏腑之气输注于背腰部的腧穴，位于足太阳膀胱经的第一侧线上，即后正中线（督脉）旁开1.5寸处。大体依脏腑位置而上下排列，共12个，即肺俞、厥阴俞、心俞、肝俞、胆俞、脾俞、胃俞、三焦俞、肾俞、大肠俞、小肠俞、膀胱俞。通过背俞穴拔罐，可畅通五脏六腑之经气，调理其生理功能，促进全身气血运行，是拔罐保健的常用穴位。

2.涌泉　涌泉是足少阴经的第一个穴位，位于人体足掌心处。体内湿毒之邪重浊黏滞，易趋于下，不易排出，常阻塞经络气血，引发多种疾病。涌泉穴拔罐可以排出体内湿毒浊气，疏通肾经，使肾气旺盛。

3.三阴交　三阴交为肝、脾、肾三条阴经交会之穴。肝藏血，脾统血，肾藏精，精血同源。三阴交拔罐可调理肝、脾、肾三经的气血，健脾利湿，疏肝补肾，使先天之精旺盛、后天气血充足，从而达到健康长寿的目的。

4.足三里　足三里所在的足阳明胃经是多气多血之脉，经常在足三里穴拔罐，可以起到调理脾胃、补中益气、通经活络、疏风化湿等扶正祛邪的作用。

5.关元　关元穴是保健拔罐疗法的常用穴位，配合长期施灸，借助火力，可以温通经络，固本培元，补虚益损，壮一身之元气。

6.大椎　大椎属督脉，为手足三阳经与督脉的交会处，手足三阳的阳热之气由此汇入本穴并与督脉的阳气上行于头颈。在此穴位拔罐，有调节阴阳、疏通经络、清热解毒、预防外邪侵袭的功效。

（二）常用拔罐法

1. 闪罐法　用闪火法将玻璃罐吸拔于应拔部位，随即取下，再吸拔，再取下，反复吸拔至局部皮肤潮红，或罐体底部发热为度。闪罐频率一般为 10～30 次/分钟，闪罐持续操作时间一般为 3～10 分钟，动作要迅速而准确，必要时也可以在闪罐后留罐。若罐体和（或）罐底已发热，应更换玻璃罐以防止烫伤。

2. 留罐法 将吸拔在皮肤上的罐具留置一定时间，使局部皮肤潮红，甚至皮下瘀血呈紫黑色后再将罐具取下。

3. 走罐法 先于施罐部位涂抹润滑剂（如走罐油、刮痧油、凡士林、医用甘油、液体石蜡、润肤霜等），也可用温水或保健中药液，或将罐口涂上油剂，待用罐具吸拔后，单手或双手握住罐体，略用力将罐具沿着一定路线或部位反复推拉。

4. 刺络拔罐法 用刺血工具（如三棱针、皮肤针等）刺络出血后，再行拔罐、留罐。起罐后用消毒干棉球擦净血迹，刺络部位用无菌敷料或创可贴贴护。

三、基本证候的健康管理拔罐取穴

（一）气虚、血虚、阴虚、阳虚证

以背部俞穴为主，采取闪罐法，可配合留罐，不宜走罐，拔罐强度宜轻，留罐时间宜短，5～7 天一次。施术过程注意保暖，秋冬季节尤甚。术后皮肤可能出现水疱，夏季、梅雨季节尤甚，注意施术后处理。

（二）气滞证

刺络拔罐为主，强度宜轻，可配合留罐，留罐时间为 5～10 分钟，3～5 天一次。施术过程中注意保暖，秋冬季节尤甚。

（三）瘀血证

闪罐或刺络拔罐为主，也可进行留罐及走罐，拔罐强度宜重，留罐时间为 5～15 分钟，2～3 天一次。施术过程中注意保暖，秋冬季节尤甚。

（四）实寒证

于相关背俞穴留罐，拔罐强度宜重，留罐时间为 5～10 分钟，3～5 天一次。施术后皮肤可能出现水疱，夏季、梅雨季节尤甚，注意施术后处理。

（五）实热证

刺络拔罐为主，也可进行留罐及走罐，拔罐强度宜重，留罐时间为 5～10 分钟，3～5 天一次。

（六）痰湿证

可于背部膀胱经走罐，于相关背俞穴留罐，拔罐强度宜重，留罐时间为 5～10 分钟，3～5 天一次。

（七）痰热证

刺络拔罐为主，也可进行留罐及走罐，拔罐强度适中，留罐时间宜短，3～5 天一次。

（八）食积证

参照拔罐施术方法操作，以闪罐法为主，可配合留罐，拔罐强度适中，留罐 5～10 分钟，2～3 天一次。

（九）内风证

以闪罐法为主，可配合留罐，拔罐强度适中，留罐时间宜短，5～7 天一次。施术过程注意保暖，秋冬季节尤甚。

第五节　刮　痧

刮痧是以中医经络腧穴理论为指导，通过特制的器具（牛角、玉石等）和相应的手法，蘸取一定的介质，在体表进行反复刮拭、摩擦，使皮肤局部出现红色粟粒状或暗红色出血点等"出痧"变化，从而达到活血透痧、防治疾病目的的一种中医健康管理方法。

刮痧作为一种通过刺激人体经脉以治疗疾病的非药物疗法，具有解表祛邪、调和气血、开窍醒脑、清热泄毒、通经活络、行气止痛、运脾和胃、化浊祛湿的功效，能够有效改善血液循环，促进细胞代谢，增强机体免疫力。

一、适用人群及病种

刮痧因其具有简、便、廉、验的特点，可运用于各类人群，在医疗、美容及保健中应用较广。刮痧疗法不仅能够有效地缓解感冒、中暑、头痛等常见疾病，还适用于疼痛性疾病、骨关节退行性疾病，如颈椎病、肩周炎的康复，消化系统疾病如急慢性胃肠炎、消化不良、胃下垂、肠粘连、便秘等的健康管理，也较常用。

二、健康管理常用刮痧部位及方法

（一）常用穴位

1.循经刮痧

（1）头部刮痧：中线的督脉，两侧的膀胱经、胆经。

（2）颈部刮痧：颈前部自上而下，由中间向两边。刮中间的任脉，两旁的胃经、大肠经、三焦经、胆经。颈后部自下而上，由中间向两边。刮中间的督脉，两旁的膀胱经、小肠经。

（3）背部刮痧：沿脊柱，循督脉刮拭。在督脉两旁，循足太阳经各刮拭两道。沿背部骨间刮拭。

（4）胸胁部刮痧：自胸骨上端至少腹，循任脉刮拭。在任脉两旁，循足阳明经刮拭。胸部循足少阴经刮拭。沿胸部肋骨间刮拭。

（5）四肢刮痧：上肢内侧循手三阴经刮拭；背侧循手少阳经、手太阳经刮拭；桡侧面循手阳明经刮拭。下肢前侧循足阳明经刮拭；背侧循足太阳经刮拭；内侧循足少阴经、足太阴经、足厥阴经刮拭；外侧循足少阳经刮拭。

2.选穴刮痧　
根据中医基础理论，在辨证论治原则指导下，结合腧穴的功能特性和刮痧的特点，从全身的经穴中选出针对病症有效的经穴，组成配方作为刮痧的部位。常见的选穴刮痧如下。

（1）局部取穴：所有腧穴均可治疗其所在部位和邻近部位的病变，因此，刮痧时可在病变的部位及邻近部位选取腧穴进行刮拭，达到行气止痛、活血化瘀作用。如鼻病取鼻旁大肠经的迎香穴，胃痛取上腹部任脉中脘穴、胃经梁门穴，肝病取腹部肝经的期门穴、章门穴，偏头痛取头部两侧的太阳穴、头维穴等。

（2）背部取穴：即取脊背部督脉和膀胱经的腧穴。因督脉总督一身的阳经，对调节全身的气机至关重要，常取五脏六腑的背俞穴，以达到调整脏腑功能、平衡机体的目的。如心脏病变，取膀胱经上的心俞及与之平行的督脉部位。肝胆病变，取肝俞、胆俞及与之平行的督脉部位，以此类推。

（3）远端取穴：根据中医"上病下取、下病上取""经脉所过，主治所及"的原则，可以选取距离病变处较远的部位经穴进行刮拭。如脱肛取头顶部督脉的百会穴，颈项痛取手太阳小肠经的后溪穴，胃脘痛取下肢胃经的足三里穴,腰痛取足太阳膀胱经的委中穴等。

(二)常用刮痧法

1.持板方法 用手握住刮痧板,刮痧板的底边横靠在手掌心,拇指和另外四个手指呈弯曲状,分别放在刮板的两侧。

2.刮拭方法

(1)面刮法:用刮板的1/3边缘接触皮肤,刮板与刮拭皮肤呈30°~60°角,利用腕力多次向同一方向刮拭。适用于身体比较平坦部位的经络和穴位,如头部、腹部、背部、上下肢等。

(2)角刮法:用角形刮痧板或刮痧板的角部,将刮板与刮拭皮肤呈45°角倾斜,在穴位处自上而下刮拭。适用于身体关节、骨突周围以及肩部的部分穴位。

(3)拍打法:一手握住刮板一端,用刮板的另一端速度均匀地拍打穴位。拍时要在局部皮肤上先涂润滑油。适用于肘窝、膝窝、腰背部、前臂等部位。

(4)按揉法:用刮板角部倾斜按压在穴位上,做缓慢、柔和的旋转,板角不离皮肤,力度渗透至肌肉,以酸、胀、麻为度。常用于合谷、足三里、内关等穴位以及手足上的反应点和其他疼痛敏感点。

(5)疏理经气法:按经络走向,连续刮拭,手法轻柔均匀,平稳缓和。常用于治疗刮痧结束后或保健刮痧时,对经络进行整体调理。

3.刮痧补泻 补法刮拭力量小、操作方向顺着经脉运行方向、出痧痕较少,适用于年老、体弱、久病、重病或体形瘦弱之虚证患者;泻法刮拭力量大、刺激时间较短、操作的方向逆着经脉运行的方向、出痧痕较多,适用于新病、急病、形体壮实的患者。平补平泻法介于补、泻之间,保健刮痧多用此法。

三、基本证候的健康管理刮痧取穴

(一)气虚证

头部:督脉——百会。

背部:膀胱经——双侧脾俞、胃俞至肾俞。

胸腹部:任脉——膻中、中脘至下脘。

上肢:心包经——双侧内关。

下肢:胃经——双侧足三里至条口。肾经——双侧涌泉。

(二)血虚证

头部:督脉——百会。

背部:膀胱经——双侧心俞至脾俞。

腹部:任脉——巨阙至中脘。

上肢:心经——双侧阴郄至神门。

下肢:脾经——双侧血海、三阴交。胃经——双侧足三里。

(三)阴虚证

背部:膀胱经——双侧肺俞、肾俞。

腹部:任脉——神阙至关元。

上肢:肺经——双侧列缺至太渊。心包经——双侧内关。

下肢:脾经——双侧三阴交。肾经——双侧涌泉、太溪。

（四）阳虚证

头部：督脉——百会。

背部：督脉——大椎至至阳、命门。膀胱经——双侧肾俞、志室。

胸腹部：任脉——膻中、气海至关元。

上肢：心包经——双侧内关。

下肢：胃经——双侧足三里，肾经——双侧涌泉。

（五）气滞证

背部：膀胱经——双侧肝俞至胆俞。胆经——双侧肩井。

胸腹部：任脉——膻中。肝经——双侧期门、章门。

上肢：三焦经——双侧支沟至外关。

下肢：胆经——双侧阳陵泉至外丘。

（六）瘀血证

背部：督脉——大椎。膀胱经——双侧心俞至膈俞。奇穴——与大椎至至阳平行的双侧夹脊穴。

腹部：任脉——膻中至中庭。

上肢：心包经——双侧曲泽、郄门至内关。

下肢：脾经——双侧血海、阴陵泉。

（七）实寒证

背部：督脉——大椎至至阳、命门。膀胱经——双侧肺俞至肾俞、志室。

腹部：任脉——水分至关元。

下肢：胃经——双侧足三里。肾经——双侧太溪至水泉。

（八）实热证

头部：督脉——百会。

背部：督脉——大椎至身柱。膀胱经——双侧肾俞。胆经——双侧肩井。

腹部：肝经——双侧期门、章门。

上肢：大肠经——双侧曲池、合谷至商阳。

下肢：肝经——双侧太冲至行间。

（九）痰湿证

背部：膀胱经——双侧脾俞至肾俞。

腹部：任脉——上脘至中脘。

上肢：肺经——双侧列缺至太渊。

下肢：胃经——双侧足三里至丰隆。

（十）痰热证

背部：督脉——大椎。膀胱经——双侧脾俞至肾俞。

腹部：任脉——上脘至中脘。

上肢：肺经——双侧曲池至列缺。

下肢：胃经——双侧足三里至丰隆。

（十一）食积证

头部：全息穴区——额旁2带（双侧）。

背部：督脉——大椎至悬枢。膀胱经——双侧脾俞至三焦俞。

腹部：任脉——中脘至气海。胃经——双侧天枢。肝经——双侧章门。

上肢：奇穴——双侧四缝。

下肢：胃经——双侧足三里。脾经——双侧公孙。

（十二）内风证

全息穴区——血管舒缩区、额中带、额旁1带等。

督脉——百会至风府。胆经——双侧风池至肩井。

背部：督脉——大椎、神道至至阳。膀胱经——双侧风门至心俞。

胸腹部：任脉——膻中至鸠尾。

上肢：心包经——双侧曲泽至内关。

下肢：肝经——双侧太冲。膀胱经——双侧京骨。胃经——双侧丰隆。

第六节　敷　贴

敷贴疗法是以中医基本理论为指导，应用中草药制剂，施于皮肤、孔窍、腧穴及病变局部等部位的中医健康管理方法。敷贴疗法属于中药外治法，具有疗效确切、副作用小、使用方便等特点，在中医健康管理领域具有独特的优势。

一、适用人群及病种

穴位敷贴疗法适用于各类人群，以儿童及老年人用之较多。对儿童及成人呼吸系统的慢性支气管炎、支气管哮喘、慢性鼻炎、过敏性鼻炎等有较好的效果；对功能性消化不良、肠易激综合征、溃疡性结肠炎等疗效亦佳；也可用于妇科中的月经失调、痛经、慢性盆腔炎、附件炎及骨伤科中的颈椎病、腰椎病、膝关节病等。

二、健康管理常用敷贴穴位

（一）常用穴位

穴位敷贴选穴力求少而精，一般多选用病变局部的穴位、阿是穴或经验穴，其中神阙、大椎、涌泉和肺经、膀胱经上的腧穴为临床所常用。穴位贴敷常用穴位有神阙、气海、关元、膻中、足三里、脾俞、肾俞、肺俞、血海、心俞、肝俞、膏肓、三阴交、太溪、命门、志室、涌泉、太冲、中脘、大椎、天枢等。

（二）常用敷贴法

1.**敷贴常用药物**　敷贴法的药物剂型，目前仍以丸、膏、糊、饼剂为主，多用白芥子、延胡索、细辛、甘遂、鲜生姜汁等。常用溶剂有水、白酒、黄酒、姜汁、蜂蜜、凡士林等。还可根据病情应用药物浸膏做溶剂。

2.**敷贴的操作方法**　敷贴时先定准穴位，再将敷贴药物用纱布或胶布固定。敷贴时间应视药物药性、刺激强度和个体敏感性的不同，做适当调整，以患者耐受为度。一般短则30分钟左右，长可达4~6小时，儿童敷贴时间要明显短于成人。一般间隔10~20天一次，可连续敷贴3~5次。如需再次敷贴，应待局部皮肤基本恢复正常后进行。

三、基本证候的健康管理常用敷贴取穴

（一）气虚证

取穴：神阙、气海、关元、膻中、足三里、脾俞、肾俞、肺俞。

方法：白芥子、吴茱萸、杜仲、牛膝、人参、肉桂、干姜、公丁香、川芎、独活、冰片、白术、甘草等，以白酒、蜂蜜、姜汁、麻油等为赋形剂，每次4~8穴。

（二）血虚证

取穴：血海、气海、膻中、悬钟、心俞、肝俞、膈俞、膏肓、肾俞、脾俞、足三里、三阴交。

方法：当归、熟地黄、川芎、赤芍等，以白酒、蜂蜜、姜汁、麻油等为赋形剂，每次5~9穴。

（三）阴虚证

取穴：肾俞、脾俞、心俞、肝俞、三阴交、太溪。

方法：党参、生地黄、玄参、麦冬、甘草等，以白酒、蜂蜜、姜汁、麻油等为赋形剂，每次3~7穴。

（四）阳虚证

取穴：命门、气海、关元、中极、神阙、志室、腰阳关、肺俞、脾俞、肝俞、肾俞、涌泉、百劳、足三里。

方法：附子、白芥子、吴茱萸、肉桂按1：1：1：1比例共研细末（可通过辨证论治进行适当加减），以白酒、黄酒、姜汁或药物作为浸剂，每次5~8穴。

（五）气滞证

取穴：肝俞、太冲、合谷、膻中、中脘、期门、百会、章门、内关、阳陵泉、行间、支沟。

方法：柴胡、郁金、枳壳、青皮、陈皮、木香等，以白酒、蜂蜜、姜汁、麻油等为赋形剂，每次4~8穴。

（六）瘀血证

取穴：膈俞、血海、肝俞、地机、肝俞、太冲、合谷、气海、膻中、阿是穴。

方法：当归、川芎、桃仁、红花、赤芍、延胡索、金铃子等，以白酒、蜂蜜、姜汁、麻油等为赋形剂，每次4~6穴。

（七）实寒证

取穴：肾俞、脾俞、命门、申脉、大椎。

方法：肉桂、吴茱萸、透骨草、细辛等，以白酒、蜂蜜、姜汁、麻油等为赋形剂，每次4~9穴。

（八）实热证

取穴：大椎、曲池、合谷、涌泉。

方法：黄芩、黄柏、栀子、大黄等，以白酒、蜂蜜、姜汁、麻油等为赋形剂，每次4~8穴。

（九）痰湿证

取穴：脾俞、肺俞、丰隆、三阴交、阴陵泉、阳陵泉、膻中。

方法：半夏、陈皮、茯苓、薏苡仁、猪苓等，以白酒、蜂蜜、姜汁、麻油等为赋形剂，每次3~9穴。

（十）痰热证

取穴：曲池、大椎、肺俞、脾俞、阴陵泉、三阴交、丰隆。

方法：滑石、芒硝、胆南星、枳实、大黄、鱼腥草等，以白酒、蜂蜜、姜汁、麻油等为赋形剂，每次3～7穴。

（十一）食积证

取穴：中脘、神阙、建里、梁门、公孙、内庭、天枢、气海、关元、足三里、上巨虚、内关、大横、胃俞。

方法：党参、白术、山药、山楂、六神曲、麦芽、谷芽、藿香、鸡内金、砂仁、青皮、陈皮、枳实、丁香、莱菔子、大黄、冰片等，以白酒、蜂蜜、姜汁、麻油等为赋形剂，每次4～8穴。

（十二）内风证

取穴：肝俞、肾俞、百会、太冲、太溪、三阴交、行间、涌泉、照海、大椎、筋缩、合谷、后溪。

方法：天麻、钩藤、石决明、白术、半夏等，以白酒、蜂蜜、姜汁、麻油等为赋形剂，每次4～6穴。

第七章 生活行为方式的中医健康管理

第一节 饮食健康管理

一、基本原则

（一）阴阳平衡，五味调和

饮食健康管理是中医学的重要组成部分，各种食材与中药一样皆有寒、热、温、凉四性和酸、苦、甘、辛、咸五味，但食物性味的偏性与药物相比要缓和得多，故中药可以治病，而饮食管理则主要偏重调养。《素问·五常政大论篇》中指出："虚则补之，药以祛之，食以随之"，"大毒治病十去其六……无毒治病十去其九，谷肉果菜，食养尽之"。说明了食药的作用有别及饮食健康管理的重要性。食材作用于人体，根据人体阴阳的偏性以及脏腑虚实和邪正盛衰情况，利用食物四气五味的偏性来恢复人体的阴阳平衡。

温热属阳，寒凉属阴。按照《素问·至真要大论篇》所言"寒者热之，热者寒之"的原则，温热性质食物属于阳性，有温经散寒、补阳助火、活血通络、行气止痛等作用。寒凉性质食物多属于阴性，有滋阴润燥、清热泻火、凉血解毒之功。温热的食物可以调治寒证，如脾胃虚寒引起腹痛、泄泻的患者可以选择葱、姜、蒜以及羊肉等温热之品；寒凉的食物可以调治热证，如热病烦渴、有局部红肿热痛的患者可以选择绿豆、西瓜、苦瓜等清热、泻火、解毒之品。又如吃螃蟹之后最好喝些姜茶，以避免螃蟹的寒凉之性；食榴莲可搭配山竹，因榴莲性温，山竹偏凉。偏阳虚体质的人，日常饮食以平性及温性为主；偏阳盛体质的人，日常饮食以平性及寒性为佳。若某食材偏寒凉，在烹调时加入温热性的调味品，如葱、生姜、辣椒及胡椒，从而达到气合，使阴阳平衡。

食物的五味也有阴阳，健康管理时，也要做到五味合。《素问·至真要大论篇》指出："辛甘发散为阳，酸苦涌泄为阴，咸味涌泄为阴，淡味渗泄为阳。六者或收或散，或缓或急，或燥或润，或软或坚，以所利而行之，调其气使其平也。"辛味、甘味、淡味的食物为阳，酸味、涩味、苦味、咸味的食物为阴，应根据食物不同的性质进行选择，使味达到平和。《素问·脏气法时论篇》曰："五谷为养，五果为助，五畜为益，五菜为充，气味合而服之，以补精益气。"两千年前，古人就提出了中国人饮食金字塔原则——饮食宜谨和五味，合理调配，然而五味入五脏，不可偏嗜。《素问·五脏生成篇》提出："多食咸，则脉凝泣而色变；多食苦，则皮槁而毛拔；多食辛，则筋急而爪枯；多食酸，则肉胝胎而唇揭；多食甘，则骨痛而发落，此五味之所伤也。故心欲苦，肺欲辛，肝欲酸，脾欲甘，肾欲咸，此五味之所合也。"说明五味偏嗜可导致阴阳失调，对人体功能产生影响，从而产生相应的疾病，故五味太过与不及都是不健康饮食。

（二）顾护脾胃，饮食有节

正确的饮食健康管理就是通过食物的气与味来调摄人体，不管是何种气味的食物都要经过脾胃的运化才能发挥其应有的作用，因此，作为后天之本的脾胃，就显得尤其重要。饮食健康管理的关键在于顾护脾胃。"药疗不如食疗"，营养均衡并且有节制的饮食是维持身体各个器官正常的必要条件。脾主运化，脾气散精，以养周身；胃主受纳，传化物而不藏。脾胃两脏，一阴一阳，互为表里，纳运有节，共同完成饮食物的消化、吸收及其精微的输布。正如《素问·五脏别论篇》所言："胃者，水谷之海，六腑之大源也。"脾胃功能的健全关系到人机体的正常发育和能量的需要。后世医家据《黄帝内经》之意，多有发挥。《医宗必读·肾为先天本脾为后天本论》曰："一有此身，必资谷气，谷入于胃，洒陈于六腑而气至，和调于五脏而血生，而人资之以为生者，故曰后天之本在脾。"《景岳全书》中记载："盖人自有生以来，惟赖脾胃以为生命之本，胃强则强，胃弱则衰，有胃则生，无胃则死，是以养生家必当以脾胃为先。"金元时期的补土派代表李东垣强调滋养脾胃的同时，也要保证饮食宜有节，所谓："若饮食失节，寒温不适，则脾胃乃伤"。

二、基本证候的饮食健康管理概述

（一）适宜饮食

根据中医辨证论治的原则，饮食健康管理也应依据中医辨证而采取"虚则补之""实则泻之""寒则热之""热则寒之"的原则，以选择饮食种类。常见食物中，平性甘味的较多，如作为主食的五谷杂粮（大米、小米、小麦、玉米、高粱、黄豆等）能补益强壮、调和脾胃，可长期食用，一般没有太多禁忌。热性辛味的也较多，如很多调味品（辣椒、花椒、肉桂、韭菜、生姜）和一些肉类（鸡肉、羊肉、狗肉等）少食能补火助阳、温经散寒，适合寒证、平素体质偏寒或者有痰饮之人，如肺寒痰饮、阳虚水肿、中焦虚寒等；多食则耗气伤津，生痰动火，不适于阴亏血少、有痈疽疮疡的人等。寒凉性食物相对较少，比如瓜果类（淡豆豉、紫菜、西瓜、甜瓜、茄子、白萝卜、绿豆、豆腐）具有清热泻火、凉血解毒等作用，适合热证、平素体质偏热之人，而虚寒证及脾胃功能不良者慎食。

1.气虚证　常由久病、年老体弱、饮食失调所致。健康管理常用食材：西洋参、党参、黄芪、红景天、莲子、小麦、兔肉、鳜鱼、鹌鹑、黄鳝、牛肉等。

（1）心气虚证

食疗管理原则：益气养心。

食疗管理便方：①西洋参茶：西洋参5g，沸水冲泡代茶饮。②黄芪黄精饮：黄芪15g，黄精15g，加水适量，沸腾后10分钟，去渣饮用。

（2）脾气虚证

食疗管理原则：健脾益气。

食疗管理便方：①党参粥：党参20g，小米100g，煮粥食用。②莲子桂圆大枣粥：桂圆肉15g，莲子15g，大枣10枚，小米100g，红糖适量，煮粥食用。

（3）肺气虚证

食疗管理原则：补肺益气。

食疗管理便方：人参胡桃饮：人参5g，胡桃仁100g，加水适量，沸腾后10分钟，去渣饮用。

（4）肾气虚证

食疗管理原则：补肾固摄。

食疗管理便方：枸杞莲子粥：枸杞子10g，莲子50g，大米100g，煮粥食用。

如上诸多气虚证候，宜食具有补气作用、性平味甘或甘温的食物，以及营养丰富、容易消化的平补食品。忌食破气耗气、生冷性凉、油腻厚味、辛辣食物。

2.血虚证　多因脾胃虚弱、生化之源不足所致。常用补血类的食物有动物肝脏、全血、瘦肉、乌鸡、鱼、蛋黄、花生等。深色蔬菜中含有一定量的铁，如木耳等。养血食材有阿胶、桑椹、枸杞子、大枣、黑芝麻、胡桃肉、龙眼肉等。

（1）心血虚证

食疗管理原则：补心血安神。

食疗管理便方：①党参桂圆粥：党参30g，桂圆肉30g，粳米50g，煮粥食用。②益气养心汤：黄芪20g，当归10g，酸枣仁10g，老母鸡1只，木耳20g，精盐、胡椒粉、绵白糖各适量。③菠菜炒猪肝：菠菜300g，猪肝200g，配以佐料炒熟食用。

（2）肝血虚证

食疗管理原则：滋肝阴，补肝血。

食疗管理便方：①四物养肝汤：熟地黄10g，当归10g，红枣20g，枸杞子10g，猪肝100g，小青菜心80g，生姜、葱、精盐、胡椒粉、绵白糖各适量，煮汤食用。②桂圆枸杞红枣粥：桂圆肉20g，枸杞子20g，红枣20枚，粳米100g，绵白糖适量。

3.阴虚证　多由素体阴液亏虚或燥热伤津所致。常用补阴的食物有大白菜、番茄、莲藕、菠菜、黄花菜、黑木耳、银耳、黑芝麻、黑大豆、百合、梨、甘蔗、荸荠、牛奶、海参、鲍鱼、海蛎子、鸭子肉、猪肉。

（1）心阴虚证

食疗管理原则：清心养阴除烦。

食疗管理便方：①养心生脉粥：西洋参6g，麦冬10g，大米100g，煮粥食用。②生地燕窝汤：生地黄20g，燕窝20g，红枣10枚，煮汤400ml食用。

（2）肝阴虚证

食疗管理原则：滋阴补肝。

食疗管理便方：①枸杞粥：枸杞子15g，红枣10枚，粳米100g，煮粥食用。②石斛茶饮：石斛10g，麦冬10g，煮汤代茶饮。

（3）肺阴虚证

食疗管理原则：养阴润肺。

食疗管理便方：①百合银耳羹：百合15g，银耳30g，冰糖适量。或水发燕窝25g，大枣15g，冰糖适量。②黄精麦冬茶：黄精15g，麦冬10g，代茶饮。

（4）肾阴虚证

食疗管理原则：滋阴补肾。

食疗管理便方：①枸杞石斛饮：枸杞子10g，石斛10g。②女贞甲鱼汤：女贞子、枸杞子各10g，甲鱼1只，生姜、葱少许，盐、胡椒粉、料酒各适量。③生地山药茯苓粥：生地黄10g，山药100g，茯苓10g，大米200g，煮粥食用。

4.阳虚证　多由久病体虚，耗伤阳气，或年高脏气衰弱，禀赋不足所致。常用补阳类的食物有核桃仁、韭菜、干姜、橘皮、羊肉、狗肉、黑枣、海虾等。宜食水果有榴莲、黑枣、芒果、荔枝、桃子、龙眼、水蜜桃、金橘、乌梅、樱桃、红枣、李子等。

（1）心阳虚证

食疗管理原则：温补心阳。

食疗管理便方：①葱姜饮：葱白30g，红糖10g，生姜10g，煮沸饮用。②薤桂肉：薤白15g，炙甘草5g，桂枝10g，狗肉500g，生姜、葱、料酒、精盐、绵白糖各适量。③参枣粥：人参10g，大枣10枚，大米150g，煮粥食用。④韭菜炒河虾：韭菜250g，河虾150g，配以佐料，炒熟食用。

（2）脾阳虚证

食疗管理原则：补阳健脾。

食疗管理便方：①当归生姜羊肉汤：羊肉250g，炙黄芪30g，全当归15g，生姜10g，加水适量，文火煲熟，去渣饮汤食肉。②参莲山药粥汤：红参10g，莲子20g，山药50g，煮粥食用。

（3）肾阳虚证

食疗管理原则：温肾助阳。

食疗管理便方：①枸杞苁蓉饮：枸杞子20g，肉苁蓉20g，沸腾后15分钟饮用。②参杜狗肉煲：党参20g，杜仲15g，菟丝子10g，狗肉1000g，生姜、葱、香菜、干辣椒、胡椒粉、料酒、生抽、料酒、绵白糖各少许，盐适量。

5.气滞证 有理气作用的食材有香橼、橙子、橘皮、橘子、佛手、白萝卜、茉莉花、酒等。

食疗管理原则：疏肝解郁。

食疗管理便方：①玫瑰佛手解郁粥：玫瑰花10g，佛手10g，小米100g，煮粥食用。②萝卜陈皮饮：白萝卜250g，陈皮10g，煮水饮用。③玫瑰花茶：玫瑰花10g，用沸水适量冲泡，代茶饮。

6.瘀血证 有活血化瘀作用的食材有桃仁、红花、山楂、玫瑰花、三七粉等。

食疗管理原则：活血化瘀。

食疗管理便方：①红花活血汤：红花5g，母鸡1只，当归15g，橘皮6g，饮汤食肉。②三七粉：每日3g，冲服。

7.实寒证

（1）风寒袭表

食疗管理原则：辛温解表。

食疗管理便方：①葱白生姜饮：3厘米葱白5段，生姜5片，煮水饮用。②香苏饮：香菜30g，苏叶10g，煮水饮用。

（2）寒邪伏胃

食疗管理原则：温中散寒，暖胃止痛。

食疗管理便方：①姜枣粥：生姜5片，红枣10枚，粳米100g，同煮为粥，早晚服用。②散寒暖胃粥：肉桂5g，干姜5g，小米100g，煮粥食用。

8.实热证 有清热泻火作用的水果有火龙果、梨、苹果、山竹、柚子、草莓、枇杷、番茄、西瓜、香蕉等。

食疗管理原则：清热泻火。

食疗管理便方：①绿豆大米粥：绿豆30g，大米100g，煮粥食用。②蒲公英茶：蒲公英15g，用沸水适量冲泡，代茶饮。③决明子茶：取炒决明子10g，代茶饮。

9.痰湿证 有祛痰湿作用的食材有萝卜、冬瓜、竹笋、莴苣、丝瓜、洋葱等。

食疗管理原则：健脾燥湿，化痰止咳。

食疗管理便方：①茯苓荷叶粥：茯苓15g，荷叶10g，大米100g，煮粥食用。②茯苓薏米粥：薏苡仁50g，茯苓15g，煮粥食用。

10.痰热证

食疗管理原则：清热化痰，祛湿泻热。

食疗管理便方：① 金菊茶：金银花10g，菊花10g，用沸水适量冲泡，代茶频频饮用。②栀子茶：栀子10g，用沸水适量冲泡，代茶饮。

11.食积证

食疗管理原则：调和脾胃，消食化滞。

食疗管理便方：①曲楂大米粥：神曲15g，山楂10g，大米100g，煮粥食用。②谷芽橘皮饮：炒谷芽15g，橘皮10g，沸水冲泡，代茶饮。③萝卜陈皮饮：青（白）萝卜60g，陈皮10g，加水适量，煮10分钟，分2~3次饮用。

12.内风证

食疗管理原则：滋阴养血，平肝息风。

食疗管理便方：①桑叶百合茶：桑叶10g，百合10g，沸水冲泡，代茶饮。②黄精枸杞山药粥：枸杞子10g，黄精10g，山药30g，大米200g，煮粥食用。

（二）饮食慎禁

《素问·生气通天论篇》认为："阴之所生，本在五味，阴之五宫，伤在五味。是故味过于酸，肝气以津，脾气乃绝。味过于咸，大骨气劳，短肌，心气抑。味过于甘，心气喘满，色黑，肾气不衡。味过于苦，脾气不濡，胃气乃厚。味过于辛，筋脉沮驰，精神乃央。是故谨和五味，骨正筋柔，气血以流，腠理以密，如是则骨气以精，谨道如法，长有天命。"由此可见，饮食五味偏嗜有害，饮食要多样化，只有做到"调和五味"，才能"骨正筋柔，气血以流"，才能真正做到"谨道如法，长有天命"。具体的食疗方案要根据四气五味做到"谨和五味"，从而达到"辨证以食疗"的目的。

饮食要有节，不可过饥过饱，过饥或者过饱均可损伤脾胃。《尚书》曰："食哉惟时"，是说进餐要有较固定的时间。《灵枢·五味》说："谷不入，半日则气衰，一日则气少矣。"指出饮食要定时，定时不食可引起元气的不足。饮食不节，暴饮暴食，最易伤脾胃。一日之中，机体阴阳有盛衰之变，白天阳旺，活动量大，故饮食可稍多，而夜间阳衰阴盛，即待寝息，以少食为宜，因此有"早吃饱，午吃好，晚吃少"的古训。既要保持人体所需的营养，又要防止脾胃损伤，是饮食调护的关键所在。

饮食宜清淡。肥甘之品易导致多种疾病，如《素问·奇病论篇》记载消渴是由于："必数食甘美而多肥也。肥者令人内热，甘者令人中满，故其气上溢，转为消渴"。嗜好甘美肥味的人易长胖，胖人易得消渴。《素问·生气通天论篇》亦云："膏粱之变，足生大疔。"如果过食膏粱厚味，易导致疮疡疾患。朱丹溪在《格致余论·养老论》中也指出："至于好酒腻肉，湿面油汁，烧炙煨炒，辛辣甜滑，皆在所忌。"故饮食荤素搭配，清淡为主，有利于养胃宽胸。同时，食物要寒温适中，适温而食，嗜烫贪凉均不可取。《灵枢·师传》："食饮者，热无灼灼，寒无沧沧，寒温中适，故气将持，乃不致邪僻也。"

第二节　情志健康管理

一、基本原则

（一）恬淡虚无

在中医学发展史中，很多医家都非常重视通过对情志的调摄以达到健身益寿或治疗疾病、促进药效的目的。以《素问·上古天真论篇》为集中之代表，篇中总结出"恬恢虚无"的调摄法，指出人们若能保持愉悦安静、虚怀若谷的精神面貌，遇到意外事件能正确处理，才能颐养真气，却病增寿。篇中也进一步总结了中国古代抗老延寿的经验，如："无恚嗔之心……内无思想之患，以恬愉为务"。也就是说不要有忿怒的情绪，不要有思想负担，一切以恬淡安乐为前提，使心情舒畅，乐观愉快，则"形体不敝，精神不散，亦可以百数"。

在《素问·上古天真论篇》"恬淡虚无"的思想影响下，历代医家都很重视调节情志。唐代孙思邈强调"舍名利""除喜怒""去声色""淡滋味""静心神"等养生方法。明代医学家汪绮石把七情调摄与药物治疗相结合，认为这才是预防和治疗虚劳的根本。清代医学家程履新在《程氏简易方论》指出："大凡病原七情而起，仍须以七情胜服化制以调之，时者不悟，徒恃医药，则轻者增重，重者危矣！"

（二）五志和合

《素问·阴阳应象大论篇》："人有五脏，化五气，以生喜怒悲忧恐"，此为五志。其后宋代陈无择在《三因极一病证方论》中又提出了"七情"之说，即是指喜、怒、忧、思、悲、惊、恐等七种情绪。"七情"学说比较广泛地运用于中医学之中，或者更多地合称为"情志"。七情六欲，人皆有之，情志活动属于人类正常生理现象，是对外界刺激和体内刺激的保护性反应，有益于身心健康。然无论积极的还是消极的情绪，都不可以太过，如果超过了人的忍受程度，就会影响健康，从而导致疾病。陶弘景在《养性延命录》中讲到："喜怒无常，过之为害。"所谓"过"者，主要有两种情况：一种是情绪波动太大，过于激烈，如狂喜、盛怒、骤惊、大恐等，往往会很快致病伤人，如暴怒而中风，大惊而猝死；另一种是情绪波动不大，但持续时间过久，也会伤人致病。所以，情志健康管理主要的方法就是"五志和合"，亦即保持情志之调和，具体方法如和喜怒、防惊恐、去忧悲、节思虑等。其中，和喜怒是指喜宜适度，而怒宜戒除；防惊恐是指惊恐当时时避免，尤其是老人；去忧悲是指忧悲之情当杜绝，老人、体弱者尤当注意；节思虑是指应当尽量避免思虑过度。

另外，保持情志健康、五志和合，亦可通过"养形"而达到，正如《黄帝内经》所提倡的"形神共养"。《素问·上古天真论篇》曰："形与神俱，而尽终其天年，度百岁乃去。"《素问·宝命全形论篇》也提出："凡刺之真，必先治神"，并强调一曰治神，二曰知养身。《素问·四气调神大论篇》从正反两个方面明确指出，要法天则地，顺应自然。一年四时有生、长、收、藏之变，人亦应之、顺之，按照四时规律保养神气——春使志生、夏使志无怒、秋使志安宁、冬使志若伏若匿，如此调节情志，勿使过度，否则伤害五脏而发生病变。

情志调节和修身养性相结合，也是调和五志很好的方法。《孙真人卫生歌》当中讲到："世人欲识卫生道，喜乐有常嗔怒少。心诚意正思虑除，顺理修身去烦恼。"孙思邈《备急千金要方》中，专门有养性之论，不仅整理了唐以前有关调神养心方面的论述，还提出了自己独特的见解，如在《道林养生》中的十二少、十二多，即是对《黄帝内经》情志保健理论的进一步发展。《礼记·中庸》中说："修身以道，修道以仁"，"大德必得其寿"。亦即所谓仁者寿之意。《黄帝内经太素》曰："修身为德，则阴阳气和。"明代王文禄于《医先》中同样提到："养德、养生一也，无二术也。"可见养生当重修德，其对于精神与健康的影响不可谓不大。良好的道德情操，是心理健康的重要标志，而缺乏道德修养的人，整天为名利所困，反复斤斤计较，患得患失，忧心忡忡，妄想、愤怒与沮丧始终萦绕在心中，健康就易受到影响。

二、基本证候的情志健康管理概述

1.气虚

（1）脾气虚证：脾土主思，若思虑太过会伤及脾气，而形成脾气虚证。怒属肝木，肝主疏泄，在五行中肝木克脾土，因此，可采用怒志法来进行管理，促使发挥肝气升发疏泄的作用，使脾土运化的功能恢复正常。

陈寿在《三国志》中记载了华佗用"怒胜思"治病的故事。一郡守因思虑过度，抑郁成疾，百医治之无效，其子请来华佗，为其救治。华佗认为当采取怒志法，于是便在问诊之时言语轻慢，且索要高额酬金，最后不辞而别，还留下一封信谩骂郡守。郡守勃然大怒，派人追捕华佗。郡守之子详知内情，嘱咐使吏不要追赶。郡守更加恼怒，接着吐出几升黑血，沉疴顿愈。

（2）肺气虚证：肺有辅助心脏治理调节全身气、血、津液及脏腑的生理功能。若悲忧过甚则伤肺，气聚不行，郁而生病。以喜胜之，心火克肺金，欢娱情感利于郁结的肺气得以宣降，心情愉悦，可使气和志达，营卫通利。

朱丹溪曾用喜志法治一年轻秀才悲伤案。患者因婚后不久，爱妻去世，遂终日悲伤而哭。遍求名医，多不见效。朱丹溪诊脉后说："你有喜脉，恐怕已有数月了。"秀才闻之大笑，谓："什么名医，男女都不分，庸医也！"此后，每想此事，心中发笑，并逢人告之，与众人同乐。不久，秀才渐渐变得心情开朗，食欲增加，病也不药而愈。

（3）肾气虚：肾为先天之本，恐为肾之志；脾为后天之本，思为脾之志，脾属土。恐伤肾，可引起气机变化，"恐则气下"，出现二便失禁、遗精、滑泄等正气下陷的病症以及惶惶不安、神气涣散、意志不定等神志异常。思可胜恐，脾土能制约肾水，可以用各种方法引导患者对有关事物进行思考，以制约患者过度恐惧，或缓解由恐惧引起的躯体障碍。

《晋书·乐广传》中记有"杯弓蛇影"的故事。晋朝人乐广在河南做官，一日宴请朋友后，其友得了重病。乐广前去探望，究其原因，友人答曰："前些日子到你家做客，喝酒时端起酒杯正想喝，却看见杯中有一条蛇，心里十分惧怕。自喝了那杯酒回家后，肚子疼痛不适。"乐广闻后，将友人带至家中，座位同前。斟满酒后，引其观看，发现杯中的"蛇"原来是对面墙上悬挂的弓的影子。如此一来，朋友的忧恐之证不药而愈。

2.血虚证　肝藏血，血为心主神志的物质基础，如果肝血不足，则会出现神志异常，如惊悸、失眠、恐惧等。

《续名医类案·惊悸》记载了卢不远治疗一终日畏死患者。医者分析其病因为过虑伤肝，致肝血不足，而出现恐死症。此病非世间草木所能变易其性，惟有参禅一法，可使患者"内忘思虑，外息境缘"。将患者畏死的注意力转到参禅养性方面，聚精会神地参禅打坐，思考人生的本原和生死之道。患者逐渐淡忘了恐惧之心，后不药而愈。

3.阴虚证　阴虚有热。此类患者情志多见烦躁、易怒，因而在健康管理上，应遵循《黄帝内经》"恬淡虚无""精神内守"之法，加强自我涵养，自觉养成冷静、沉着的习惯。在生活和工作中，尽量少与人争执，少参加争强好胜、计较输赢胜负的文娱活动。

4.阳虚证　阳虚则静。此类患者多有情绪不佳、多愁善感、少言寡语、呆钝凝滞等特点，因而在健康管理上，要做到保持沉静内敛的同时，尽量多与人沟通，多参加社会活动，多参加体育锻炼，用肢体活动带动心理活动，以保持积极活跃的情志状态，消除或减少不良情绪的影响。

5.气滞证　多由情志不畅形成。其常见表现为性格内向不稳定、忧郁脆弱、敏感多疑，对精神刺激适应能力较差，平素忧郁，神情多烦闷不乐，伴胸胁胀满，或走窜疼痛，嗳气呃逆，或咽喉部有异物感，或乳房胀痛，睡眠较差，食欲减退等，因而在健康管理上，要做到培养乐观、欢乐的情绪，精神愉悦则气机舒畅，鼓励患者多与人沟通，多向亲戚朋友倾诉，这些都有益于症状的改善。

6.瘀血证　血行通畅有赖于气的正常运行，故气滞和瘀血常兼而有之。此类患者多具有性格抑郁、爱生闷气、易烦易怒、急躁健忘等特点，因而在健康管理上，要培养乐观的情绪。精神愉快则气血和畅，营卫流通，有利于血瘀证的改善，反之，苦闷、忧郁则可加重血瘀倾向。

7.实寒证　寒主收引，也以沉静为特征。实寒证也会出现类似阳虚证的情志异常，所以，实寒证的情志健康管理与阳虚证基本类同。

8.实热证　情志的表现多见烦躁、易怒等精神亢奋症。悲情哀伤一般属于负面的消极心理，然而在特定条件下，悲哀可以平息亢奋激动，因而有可能转化为积极的治疗作用，即"悲可胜怒"的健康管理理念。

9.痰湿证　痰湿致病以黏腻重浊为主要特点，此类情志症多见性格温和，过于稳重谦恭，行事拖沓，且很善于忍耐，因而在健康管理上，应多参加社会活动、集体文娱活动，多听轻松、开朗甚至较为使人激动的音乐，以动养神，化痰祛湿。

10.痰热证　痰热的表现与痰湿类似，都有黏腻重浊的特点，同时因为有热邪内郁，可见面垢油光、口苦、容易烦躁等表现。在健康管理上，与痰湿证类似，热邪明显者，与实热证类同。

11.内风证　内风往往兼有痰、热、瘀三个因素，其情志表现也与痰湿证、痰热证以及瘀血证密切相关，所以在健康管理上与这三个证候类似。另外，内风证容易造成患者情志不遂，注意劝导之，使其乐观、豁达，保持精神愉悦对于其健康恢复不无裨益。

第三节　起居健康管理

一、基本原则

（一）起居有常

除了合理的膳食和情志调摄，安排好每天的生活起居活动对维持人体的健康状态也至关重要。《素问·上古天真论篇》指出："食饮有节，起居有常，不妄作劳，故能形与神俱，而尽终其天年，度百岁乃去。"清代名医张隐庵说："起居有常，养其神也；不妄作劳，养其精也。夫神气去，形独居，人乃死。能调养其神气，故能与形俱存，而尽终其天年。"

起居有常要求顺应一日之阴阳变化。《素问·生气通天论篇》说："阳气者，一日而主外，平旦人气生，日中而阳气隆，日西而阳气已虚，气门乃闭。"说明日中是阳气最盛之时，到傍晚则阳气已衰。人的起居就要顺应这些变化，白天阳气隆盛之时从事日常活动，而到夜晚阳气衰微的时候安卧休息，不然就会"形乃困薄"，而感到身体不适。《素问·金匮真言论篇》还指出："平旦至日中，天之阳，阳中之阳也；日中至黄昏，天之阳，阳中之阴也；合夜至鸡鸣，天之阴，阴中之阴也；鸡鸣至平旦，天之阴，阴中之阳也。"更加具体地说明了昼夜更迭引起的阴阳之强弱及其消长情况。人类应该按照这种变化规律"日出而作，日落而息"，做到每日按时起床、睡眠，定时规律用餐、工作学习等等，这样才会健康长寿。现代医学研究也证实，人体内的生物钟与自然界的昼夜规律保持同步，按照体内生物钟的规律而作息，这样才有利于机体的健康。

起居有常同时也要求顺应一年四时之阴阳变化。《素问·四气调神大论篇》曰："夫四时阴阳者，万物之根本也，所以圣人春夏养阳，秋冬养阴，以从其根，故与万物沉浮于生长之门。"强调阴阳四时的变化对人体有着极大的影响，如果顺应这种变化规律就能保持健康，否则对健康不利，故提出了"春夏养阳、秋冬养阴"的总原则后，还进一步主张春季应"夜卧早起，广步于庭"，夏季"夜卧早起，无厌于日"，秋季"早卧早起，与鸡俱兴"，冬季"早卧晚起，必待日光"，使人体活动能顺应四时阴阳之变化而颐养其气。孙思邈说："善摄生者，卧起有四时之早晚，兴居有至和之常制。"即根据季节变化和个人的具体情况制定出符合生理需要的作息制度，并养成按时作息的习惯，使人体的生理功能保持在稳定平衡的良好状态中。

另外，起居有常还要求避免劳累，劳逸结合。正常的劳动有助于气血流通，必要的休息则可以消除疲劳，恢复体力，过劳和过逸均可伤及脾胃。《脾胃论·脾胃虚实传变论》指出："形体劳役则脾病，病脾则怠惰嗜卧，四肢不收，大便泄泻。"适度安逸，能消除疲劳，调节心身，恢复体力和精力；若过于安逸，则气机郁滞，人体功能活动就会衰退。故起居养生要求劳逸结合。

（二）动静结合

中医学强调形与神俱，推崇形与神合一的生命观，健康管理方面也主张形神共养。起居健康要求动静相宜，动以养形，静以养神，动静相宜，则形神共养。明代著名医家张景岳说："天下之万理，出于一动一静。"我国古代养生家们都很重视起居健康的动静相宜，主张动静结合，刚柔相济。健康养老名著《老老恒言》提到闲暇"散步所以养神"，睡前"绕室行千步，始就枕"，即以动求静，有助于快速入睡。晨起站桩静养，睡前摩腹擦足，一静一动，调气敛神。

二、基本证候的起居健康管理概述

1.气虚证

管理原则：补益元气。

生活起居管理：宜住温暖、安静、阳光充足的卧室；嘱患者不宜过度劳累，注意休息，卧床时枕头不宜过高；注意保暖，忌汗出当风，防止外邪侵袭；可微动四肢，以流通气血。

2.血虚证

管理原则：滋阴补血。

生活起居管理：起居要规律，适当参加一些户外活动，但要把握好度，要特别注意养成良好的看书、工作习惯，以防"久视伤血"，不可过度劳累。当烦闷不安、情绪不佳时，可以听一听音乐，舒缓情绪。

3.阴虚证

管理原则：滋养肝肾，育阴潜阳。

生活起居管理：卧室应当安排在安静、光线偏暗、凉爽通风、空气湿润的地方；嘱患者不要熬夜，保持睡眠充足，以藏养阴气。

4.阳虚证

管理原则：温补心肾，助阳益气。

生活起居管理：宜选用阳光充足的环境居住，注意暖衣温食，即便盛夏亦不可贪凉饮冷；平时慎起居，避风寒，注意肢体保温，免受邪气侵袭；或用温水沐足或以艾叶、制附片煎水泡脚以温阳通脉，促进血液循环。

5.气滞证

管理原则：行气通郁。

生活起居管理：尽量增加户外活动和社交，防止一人独处时心生凄凉。居室保持安静，宜宽敞、明亮。平日保持有规律的睡眠，睡前避免饮用茶、咖啡和可可等饮料。衣着宜柔软、透气、舒适。宜多参加群体性体育运动项目，坚持做较大强度、较大负荷的"发泄式"锻炼，如跑步、登山、游泳。也可参加下棋、打牌等娱乐活动，分散注意力。

6.瘀血证

管理原则：活血化瘀，行气止痛。

生活起居管理：将患者安排在安静、光线柔和的病室；避免寒冷刺激，注意动静结合，不可贪图安逸，以免加重气血瘀滞。

7.实寒证

管理原则：温阳散寒。

生活起居管理：居住环境应空气流通，秋冬注意保暖。夏季避免长时间待在空调房，可在自然环境下乘凉，但不要睡在穿风的过道上及露天的空旷处。平时注意足下、背部及下腹部丹田部位的保暖。防止过量出汗，在阳光充足的情况下适当进行户外活动。

8.实热证

管理原则：平肝潜阳，息风止痛。

生活起居管理：保持病室安静，室内宜光线偏暗、凉爽通风；保证睡眠充足，避免过度紧张；头痛较重者，嘱患者卧床休息，取头高脚低位，定时监测血压；病情缓解后适当进行户外活动。

9.痰湿证

管理原则：燥湿化痰，降逆止痛。

生活起居管理：合理安排休息、娱乐，以舒畅情志，调畅气机。将患者安排在干燥、温暖的病室；病情较重者，应注意休息，变动体位时动作宜缓慢；协助患者适当活动，经常晒太阳，以舒展阳气，通达气机，避免受寒。

10.痰热证

管理原则：清热化痰。

生活起居管理：注意四时气候变化，防寒保暖，避免烟尘、异味因素刺激和外邪侵袭。加强体育锻炼，提高御寒和抗病能力，如适当打太极拳，做气功、呼吸操等。

11.食积证

管理原则：消食导滞。

生活起居管理：饮食适量，以七八分饱为好，饮食中适当增加蔬菜，减少肉类和蛋类，忌油腻难消化食物，多吃蔬菜，食用水果适量，正所谓"五谷为养，五果为助"。保证一定量运动，运动能加快机体的代谢，食积就无从谈起了。

12.内风证

管理原则：化痰通络，开窍醒神。

生活起居管理：保证休息与睡眠，注意保暖，以防风邪侵袭。头晕者，减少活动，以卧床休息为宜。少食多餐，忌海虾、蟹及甜食，少食生冷瓜果。给予患肢按摩，及早被动活动，有利恢复。

第八章　不同人群的中医健康管理

第一节　孕产期人群健康管理

一、中医生理病理特点

（一）胎孕期多冲脉气盛而逆

唐代孙思邈《备急千金要方·妇人方》中说："妊娠一月始胚，二月始膏，三月始胞，四月形体成，五月能动，六月筋骨立，七月毛发生，八月脏腑具，九月谷气入胃，十月诸神备，日满则产矣"，概括了胚胎发育的过程。妊娠初期，由于血聚下焦，冲脉气盛，肝气上逆，横逆犯胃或胃失和降，出现饮食偏嗜、胸胁不舒、恶心呕吐、晨起头晕等现象。一般不严重，经过3个月左右时间后，症状多能自行消失。妊娠早期，孕妇可出现停经，自觉乳房胀大。妊娠3个月后，脉象表现为六脉平和滑利，按之不绝，尺脉尤甚。《金匮要略》指出孕六十日："妇人得平脉，阴脉小弱。"晋·王叔和《脉经》言："妊娠初时寸微小，呼吸五至，三月而尺数也。"《胎产心法》云："凡妇人怀孕，其血留气聚，胞宫内实，故尺阴之脉必滑数。"但也有少数羸弱妇女，早孕期滑脉不明显，可资鉴别。妊娠3个月后，白带稍增多，乳头、乳晕的颜色逐渐加深。《生生宝录》云："妇人乳头转黑，乳根渐大，则是胎矣。"妊娠4~5个月后，孕妇可以自觉胎动，胎体逐渐增大，小腹部逐渐膨隆，在腹部可闻及胎心音。妊娠6个月后，胎儿渐大，阻滞气机，水道不利，常可出现轻度肿胀。妊娠末期，由于胎儿先露部压迫膀胱与直肠，可见小便频数、大便秘结等现象。

（二）产后期多气血虚而瘀

从胎盘娩出至产妇身体各器官除乳腺外恢复至孕前状态的一段时间，约需要6~8周，此期称为"产褥期"，又称"产后"。中医将产后分为三个阶段，包括新产后（指产后一周）、小满月（产后一月）、大满月（产后百日）。

产后期的生理特点是多虚多瘀，由于产后创伤出血，恶露排出，造成失血耗气伤津，如摄生不慎，外感六淫，邪气与败血相结合，则易致瘀。在分娩发生前的数周，孕妇可有一些临产征象的出现，而在接近分娩发动或分娩已发动时，阴道有少量血性分泌物和黏液。《医宗金鉴·妇科心法药诀》云："若数月已足，腹痛或作或止，腰不痛者，此名弄胎。"临产时也可扪及产妇中指节有脉搏跳动，称为离经脉。《产孕集》指出"尺脉转急，如切绳转珠者，欲产也"，说明尺脉转急是临产的征兆之一。

产后数日内，胞宫尚未恢复正常而有阵缩，故小腹常有轻微阵痛，称"儿枕痛"。在产后2周内因胞宫尚未回缩至盆腔，所以小腹按之有包块。同时自阴道不断有瘀血浊液流出，称"恶露"，一般持续3周。恶露先是暗红色的血液，以后血液逐渐由深变浅，其量也由多变少，一般在2周内淡红色血性恶露消失，3周内黏液性恶露断绝。如超过3周仍有恶露呈血性或有臭味者，则不属于生理范围，应及时进行检查和治疗。

二、风险因素

人体是以五脏为中心的有机整体，脏腑生理功能紊乱和脏腑气血阴阳失调均可导致妇产科疾病，且孕产期妇女有着特殊的生理病理特点，"产后百节空虚"，生活稍有不慎或调摄失当，均可致营卫不调，气血失和，脏腑功能失常，冲任损伤而变生他病。孕产期以外感六淫、七情内伤、生活及体质条件等为主要风险因素。

（一）内因

包括内寒、内热、内湿、气血虚弱、肾虚（肾阳虚、肾阴虚、肾阴阳两虚）、气滞血瘀等风险因素。

1.寒湿 寒为阴邪，易伤阳气；寒性凝滞收引，易使气血阻滞不通。孕产期妇女素体阳气虚衰，命火不足，或阴寒之气不散，故内寒产生，可导致妊娠中晚期孕妇出现肢体面目肿胀，中医称"子肿"。内湿的产生主要是因素体脾虚，脾的运化和输布津液的功能下降，引起水湿痰浊在体内蓄积停滞，从而导致子肿、子满、产后身痛等孕产期疾病。

2.火热 孕产期妇女平素胃有积热，或嗜食辛辣厚味，热壅中焦，火热内生，冲气上逆或伤及冲任，迫血妄行，可导致恶阻、子痫、产后发热等孕产期疾病。

3.气血虚弱 素体气血虚弱；或因脾胃虚弱，妊娠恶阻日久伤及脾胃；或孕后饮食不节而伤及脾胃；或大病久病之后，正气不足，又失于调养以致气虚血少。脾虚则健运失常，气血化源不足，冲任失养，血失统摄，血海不盈，而出现胎萎不长、胎漏、胎动不安、产后缺乳。

4.肾虚 孕产期妇女先天禀赋不足，或素体肾虚；或因早婚、房劳多产；或孕后房事不节，可伤肾气，损真精，耗气血，肾虚则肾精匮乏，胎失所系，胎元不固，发为胎漏、胎动不安。若命门火衰，冲任失于温煦，上不能暖土，水湿下注，下不能暖宫，胞宫虚寒，可致子肿、子满、妊娠腹痛、产后腹痛等病。若肾阴虚，冲任胞宫失养，阴虚生内热，热伏冲任，迫血妄行，可致妊娠腹痛、胎漏、胎动不安。

5.气滞血瘀 素体多忧郁，气机不畅，易致气机升降失常，肝郁则气滞，气滞则血瘀水停而致病。可致妊娠腹痛、胎漏、胎动不安、产后恶露不绝等疾病。

（二）外因

包括外感六淫（以寒、热、湿为主）、跌仆损伤、毒物伤胎等因素。

1.外感六淫 寒为阴邪，易伤阳气，寒邪由外及里，伤于肌表、经络、血脉，或产后血室正开，寒邪由阴户上客，入侵冲任、子宫，导致产后身痛等疾病。孕产期妇女外感火热之邪，热邪易乘虚而入，损伤冲任，可致妊娠小便淋痛、产后发热等病症；热邪结聚冲任、胞中，气血壅滞，"热盛则肿""热盛肉腐"，可致产褥热、孕痈等病症。如气候潮湿，阴雨连绵，或久居湿地，或经期、产后冒雨涉水，湿邪内渗致病。湿留体内日久，又可随体质的阴阳盛衰而发生寒化或热化。

2.跌仆损伤 孕后因生活不慎，登高持重，跌仆闪挫，或劳力过度，以致气血失和，气乱不能载胎，血乱不能养胎。也可因外伤直接损伤冲任，内扰胎气，以致胎元不固。隋代巢元方《诸病源候论》载："行动倒仆，或从高坠下，伤损胞络，致血下动胎。"

3.毒物伤胎 孕后因误食毒物、毒药，内伤母体脏腑气血，胎失载养，损动胎气而发生胎漏、胎动不安。明代陈文昭《陈素庵妇科补解·妊娠误食毒药伤胎方论》云："妊娠误食毒药，如硝石、巴豆、砒霜、乌附等味，毒物如野菌及无名草药酿酒，病死牛、羊、鸡、豕等，内伤胎气，血下不止。"

三、管理方法

孕产期中医健康管理的原则是尊重并顺应自然规律。从生活环境、个人情志、饮食药物等方面对孕妇进行管理。妊娠后，由于生理上的特殊变化，胚胎初结，根基浅薄，阴血不足，阳气偏盛，机体自身易出现阴阳平衡失调，同时因营卫不和、正气虚弱而易感外邪，倘若调理失宜，则导致妊娠疾病的发生。产后由于产时耗气伤血，阴血骤虚，卫表不固，加之产后恶露排出，血室已开，胞脉空虚，中医有产后"二病""三急""三冲"之说，此时若护理不当，将息失宜，每易引起疾病。因此应注意以下孕产期中医健康管理的内容，以确保孕妇和胎儿的健康。

（一）规避风寒湿热

妊娠之后，气血聚以养胎，此时孕妇腠理疏松，卫表不固，气血俱虚，易感外邪，不可坐卧当风，以防外邪侵袭，导致小产、堕胎等疾病。如在妊娠早期感受时邪，还可影响胎儿生长发育。产后居室宜空气流通，以防产妇窒闷、汗出伤暑，更要注意保暖，避免寒邪，衣服厚薄适宜，不宜用冷水洗浴，以免关节为寒邪凝聚而发生产后身痛。

（二）饮食阴阳平衡

《备急千金要方》云："食山羊，令子多疾；食兔，令子缺唇……食毋过饱，饮毋过多。"指出了孕产期妇女饮食禁忌，饮食须节制，以免伤胎。《逐月养胎法》说："无大饥，无甚饱，节饮食，调五味。"因此，孕期饮食以清淡而富于营养者为宜，勿过饥过饱、过寒过热，食味亦不宜过咸，以免影响脾肾，预防子肿、子满的发生。《万氏女科》云："妇人受胎之后，最宜忌饱食，淡滋味，避寒暑，常得清纯平和之气以养其胎，则胎元完固，生子无疾。"产后气血骤虚，加之须化生乳汁哺育胎儿，故应加强营养，宜食富含营养且易消化的食品，忌食生冷肥甘，以免损伤脾胃，导致产后缺乳、产后大便难等病。

（三）工作劳而不倦

《产孕集》云："凡妊娠，起居饮食，惟以和平为上，不可太逸，逸则气滞，不可太劳，劳则气衰。"正常妊娠，可以从事日常工作生活，切忌太逸，逸则气滞，亦不可过劳，劳则气耗。《万氏女科》云："受胎之后，当宜行动往来，使血气通流，百脉和畅，自无难产。若好逸恶劳，好静恶动，贪卧养娇，则气停血滞，临产多难。"若提携重物，攀高涉险，易伤胎元，导致堕胎、小产。《叶氏女科证治》云："于未产之前，亦须常为运动，庶使气血流畅，胎易转动，则产亦易矣。"一般说来，妊娠五月以前宜稍逸，五月以后宜小劳，则无堕胎、难产之忧。在此期间产妇要充分休息，保证睡眠时间，劳动不宜过早过累，以免导致恶露不绝、子宫脱垂。

（四）情绪五志调和

凡妇女妊娠，皆宜情志舒畅，遇事乐观，切忌暴怒或忧思，应保持精神轻松愉快，以免气血阻滞，引起产后腹痛、脏躁、产后缺乳、产后发热等病。同时过喜、过怒、过忧、过悲皆可使气血失和而影响胎儿发育。因胎儿借母体之气以生，呼吸相通，喜怒相应，若母体气血失和，必使胎儿受伤致病。故孕期须和其心志，使血气平和，生子必坚而壮。

（五）中西药物慎服

孕产期妇女如胎前一切正常，宜顺其自然，勿刻意用药安胎。《胎产秘书》云："凡孕妇脾胃健旺，气血充足，则胎安产顺，毋庸用药调理。"《妇人大全良方·妊娠门》曰："凡妊娠诸病，但忌毒药"，所以妊娠期间用药应注意，凡中医峻下、滑利、祛瘀、破血、耗气、散气以及西药副作用明显者，都应慎用或禁用。如果病情需要，可适当选用，须严格掌握剂量和用药时间，"衰其大半而止"，以免动胎、伤胎。

第二节　婴幼儿人群健康管理

婴幼儿一直处于生长发育的过程中，在形体、心理等方面与成年人不完全相同，因此，不可单纯地将婴幼儿看成是成年人的缩影。婴幼儿自身在生理方面有其特殊性，了解这些生理特点，对于掌握婴幼儿生长发育情况、指导婴幼儿健康管理，有着重要的意义。

一、中医生理病理特点

（一）脏腑娇嫩，形气未充

小儿出生以后，五脏六腑娇嫩柔弱，器官、气血津液及功能都不够成熟和相对不足。石寿棠《医原》曰："小儿，春气也，木线也，花之苞，果之萼，稚阳未充，稚阴未长者也。稚阳未充，则肌肤疏薄，易于感触；稚阴未长，则脏腑柔嫩，易于传变，易于伤阴。"清代吴鞠通在前人论述的基础上，将这种生理现象归纳为"稚阳未充，稚阴未长"。婴幼儿脏腑娇嫩，形气未充，具体表现在肌肤柔嫩、腠理疏松、气血未充、脾肺娇弱、肾气未固等方面，五脏六腑功能皆不足，尤其是肺、脾、肾三脏。肺常不足、脾常不足、肾常虚弱是"脏腑娇嫩，形气未充"这一生理特点的具体表现。

肺为娇脏，主气，司呼吸，外合皮毛、腠理。肺主气功能有赖于脾的运化功能，母病及子，脾常不足则出现肺气不足，易受外界邪气侵袭。

脾为后天之本，主运化水谷精微，为气血生化之源。婴幼儿正处于生长发育的黄金阶段，对水谷精微的需求相对于成年人更为迫切，但婴幼儿脾胃运化功能尚未健全，喂养不当，则易出现运化功能失常。

肾为先天之本，肾阴肾阳能资助、协调一身脏腑之阴阳。肾气可调节人体代谢和生理功能活动，机体生殖器官的发育和成熟同样取决于肾精和肾气的盛衰。婴幼儿正处于生长发育阶段，肾气未充，天癸未至，则"肾常虚弱"。

（二）生机蓬勃，发育迅速

婴幼儿生长发育非常迅速，形体、智力发育、动作、脏腑功能活动快速增长，逐渐趋于完善和成熟。

新生儿出生时体重约为3kg。以出生时体重为基础，出生后第一年为高峰期，3～4个月体重约为出生时2倍，一岁时增长到出生时3倍，2岁约为4倍。2岁后增长速度减缓。出生时身长约为50cm。1岁内共增加约25cm，一般6个月时65cm，一岁时75cm，第2年全年增长约10cm，2周岁后至青春期前，每年增长约7cm。

二、风险因素

我国开展婴幼儿的健康管理工作起于20世纪80年代，目前这项工作一直是我国医疗保健机构，特别是基层单位开展儿童健康管理服务的主要形式。人群健康管理是对人体健康状况及影响因素进行监测、分析、评估，提供咨询和指导，并且对影响健康的危险因素进行干预。因婴幼儿有其自身的生理特点，即生长发育迅速，所以，对婴幼儿的健康管理还应注重对其生长发育的监测、评估和促进。婴幼儿疾病的发生，一方面是自身正气不足，御邪能力低下，另一方面是对某些病邪易感。病因方面与成年人比较有相同点，也有不同点。婴幼儿多易感六淫及疫疠之邪，内多伤于乳食，七情失调相对较少，遗传、意外和医疗卫生服务等因素较多。

（一）外感六淫

风、寒、暑、湿、燥、火六种外感病邪是主要因素。其中风为百病之长，常兼他邪而伤人，且袭人致病最多。婴幼儿肺常不足，风邪从口鼻、皮毛进入人体，引起感冒、咳嗽、哮喘、肺炎等疾病。风为阳邪，善行数变，病变迅速。小儿外感风邪常兼他邪而伤人，如夹湿、夹热等。另外，婴幼儿还常易感受疫病之气，而引起时行疾病如麻疹、水痘、小儿麻痹症、丹痧等，一般病情较重且有强烈传染性。

（二）饮食不节

婴幼儿脾常不足，饮食又不能自控，喂养稍有不当，就会损伤脾胃，妨碍营养物质的消化吸收，影响生长发育。

（三）遗传因素

中医学把人出生前从父母所获得的一切统称为先天禀赋。先天禀赋异常也是造成小儿疾病的重要因素。《灵枢·天年》说："人之始生……以母为基，以父为楯。"《素问·奇病论篇》中已有"此得之在母腹中时"的记载，说明人一开始有生命，便与父母的精神气血密不可分，后代继承了父母身上的某些特质，甚至是某些不利于成长的疾病基因，如婴幼儿哮喘、癫痫、出血（血友病等）、胎黄（新生儿溶血性黄疸）等的发病，都跟遗传有密不可分的关系。先天禀赋的不同决定了个人体质的不同，从而使机体对外邪的易感性和耐受性不同，所以健康管理的方法也不同。

三、管理方法

婴幼儿生活不能自立，婴幼儿的健康管理主要依赖于父母。健康管理的方法主要分为规避外邪和调节饮食两个方面。

（一）外邪规避寒热

《素问·四气调神大论篇》认为自然界有春温、夏热、秋凉、冬寒四种气候，人们应该根据四时阴阳的变化规律去调节，要顺应自然界季节气候的变化。六淫中，尤其要注意寒热调适，及时加减衣物，让婴幼儿冷热适度，以婴幼儿的手足暖而不出汗，体温保持在36.5℃～37.3℃之间为宜。保暖要点是头宜凉，背、腹、足宜暖。婴幼儿为"纯阳"之体，衣被尤忌厚热，平时穿衣不宜过多，《诸病源候论》指出："薄衣之法，当从秋习之"。

（二）饮食勿饥勿饱

1.婴儿饮食健康管理　婴儿生长发育迅速，身体、智力及脏腑功能不断趋向完善成熟，对营养物质的需求量较多，质量要求较高，《幼幼集成·初生护持》指出："盖儿初生，借乳为命"。母乳是婴儿最理想的天然食品，一般认为，断奶时间早于4个月（17周）是不妥的。6个月内鼓励母乳喂养，但对于部分母乳不足或者不适宜母乳喂养的婴儿，不应排斥人工喂养，如配方奶粉就是为了满足婴儿的营养需要，在奶粉中加入各种营养成分，以达到接近母乳的效果。若母乳不足或其他原因，不能全部母乳喂养，可混合喂养。

婴儿不同阶段的食品应以营养充足、适应并促进生长发育为原则，及时添加辅食。准备添加辅食的8种特征：孩子吃过母乳但看上去未饱，并且比平时饥饿得快；孩子看父母吃东西感兴趣；小儿经常做出咀嚼动作；经常把勺子放嘴边；能自如地把头抬起来；舌头能前后活动；开始出牙；有支撑物时能稳坐。

脾胃为后天之本，婴儿脾常不足，饮食又不能自控，喂养稍有不当，就会损伤脾胃，妨碍营养物质的消化吸收，影响生长发育。因此，婴儿的喂养应注意保护脾胃。饮食要以便于消化吸收为原则，辅食的添加应该由流质到半流质到固体，由少到多，由细到粗，由一种到多种，不能同时添加多种，要适应一种食物后再添加另外一种。添加辅食时要注意提高膳食中优质蛋白质的比重，给小儿喂足量的鱼、肉、蛋及豆类食物。肾气在人的生长发育中占据重要地位。幼童的肾气未充，牙齿、骨骼、脑髓均处于发育中，所以不要忽视食品中含一定益肾补肾作用的物质供给，如动物的肝、肾、脑髓及核桃仁、黑芝麻、桑椹、黑豆等。

婴儿添加辅食及其顺序：1～3个月，添加的辅食有水果汁、青菜汤、鱼肝油滴剂，以补充维生素A、维生素C、维生素D，矿物质；4～6个月，添加的辅食有稀粥、米汤、蛋黄、鱼泥、菜泥、动物血、豆腐，以补充动物蛋白、维生素A、维生素B、维生素C、矿物质、纤维素等；7～9个月，添加的辅食有面条、饼干、鱼类、蛋、肝泥、肉末等，以补充动物蛋白、铁、锌、维生素A、维生素B等；10～12个月，添加的辅食有米粥、碎菜、豆制品等，以补充蛋白质、纤维素、维生素等。

2.幼儿饮食健康管理 幼儿处于以乳食为主，逐渐向成人过渡的时期。这个时间段乳牙逐渐出齐，不过咀嚼功能尚差，脾胃功能也较为薄弱，食物应该以细、软、烂、碎为主。食品种类要多样化，以谷类为主，每天饮用适量牛奶，同时进食鱼、肉、豆制品、蔬菜、水果等食品。要使孩子从小养成良好的饮食习惯，尤应注重节食，《幼幼集成·初生护持》强调："忍三分饥，吃七分饱，频揉肚"。进餐宜按时，不挑食，不偏食。虽然此时期只有36个月左右，但却是极为重要的一个阶段，所以要加强对婴幼儿时期的健康管理，通过各种途径保证婴幼儿的健康成长。

第三节　儿童、青少年人群的健康管理

不同年龄的人，脏腑精气与功能状况均不相同，生长盛衰亦有差异，导致人与人之间在生理、心理等各方面均有差别。即使同一个人，处在人生的不同年龄阶段时，身心状况也有较大变化。生长发育是儿童与成人的基本区别点，贯穿于儿童时期的始终，但又表现出一定的阶段性，所以，必须仔细辨别年龄给人带来的差异性，根据不同年龄阶段的身心特点，有针对性地对中医健康管理加以选择和应用，从而使中医健康管理更加符合个体特征。

一、中医生理病理特点

儿童一直处于生长发育的过程中。《素问病机气宜保命集》指出少儿："和气如春，日渐滋长"，《小儿药证直诀》谓小儿："五脏六腑，成而未全……全而未壮"，《温病条辨·解儿难》又说小儿："脏腑薄，藩篱疏，易于传变；肌肤嫩，神气怯，易于感触"。儿童在生理上，既有生机蓬勃、发育迅速的一面，又有脏腑娇嫩、形气未充的一面。生机蓬勃、发育迅速，概括了小儿时期形体发育、动作功能、智力发育及脏腑功能活动均快速增长，不断向完善、成熟的方面发展。儿童五脏六腑，成而未全，全而未壮，需赖先天元阴元阳之气生发、后天水谷精微之气充养，才能逐步生长发育。脏腑娇嫩、形气未充的生理特点在年龄越是幼小的儿童身上表现越是突出，其具体表现在肌肤柔嫩、腠理疏松、气血未充、肺脾娇弱、肾气未固、神气怯弱、筋骨未坚等方面。由于小儿机体的这种不够完善的生理特点形成了儿童的御邪能力较弱，容易被外邪所伤，出现病情多变而迅速传变的病理特点。

《素问·上古天真论篇》认为女子"二七而天癸至，任脉通，太冲脉盛，月事以时下，故有子"，男子"二八，肾气盛，天癸至，精气溢泻，阴阳和，故能有子"，男女从"二七"至"三八"，即14～24岁，为青少年时期。青春期是从儿童到成人的过渡阶段，又是形体、心理和智力发育的关键时期。肾气盛、天癸至是身心发育的内在核心动力。女孩乳房发育、月经来潮，男孩精气溢泻，在肾气的生发、推动下，身心逐渐成熟与完善。

二、风险因素

儿童疾病的发生，一是因机体正气不足，抵抗外邪能力低下，二是由于对某些病邪的易感性所致。儿童外多伤于六淫及疫疠之邪，内多伤于乳食，七情情志、遗传因素、胎产因素、意外伤害因素等亦需要引起重视。

（一）六淫戾气

风为六淫之首，一般外感为病，常以风为先驱，其他邪气多依附于风而侵袭人体，如风湿、风寒、风热、风燥之类。儿童肺常不足，肌肤腠理疏松，风邪从口鼻、皮毛而入，引起感冒、咳嗽、哮喘等肺系疾病。风性善行而数变，其症多游走不定，变化迅速。寒为阴邪，易伤阳气，如儿童躯体受寒，或饮食生冷，则寒邪犯肺，痰饮内停，最易发生冷哮；若寒邪直中脾胃，脾阳受损，可发生寒泻；若迁延不愈，可由脾及肾，伤及肾阳。暑为阳邪，其性炎热，善发散，儿童感受暑热，可表现为热、痰、风、惊的病理变化，以及一些儿童夏季特有的病症。湿为阴邪，其性黏滞，儿童脾常不足，故儿童腹泻最为多见，感受湿邪还可引起其他疾病。秋燥之气，易伤津液，燥邪可致疫喉及肺燥伤阴之证。火邪甚于温热，两者性质相似，有"温为热之渐，火为热之极"之说。火为阳邪，发病急骤，变化较多，病势较重，轻者致温热之症，重者发为惊厥等。

戾气是一类有着强烈传染性的病邪，具有发病急骤、病情较重、症状相似、易于流行等特点。儿童形气未充，抗病力弱，加之气候反常、环境恶劣、食物污染，或没有做好预防隔离等原因，均可造成疫病的发生与流行。疫病一旦发生，严重影响儿童健康，甚至造成大批伤残。

（二）饮食偏嗜

儿童不能自调饮食，易导致脾胃运化功能失常。家长喂养不当，生活无规律，饮食不按时，饥饱不均匀，如饮食质、量的过度，儿童脾胃不能耐受而伤及脾胃，不能腐熟运化水谷，可发生食积、呕吐、腹胀、腹泻等症；饮食质、量的不足，儿童气血生化无源而虚怯，甚则引起肺、肾、心、肝诸脏不足而生病。另外青少年女孩若减肥而过度节食，易致营养不良。青少年男性若自恃体强而暴饮暴食，饥饱寒热无度，可致伤及脾胃。

有些儿童常见偏食、挑食等不良习惯，致使营养缺乏，日久则脾胃虚弱，气血化生乏源，临床出现食欲不振、形体消瘦、面色少华等气血不足、脾胃虚弱之症。

（三）焦虑恐惧

儿童思想相对单纯，涉世未深，受七情六欲之伤不及成人多见。但是，儿科情志失调致病也不可忽视。例如，学习负担过重，家长期望值过高，儿童焦虑、恐惧，产生头痛、疲乏、失眠、厌食，或精神行为异常；家庭溺爱，社会适应能力差，造成心理障碍；父母离异、再婚、亲人丧亡、教师责罚、校园暴力等，都可能使儿童精神受到打击而致病。儿童精神行为障碍性疾病发病率呈上升趋势，值得引起重视。

（四）胎产损伤

胎产损伤是儿童特有病因之一。怀孕之后，若不注意养胎护胎，也易于造成先天性疾病。诸如孕妇营养不足、饮食失节、情志失调、劳逸不当、感受外邪、接触污物、遭受外伤、房事不节、患有疾病、用药犯忌等等因素，都可能损伤胎儿。在分娩过程中，如产程过长或胎吸、产钳等工具使用不当，可导致头颅血肿、斜颈、青紫、窒息、不乳不啼等症，严重者出现抽风、痉厥。在断脐及脐带结扎过程中，如不重视清洁卫生，则可发生脐风、赤游丹等疾患。《格致余论·慈幼论》说："儿之在胎，与母同体，得热则俱热，得寒则俱寒，病则俱病，安则俱安。"说明了胎养因素与儿童健康的密切关系。

（五）先天禀赋

遗传病因是先天因素的主要病因，现代社会又增加了工农业及环境污染，导致新的致畸、致癌与致突变的机会。如哮喘、癫痫、出血（血友病等）、胎黄（新生儿溶血性黄疸）等的发病，均与遗传因素有着密切的关系，因此先天禀赋异常也是造成儿童疾病的重要因素。

三、管理方法

（一）适寒温，种疫苗

1.寒温调适　要顺应天时寒温变化以增减衣衫，令小儿冷热适度，以小儿的手足暖而不出汗、体温保持在36.5℃~37.3℃之间为宜。保暖要点是头宜凉，背、腹、足宜暖。小儿衣被忌厚热，平时穿衣不宜过多，使小儿慢慢适应寒冷刺激。

2.运动锻炼　《备急千金要方·初生出腹论》指出："凡天和暖无风之时，令母将儿于日中嬉戏，数见风日，则血盈气刚，肌肉牢密，堪耐风寒，不致疾病。"要鼓励孩子到户外活动，充分利用大自然的日光、空气进行体育锻炼，提高身体素质，增强抵抗力。10岁以内儿童每天至少保证2~3小时的户外活动，增强机体抗病能力，但不宜进行过多的力量练习，以体操、游泳、游戏、短跑、武术、跳绳和球类运动为宜。青少年体育锻炼是提高身体素质和生长发育的关键因素。要注意身体的全面锻炼，兼顾各项素质发展，力量的锻炼项目有长跑、游泳等，灵敏度的锻炼项目有跳远、跳高、球类运动。

3.免疫防病　定期定量做好预防接种疫苗可提高儿童对某些传染病的免疫力，对保护儿童健康成长、降低传染病的发病率、减少并阻止传染病的流行有重要作用。有针对性地宣传科学育儿知识，指导父母改进护理、教养方法，从而促进小儿生长发育，并能早期发现儿童生长发育过程中存在的问题，以及引起多病的原因，做到无病预防、有病早治，以降低发病率。

（二）饮食节，五味平

1.学龄前期和学龄期儿童　少儿不同阶段的食品应以营养充足、适应并促进发育为原则。要注意食物品种的多样化及粗粮、荤素菜的合理搭配。提高幼童膳食中优质蛋白质的比重，食用足量的鱼、肉、蛋及豆类食物。幼童的肾气未充，牙齿、骨骼、脑髓均处于发育中，可多食核桃仁、黑芝麻、桑椹、黑豆等。小儿为"纯阳之体"，宜少食或忌食温补滋味厚重的食品，如羊肉、鸡肉、火腿等，还需防止营养过剩、过食生冷等，做到酸、苦、甘、辛、咸食物的五味平衡。

2.青春期　青少年生长发育迅速，代谢旺盛，必须合理地摄取营养，要特别注重蛋白质和热能的补充，摄取足量的碳水化合物，并摄入适量的脂肪。对于先天不足、体质较弱者，更应注重饮食调护，培养后天以补其先天不足。另外，青少年时期，学习压力大，用脑强度高，故饮食中可适当添加一些有益大脑发育的食物，如各种水产肉类、干果等。

（三）多关爱，塑心性

1.学龄前期和学龄期儿童　小儿虽少七情六欲，但富有感情，在生活、心理和行为上均有极大的依赖性。父母对孩子应给予足够的爱抚。学龄前期是儿童养成良好性格的关键时期，应指导家长培养孩子积极的性格特征，使儿童生活在一个和睦、互敬互爱的家庭环境中，为儿童良好性格的形成提供有利条件。

2.青春期 青少年处于心理上的"断奶期"，具有较大的可塑性。他们对周围的事物有一定的观察分析和判断能力，但情绪波动较大，缺乏自制力，看问题偏激，有时不能明辨是非，处于半幼稚、半成熟阶段。要求家长及老师重视培养其健康的心理素质。

第四节 中老年人群健康管理

我国现阶段中老年人的年龄划分标准是：45～59岁为老年前期又叫初老期，60～89岁为老年期，90岁以上为长寿期。世界各国对中老年人年龄划分界限不同，我国一般将60岁以上定为老年，老年前期可称为中年人。

一、中医生理病理特点

《素问·上古天真论篇》云女子："五七，阳明脉衰，面始焦，发始堕；六七，三阳脉衰于上，面皆焦，发始白；七七，任脉虚，太冲脉衰少，天癸竭，地道不通，故形坏而无子"，男子"五八，肾气衰，发堕齿槁；六八，阳气衰竭于上，面焦，发鬓斑白；七八，肝气衰，筋不能动；八八，天癸竭，精少，肾脏衰，形体皆极，则齿发去"。再如《素问·阴阳应象大论篇》谓："年四十，而阴气自半也，起居衰矣。年五十，体重，耳目不聪明矣。年六十，阴痿，气大衰，九窍不利，下虚上实，涕泣俱出矣。"描述了人衰老的具体形态表现和功能特征，指出人步入中老年后，五脏衰退，真阳气少，神气浮弱。《灵枢·天年》曰："五十岁，肝气始衰，肝叶始薄，胆汁始减，目始不明；六十岁，心气始衰，苦忧悲，血气懈惰，故好卧；七十岁，脾气虚，皮肤枯；八十岁，肺气衰，魄离，故言善误；九十岁，肾气焦，四脏经脉空虚；百岁，五脏皆虚，神气皆去，形骸独居而终矣。"指出中老年人脏腑功能衰退，阴阳气血俱衰，尤以肾精亏虚为中老年人生理特点。临床可见老人易患感冒、抵抗力低下、少气言微、动则易喘，老年性色素斑的出现、皮肤缺少弹性、毛发脱落等均与年龄有着明显正相关关系。此外，《灵枢·营卫生会》云："老者之气血衰，其肌肉枯，气道涩，五脏之气相搏，其营气衰少而卫气内伐。"说明人到中老年时期，营卫气血衰弱，运行不畅，机体调控阴阳平衡的稳定性降低。

中老年人生理的另一特点是致病因素多样性，往往是几种因素杂至，或由于新感诱发了宿疾，且病后易发生传变，病多难速愈。宋代陈直在《养老奉亲书》中系统地阐发了老年病机、体质特征："气血渐衰，真阳气少""神气浮弱，返同小儿""五脏衰弱，脾胃虚薄""肾水衰而心火盛，肺脏易被火乘，形体虚羸，活动减少，心力倦怠，精神耗短，百事懒于施为；骨质疏薄，易于动伤，多感外疾，肌肉瘦怯，腠理开疏，若风伤腠中，便成大患"等。

二、风险因素

中老年时期是人体各项生理机能明显衰退的阶段，气血阴阳渐虚，抵抗外邪的能力有所减弱，因此，在中老年的日常健康管理时，要特别注意扶正避邪，内外兼顾。主要风险因素除内在的气血阴阳亏虚外，还要注意外感、饮食、跌仆及情志内伤等因素。

三、管理方法

（一）食宜清淡温软

老年人五脏六腑功能衰减，通过饮食以资气血，可求祛病延年。

1.食宜多样 年高之人，精气渐衰，应该多样化饮食，使谷、果、肉、菜适当搭配，做到营养丰富、全面、均衡，以补益精气、延缓衰老。老年人容易出现骨质疏松及脱钙现象，容易造成骨折，饮食中多选用含钙高的食品，适当多补充钙质，比如豆制品、乳制品等。另外，针对老年人体弱的特点，可经常食用莲子、山药、核桃、黑豆等健脾补肾类食品或辅食长寿药膳进行食疗。

2.食宜清淡 老年人之脾胃虚弱，运化吸收力弱，饮食宜清淡。应多吃瘦肉、豆类食品和新鲜蔬菜水果，不宜吃肥甘厚味之品。要限制动物脂肪的摄入，宜多食用植物油，如香油或玉米油。现代营养学提出老年人的伙食应是"三多三少"，即蛋白质多、维生素多、纤维素多，糖类少、脂肪少、盐少，这正符合"清淡"的原则。

3.食宜温软 老年人喜暖恶冷，宜食用温热之品顾护脾胃，慎食或少食生冷，以免损伤脾胃，但亦不宜温热过甚，以"热不灸唇，冷不振齿"为宜。老人脾胃虚弱，加上牙齿松动脱落，咀嚼困难，故宜食用软食，忌食黏硬、不易消化之品。粥容易消化，且益胃生津，对老年人较为适宜。

4.食宜少缓 老年人宜谨记食饮有节，不宜过饱。《寿亲养老新书》强调："尊年之人，不可顿饱，但频频与食，使脾胃易化，谷气长存。"主张老人少量多餐，既保证营养充足，又不伤肠胃。进食不可急过快，宜细嚼慢咽，这不仅有助于饮食的消化吸收，还可避免呛、咳等意外情况的发生。

（二）动静劳逸适度

1.劳逸适度 中年人年富力强，同时又重任在肩，任务繁多，要注意避免长期"超负荷运转"，防止过度劳累、积劳成疾。在保证充分营养的基础上，要善于合理地安排工作，适时休息。要保证充足高效的睡眠，切勿经常通宵工作。

老年人机体功能逐渐减退，较易疲劳，尤当注意劳逸适度。要适量做些力所能及的体力劳动或脑力劳动，做到"行不疾步，耳不极听，目不极视，坐不至久，卧不极疲"，以免过劳致病。《保生要录·调肢体门》指出："养生者，形要小劳，无至大疲。"说明了劳逸适度对老年保健的重要性。

2.起居谨慎 老年人气血虚衰，易致外感，当谨慎调摄生活起居。《寿亲养老新书·宴处起居》指出："凡行住坐卧，宴处起居，皆须巧立制度。"老年人的居住环境以安静清洁、空气流通、阳光充足、湿度适宜、生活方便为好。要保证良好的睡眠，但不可嗜卧，嗜卧则损神气，也影响人体气血营卫的运行。

3.寒温适宜 老年人应慎衣着，适寒暖。需根据季节气候的变化而随时增减衣衫。要注意胸、背、腿、腰及双脚的保暖。

4.运动有度 中年人要适时调整生活节律，善于忙中偷闲，利用各种机会进行身体锻炼。注意脑力劳动与体力劳动之间的配合转换。根据个人实际情况，可选择参与部分体育活动、文娱活动等。也可做太极拳、八段锦、五禽戏等中国传统健身功法，以及游泳、登高、垂钓等，既可怡情养性，又可锻炼身体。

老年人精气虚衰，气血运行迟缓，积极的体育锻炼可以促进气血运行，舒筋活络，并可产生一种良性心理刺激，使人精神焕发，对消除孤独垂暮、忧郁多疑、烦躁易怒等情绪有积极作用。老年人运动锻炼应遵循因人制宜、适时适量、循序渐进、持之以恒的原则。选择恰当的运动项目，掌握好活动强度、速度和时间。一般来讲，老年人之运动量宜小不宜大，动作宜缓慢而有节律。锻炼时要量力而行，力戒争胜好强，避免情绪过于紧张或激动。运动次数每天一般宜1~2次，时间以早晨日出后为好，晚上可安排在饭后一个半小时以后。

老年人应掌握自我监护知识。运动时要根据主观感觉、心率及体重变化来判断运动量是否合适，酌情调整，必要时可暂时停止锻炼，不要勉强。总之，老年人的生活，既不要安排得十分紧张，又不要毫无规律，要科学合理，符合老年人的生理特点，这是老年养生之大要。

5.节制房事 中年人相较青少年体力有所下降，加之工作紧张，事务繁多，精力消耗大，故应节制房事。若房事频繁，势必使身体过分消耗，损伤肾气。中年人应根据各人的实际情况，相应减少行房次数，"人年五十者，二十日一施泄……能保持始终者，祛疾延年，老当益壮"。老年人的肾气逐渐衰退，房室之事亦应随增龄而减。年高体弱者，要断欲独卧，避忌房事。

（三）五志和合养心

1.宁心静神 中年是承上启下的一代，肩负着社会与家庭的重担，易使思想情绪陷入抑郁、焦虑、紧张的状态，长此以往，必然耗伤精气，损害心神，导致早衰多病。《养性延命录》强调"壮不竞时""静神灭想"，就是要求中年人要精神畅达乐观，不要为琐事过分劳神，不要强求名利、患得患失。中年人的精神调摄应注意合理用脑，有意识地发展心智，培养良好的性格，寻找事业的精神支柱。

2.知足不殆 "积善有功，常存阴德，可以延年"，"知足不辱，知止不殆"。老年人应明理智，存敬戒，生活知足，无嗜欲，做到人老心不老，退休不怠惰，热爱生活，保持自信，进取不止。处世宜豁达宽宏，谦让和善，从容冷静地处理各种矛盾，从而保证家庭和睦，促进社会关系的协调，有益于身心健康。《万寿丹书·养老》中提出："养老之法，凡人平生为性，各有好嗜之事，见即喜之。"老年人应根据自己的性格和情趣怡情悦志，如澄心静坐、益友清谈、临池观鱼、森林听鸟等，使生活自得其乐，有利康寿。

（四）药物饮食并举

老年人往往体弱多病，应积极主动地配合治疗，可以尽快地恢复健康，还须定期进行体检，及早发现一些不良征兆，及时进行预防或治疗。由于老年人生理上退行性改变，机体功能减退，故无论是治疗用药，还是保健用药，都不同于中青年。一般而言，老年人保健用药应遵循以下原则：宜多进补少用泻，药宜平和，药量宜小，注重脾肾，兼顾五脏；辨体质论补，调整阴阳；掌握时令季节变化规律用药，定期观察；多以丸、散、膏、丹，少用汤剂；药食并举，因势利导。如此，方能收到补偏救弊、防病延年之效，保养身心。

第五节 职业人群的健康管理

一、中医生理病理特点

（一）体力劳动职业人群

《灵枢·天年》云："人生十岁，五脏始定，血气已通，其气在下，故好走。二十岁，血气始盛，肌肉方长，故好趋。三十岁，五脏大定，肌肉坚固，血脉盛满，故好步。四十岁，五脏六腑，十二经脉，皆大盛以平定，腠理始疏，荣华颓落，发颇斑白，平盛不摇，故好坐。"体力劳动者的生理特点与劳动条件和劳动环境有着密切的关系，体力劳动者以筋骨肌肉活动为主，其特征是消耗能量多，体内物质代谢旺盛。体力劳动者大多处于身强体壮的年龄段，精神气血比较充足，四肢百骸比较强壮，抵御外邪的能力较强。

（二）脑力劳动职业人群

中医认为"脑为元神之府"，脑是精髓和神明高度会聚之处，人的视觉、嗅觉、感觉、思维记忆力等都是由于脑的作用，与心、肝、肺、脾、肾五脏相关，与心、肝、肾的关系更为密切。因为心主神志，虽然五脏皆藏神，但都是在心的统领下而发挥作用的。肝主疏泄，又主谋虑，调节精神情志。肾藏精，精生髓，髓聚于脑，故脑的生理与肾的关系尤为密切。肾精充盈，髓海得养，脑的发育健全，则精力充沛，耳聪目明，思维敏捷，动作灵巧，若肾精亏少，髓海失养，脑髓不足，可见头晕、健忘、耳鸣，甚则记忆减退、思维迟钝等症。

二、风险因素

职业人群所受的风险因素主要有以下几个方面。

（一）外感六淫

六淫也是导致职业人群长期暴露在职业环境中而发病的因素。阴阳相移，寒暑更作，如果气候变化异常，六气发生太过或不及，或非其时而有其气，以及气候变化过于急骤，超过了一定的限度，使机体不能与之相适应时，就会导致疾病的发生。六淫致病与所处职业环境有十分密切的关系，如久居潮湿环境易患湿邪致病，高温作业者常见燥邪或火邪致病等。

西医学称之为物理因素，是环境的构成要素。不良的物理因素、异常气象条件（如高温、高湿、低温、高气压、低气压）、噪声、振动、非电离辐射（如可见光、紫外线、红外线、射频辐射、激光等）、电离辐射（如 χ 射线、γ 射线等）可对人体产生危害。

（二）毒邪侵袭

中医学对于中毒的认识渊源久远，毒邪经人体食道、气道、皮肤、血脉侵入体内，致使气血失调，津液、水精输布功能受阻。古代医家对于中毒的解救记载较为丰富，如很早就强调以催吐等方法将毒物排出。

西医学称之为化学因素，如在生产中接触到的原料、中间产品、成品和生产过程中的废气、废水、废渣等可对健康产生危害。毒物以粉尘、烟尘、雾、蒸汽等形态散布于车间空气中，主要经呼吸道和皮肤进入体内。其危害程度与毒物的挥发性、溶解性和固态物的颗粒大小等有关。毒物污染皮肤后，按其理化特性和毒性，有的起腐蚀或刺激作用，有的产生过敏反应。有些脂溶性毒物对局部皮肤虽无明显损害，但可经皮肤吸收，引起全身中毒。

（三）疫疬病邪

疫疬是指具有传染或流行特征的一类疾病，具有传播迅速、传染性强、病情严重、致病死亡率高的特点。疫疬与六淫同属于外感病因，致病后称作疫疬或叫瘟疫。其特点是发病急，病情险恶，传染性强等。

西医学称之为生物因素，例如生产原料和作业环境中存在的致病微生物或寄生虫，如炭疽杆菌、真菌孢子（吸入霉变草粉尘所致的外源性过敏性肺泡炎）、森林脑炎病毒，以及生物病原物对医务卫生人员的职业性传染等。

（四）劳伤所致

《素问·宣明五气篇》谓："久视伤血，久卧伤气，久坐伤肉，久立伤骨，久行伤筋，是谓五劳所伤。"如生产管理水平低、厂房建筑或设备简陋、劳动组织和制度不合理、作息制度不合理、工作节奏的变动、换班和夜班工作、工作过度紧张、缺乏体育锻炼、过重体力负荷、生产布局不合理等均可导致骨骼肌肉的损伤性疾病。

（五）七情内伤

七情内伤致病，因其直接损伤内脏精气，故可导致或诱发多种情志病和身心疾病，例如精神（心理）性职业紧张，个人缺乏健康和预防的观念，违反安全操作规范和忽视自我保健，劳动强度过大或生产定额不当，安排的作业与劳动者生理状况不相适应，个别器官或系统过度紧张，如视力紧张等，长时间处于不良体位或使用不合理的工具等。

三、管理方法

（一）培正气，避外邪

中医强调人体健康内在正气为主导因素，同时也重视慎避外邪。《素问·玉机真脏论篇》："邪气胜者，精气衰也。"外邪侵袭人体，势必引动正气抗邪，从而耗伤人体气血，干扰脏腑组织功能，所以《素问·上古天真论篇》指出："虚邪贼风，避之有时"，认为避免六淫外邪、金刃外伤、虫兽灾害等，以保护正气而达到祛病延年之目的。职业人群长期暴露在职业环境中，不良的物理因素，如异常气象条件（如高温、高湿、低温、高气压、低气压）、噪声、振动、非电离辐射、电离辐射等，可对人体产生危害。生活中尽量避免接触各种伤损性命的因素，做好监测和防护，如职业环境监测、生物监测等，做好作业场所通风、照明等，都是避免外邪侵害职业人群的方法措施。

（二）据职业调饮食

人体最重要的物质基础是精、气、神。机体营养充盛，则精充、气足、神旺。《寿亲养老新书》曰："主身者神，养气者精，益精者气，资气者食。食者生民之天，活人之本也"，指出饮食是人体的营养基础。合理调配饮食，保证机体足够的营养供给，可以使得人体气血充盛，脏腑功能协调。

饮食管理要遵循一定的原则和法度，并非无限度地补充营养。不仅要合理调配、均衡营养，还要饥饱适度、注意饮食卫生等。职业人群可以根据不同工作种类选择相应的饮食调护。体力劳动者消耗能量多，体内物质代谢旺盛，应给予合理的膳食，补充充足的能量。可以粗细粮搭配，满足机体对热量的需要，多吃一些热量高的食物。适当增加蛋白质摄入，如蛋类、肉类、鱼类、牛奶、豆浆等。脑力劳动者的膳食应特别注意蛋白质和维生素的充足供应。

（三）据工种养气血

1.体力劳动须养气 体力劳动者一方面会因劳力过度致病，"劳则气耗"，损伤脏腑精气，导致脏气虚少，功能减退。由于肺为气之主，脾为生气之源，故劳力太过尤易耗伤脾肺之气，常见肢体困倦、少气懒言、喘息汗出、形体消瘦等症。一方面，劳力太过容易造成肌肉筋骨等形体的伤损，出现肢体的肿痛、功能受限等症。另一方面，因长时间从事某种活动，或保持一种姿势劳作，造成机体损伤。一般久视可耗伤肝血，目失濡养，而致视力下降、视物昏花等。久坐可致脾胃气滞，心肺气血运行不畅，肠道气血郁滞，出现食少乏力，精神不振，或腰痛、腰膝关节酸软，或因气血郁滞，致下肢酸胀麻木等。经常低头劳作，则可导致颈椎病。

2.脑力劳动需补血 脑力劳动者大多因劳神过度、长期用脑过度、思虑劳神而积劳成疾。心主血脉而藏神，劳心太过，易使阴血暗耗，心血亏虚，神失所养而见心悸、心烦、失眠、多梦、头晕、健忘等症。脾在志为思，故思虑太过常损伤脾气，使脾失健运而血亏。肾主骨生髓，髓充于脑，脑为髓之海，故脑力劳动者要补肾填精。

脑力劳动者健康管理应注意：坚持科学用脑，驱除大脑疲劳；坚持运动锻炼，增加大脑供氧；坚持无烟办公，保持室内空气新鲜；坚持生活规律，保持精力充沛旺盛；坚持梳头和眼保健操按摩，提神醒脑。

脑力劳动偏重于静，体力活动偏重于动。动以养形，静以养神，体脑结合，则动静兼修，形神共养。

第九章　常见疾病的中西医健康管理

第一节　高血压

一、中西医对本病的认识

（一）西医

1.概念及发病情况　我国人群高血压的患病率呈升高趋势，高血压患者的知晓率、治疗率和控制率近年来有明显提高，但总体仍处于较低的水平。高钠低钾膳食、超重和肥胖是我国人群重要的高血压危险因素。高血压定义为：在未使用降压药物的情况下，非同日3次测量诊室血压，收缩压（SBP）≥140mmHg 和（或）舒张压（DBP）≥90mmHg。其中SBP≥140mmHg 和 DBP＜90mmHg 为单纯收缩期高血压。患者既往有高血压史，目前正在使用降压药物，血压虽然低于140/90mmHg，仍应诊断为高血压。根据血压升高水平，又进一步将高血压分为 1 级、2 级和 3 级。如有条件可进行24 小时动态血压监测或家庭血压监测。

2.病因及危险因素　高血压危险因素包括遗传因素、年龄以及多种不良生活方式等多方面因素。高钠、低钾膳食是我国人群重要的高血压发病危险因素，中国人群普遍对钠敏感。超重和肥胖是高血压患病的重要危险因素。近年来，我国人群中超重和肥胖的比例明显增加，随着体质量指数（BMI）的增加，超重组和肥胖组的高血压发病风险较体重正常者明显增加；过量饮酒包括危险饮酒（男性41～60g，女性21～40g）和有害饮酒（男性60g以上，女性40g以上），限制饮酒与血压下降显著相关；长期精神紧张是高血压患病的危险因素，精神紧张可激活交感神经从而使血压升高。除了以上高血压发病危险因素外，年龄、高血压家族史、缺乏体力活动，以及糖尿病、血脂异常等也是高血压发病的危险因素。

（二）中医

1.古籍论述　中医学本无高血压的概念，根据其临床症状体征，可将高血压归属于中医学"头痛""眩晕""风眩"等范畴。眩晕的病名最早见于《黄帝内经》，称之为"眩冒"，认为眩晕属肝所主，与髓海不足、血虚、邪中等多种因素相关联。《素问·至真要大论篇》曰："诸风掉眩，皆属于肝"，指出"厥阴之胜，耳鸣，头眩"。《灵枢·海论》曰："髓海不足，则脑转耳鸣。"汉代张仲景虽未立眩晕专篇，但有多处对眩晕证治进行了阐述，如《伤寒论》中有"少阳之为病，口苦、咽干、目眩也"，《金匮要略》中有"卒呕吐，心下痞，膈间有水，眩悸者"等。后世医家在此基础上不断有所补充与发挥，宋代严用和首提"眩晕"之名，《重订严氏济生方·眩晕门》指出："眩晕者……六淫外感，七情内伤，皆能导致"，"所谓眩晕者，眼花屋转，起则眩倒是也"，"目眩运转，如在舟车之上"。可见古人所论述的眩晕病症是以头昏眼花、视物旋转、如坐舟车，甚至站立不稳、倒仆于地为主要症候的一类病症，常伴有耳鸣、疲乏无力、恶心、呕吐等症。

2.病因及危险因素　眩晕的病因主要有情志不畅、饮食失调、体虚年老、跌仆外伤等。其病位在清窍，由气血亏虚、肾精不足致脑髓空虚，清窍失养，或肝阳上亢、痰火上逆、瘀血阻窍而扰动清窍发生眩晕，与肝、脾、肾三脏关系密切。病性有虚实两端，以虚者为多，虚证以气、血、阴、阳四个方面为主；实者以风、火、痰、瘀四个方面为主。其病位病机为阴阳不和、气血失调。证候表现为本虚标实。在风火痰瘀四个要素中，风火属于六淫邪气之中的两种，其中风包括肝风内动的情况；痰瘀则是人体脏腑气血功能失调所产生的病理产物。气血阴阳的不足都会导致清窍失养而出现眩晕，脾肾两脏的不足直接关系到气血阴阳的变化情况。眩晕的发生，以痰、瘀、虚三者为主因，而三者之中，又以虚为主，并多属本虚标实。

二、中西医健康管理

（一）健康评估

目的是评估心脑血管病发病风险、靶器官损害及并存的临床情况，是确定高血压治疗策略的基础。初诊时及以后每年建议评估一次。评估内容包括血压波动、伴症情况、全身表现等，尤其注意评估心、脑、肾等重要脏器的功能变化。中医侧重于头晕、肢体麻木、腰膝酸软、语言流利否、心悸胸闷等症的变化，舌苔厚薄及无苔少苔的评估，则能判断虚实，为治疗采取补泄立法。

（二）健康信息收集

1.病史　既往是否有糖尿病、脑卒中、冠心病、心力衰竭、肾脏疾病、外周动脉粥样硬化病等合并症；高血压、糖尿病、血脂异常及早发心血管病家族史；吸烟、饮酒史。

2.体格检查　血压、心率、心律、身高、体重、腰围，确认有无下肢水肿等。

3.辅助检查　血常规、尿常规、生化（肝功、肾功、血糖、血脂、电解质等）、心电图。有条件者可选做：动态血压监测、超声心动图、颈动脉超声、尿白蛋白/肌酐、胸片、眼底检查等。

（三）健康干预

1.健康教育　自我管理教育和技能培养是高血压治疗的重要组成部分，对于患者进行健康教育，宣讲关于高血压相关的基础知识，对于高血压的有效防控非常必要且有效。教育内容包括高血压的基本概念、降压目标、健康生活方式的内容、不良生活方式带来的危害等等。

2.生活行为方式指导

（1）合理膳食：减少钠盐摄入，增加钾摄入，减少烹调用盐及含钠高的调味品，避免或减少含钠盐量较高的加工食品；在烹调时尽可能使用定量盐勺。增加膳食中钾摄入量：增加富钾食物，如新鲜蔬菜、水果和豆类的摄入量；肾功能良好者选择低钠富钾替代盐。建议食用水果、蔬菜、低脂奶制品、富含食用纤维的全谷物、植物来源的蛋白质为主，减少饱和脂肪和胆固醇摄入。限制饮酒可使血压降低，不建议高血压患者饮酒，如有饮酒，避免饮用高度烈性酒，应少量，选择低度酒。

（2）控制体重：建议所有超重和肥胖患者减重，控制能量摄入，增加体力活动和行为干预。对于生活方式干预减重效果不理想者，建议药物治疗或手术治疗。

（3）不吸烟：戒烟可降低心血管疾病风险，强烈建议高血压患者戒烟，对戒烟成功者进行随访和监督，避免复吸。

（4）增加运动：运动可以改善血压水平，除日常生活的活动外，建议每周4~7天，每天累计30~60分钟的中等强度运动（如步行、慢跑、骑自行车、游泳等）。对于高危的患者在运动前需进行评估。

（5）减轻精神压力，保持心理平衡：精神压力增加的主要原因包括过度的工作和生活压力以及病态心理，高血压患者应进行压力管理，必要时采取心理治疗联合药物治疗缓解焦虑和精神压力，建议至专业医疗机构就诊，避免由于精神压力导致的血压波动。

3. 西药药物干预　尽量选用证据明确、可改善预后的五大类降压药物，即血管紧张素转化酶抑制剂（ACEI）、血管紧张素Ⅱ受体拮抗剂（ARB）、β受体阻滞剂、钙通道阻滞剂（CCB）和利尿剂。

（1）ACEI和ARB：尤其适用于心力衰竭、心肌梗死后、糖尿病、慢性肾脏疾病患者，可降低尿蛋白，具有肾脏保护作用，但双侧肾动脉狭窄、肌酐（Cr）≥3mg/dl（265 μmol/L）的严重肾功能不全及高血钾的患者禁用。妊娠或计划妊娠患者禁用。

（2）β受体阻滞剂：可降低心率，尤其适用于心率偏快的患者，用于合并心肌梗死或心力衰竭的患者，可改善预后；用于冠心病、劳力性心绞痛患者，可减轻心绞痛症状。但急性心肌梗死后超早期应慎用，心力衰竭急性期不适合应用。禁用于严重心动过缓患者：如心率<55次/分、病态窦房结综合征、二度或三度房室传导阻滞等。哮喘患者禁用。大剂量应用时对糖脂代谢可能有影响。

（3）CCB：最常用于降压的是二氢吡啶类钙通道阻滞剂，如氨氯地平、硝苯地平缓释片等。此类药物降压作用强，耐受性较好，无绝对禁忌证，适用范围相对广，老年单纯收缩期高血压等更适用。

（4）利尿剂：适用于老年人、单纯收缩期高血压及合并心力衰竭的患者。噻嗪类利尿剂的主要副作用是低钾血症，且随着利尿剂使用剂量增加，低钾血症发生率也相应增加，因此建议小剂量使用，利尿剂与ACEI或ARB类药物合用，可抵消或减轻其低钾的副作用。痛风患者一般禁用噻嗪类利尿剂。

4. 中医干预方案

（1）管理程序：根据各试点地区实际情况，各地区可结合高血压病患者健康管理的时间要求，每年至少1次进行中医健康指导，主要内容为运用中医四诊合参方法对高血压患者进行证候辨识，进行饮食调养、起居活动等指导，传授四季健康管理、穴位按摩、足浴等适宜居民自行操作的中医技术；对不同证型的高血压患者有针对性地提供中医干预方案或给予转诊建议；记录在居民健康档案中。

（2）证候辨识

①肝阳上亢证

主症：头部胀痛，烦躁易怒，腰膝酸软。

次症：面红目赤，胁痛口苦，便秘溲黄，五心烦热，口干口渴，失眠梦遗。

舌脉：舌红少苔，脉细数或弦数。

治法：平肝潜阳，滋养肝肾。

主方：天麻钩藤饮。

方中天麻、钩藤、石决明平肝息风；黄芩、栀子清肝泻火；益母草活血利水；牛膝引血下行，配合杜仲、桑寄生补益肝肾；茯神、夜交藤养血安神定志。

②肝火上炎

主症：头晕且痛，其势较剧，胸胁胀痛，烦躁易怒。

次症：目赤口苦，寐少多梦，小便黄，大便干结。

舌脉：舌红苔黄，脉弦数。

治法：清肝泻火，清利湿热。

主方：龙胆泻肝汤。

方用龙胆草、栀子、黄芩清肝泻火；柴胡、甘草疏肝清热调中；木通、泽泻、车前子清利湿热；生地黄、当归滋阴养血。

③痰浊上蒙

主症：眩晕，头重如蒙。

次症：视物旋转，胸闷作恶，呕吐痰涎，食少多寐。

舌脉：苔白腻，脉弦滑。

治法：燥湿祛痰，健脾和胃。

主方：半夏白术天麻汤。

方中二陈汤理气调中，燥湿祛痰；配白术补脾除湿，天麻养肝息风；甘草、生姜、大枣健脾和胃，调和诸药。

④瘀血阻窍

主症：眩晕头痛，面唇紫暗。

次症：健忘，失眠，心悸，精神不振，耳鸣耳聋。

舌脉：舌瘀点或瘀斑，脉弦涩或细涩。

治法：活血化瘀，通窍活络。

主方：通窍活血汤。

方中用赤芍、川芎、桃仁、红花活血化瘀通络；麝香芳香走窜，开窍散结止痛，老葱散结通阳，二者共成开窍通阳之功；黄酒辛窜，以助血行；大枣甘温益气，缓和药性，配合活血化瘀、通阳散结开窍之品，以防耗伤气血。

⑤气血亏虚

主症：头晕目眩，动则加剧，遇劳则发。

次症：面色㿠白，爪甲不荣，神疲乏力，心悸少寐，纳差食少，便溏。

舌脉：舌淡苔薄白，脉细弱。

治法：补养气血，健运脾胃。

主方：归脾汤。

方中黄芪、人参、白术、当归健脾益气生血；龙眼肉、茯神、远志、酸枣仁养心安神；木香理气醒脾，使其补而不滞；甘草调和诸药。

⑥肝肾阴虚

主症：眩晕久发不已，视力减退，两目干涩。

次症：少寐健忘，心烦口干，耳鸣，神疲乏力，腰酸膝软，遗精。

舌脉：舌红苔薄，脉弦细。

治法：滋养肝肾，养阴填精。

主方：左归丸。

方中熟地黄、山萸肉、山药滋阴补肾；枸杞子、菟丝子补益肝肾，鹿角霜助肾气，三者生精补髓；牛膝强肾益精，引药入肾；龟甲胶滋阴降火，补肾壮骨。

（3）饮食管理

①肝阳上亢证

菊花茶：白菊花、绿茶适量，开水冲泡饮服。

推荐食物：芹菜，绿豆，绿豆芽，莴苣，西红柿，菊花，海蜇，山楂，茭白，茄子，柿子，萝卜，香蕉，黄瓜，苦瓜，紫菜，芦笋等。

葛根粥：葛根30g，大米100g，花生米适量，加适量水，用武火煮沸后，文火1小时，分次食用。

②气血亏虚证

龙眼红枣茶：龙眼肉15g，红枣10枚，开水煮沸5分钟，代茶饮。

归芪蒸鸡：炙黄芪30g，当归15g，嫩母鸡1只。将黄芪、当归装入纱布袋，口扎紧。将鸡放入沸水锅内余透，捞出，用凉水冲洗干净。将药袋装入鸡腹，置于蒸盆内，加入葱、姜、盐、黄酒、陈皮、胡椒粉及适量清水，上笼隔水蒸约1小时，食时弃去药袋，调味即成，佐餐食用。

③痰浊上蒙证

陈山乌龙茶：陈皮10g，山楂10g，乌龙茶适量，代茶饮。

推荐食物：白萝卜，紫菜，白薯，玉米，花生，洋葱，木耳，山楂，海带，海蜇，大蒜，冬瓜等。

④肝肾阴虚证

杞菊茶：枸杞子10g，白菊花6g，绿茶适量，代茶饮。

桑椹粥：桑椹15g，大米100g，煮粥食用。

推荐食物：银耳，枸杞子，黑枣，核桃仁，海参，淡菜，芝麻等。

（4）适宜技术管理

①耳穴疗法：将王不留行置于降压沟、降压点、肝、皮质下、高血压点等耳穴处，用胶布固定，食指对捏，以中等力量和速度按压30~40次，达到使耳廓轻度发热、发痛。两耳穴交替贴压，3~5日一换，14日为1个疗程。

②体穴按压：阴虚阳亢证者可选用太冲、太溪、三阴交、风池、内关；气血两虚证者可选用气海、血海、中脘、太阳、合谷、足临泣等；痰瘀互结证者可按压中脘、丰隆、足三里、头维、血海、公孙等；肾精亏虚者可选用肾俞、命门、志室、气海、关元、足三里等。用指节按压所选的穴位，每次按压5~10分钟，以有酸胀感觉为宜，14日为1个疗程。

③中医足浴疗法：阴虚阳亢证者可选用磁石降压方：磁石、石决明、当归、桑枝、枳壳、乌药、蔓荆子、白芍、炒杜仲、牛膝各10克，独活15克。将诸药水煎取汁，放入浴盆中，待温时足浴，每日1次，每次10~30分钟，每剂药可用2~3次；痰浊上蒙证者可选用法夏三皮汤：法半夏、陈皮、大腹皮、茯苓皮各30克。水煎取汁，待温时足浴，每次15~30分钟，每日2次，每日1剂，连续3~5日。

（5）起居管理：在季节变换中应当遵循"动中有静、静中有动，动静结合、以静为主"的原则。坚持户外锻炼，以户外散步、慢跑、太极、气功等节律慢、运动量小、竞争不激烈，且不需要过度低头弯腰的项目为宜，并以自己活动后不觉疲倦为度。通过顺应四时变化，调整阴阳，使人与自然相和谐，从而达到阴平阳秘之功效，使高血压患者在四季更替的过程中泰然自处，血压平稳少波动。春季肝气当令，万物生发，血压易偏高，应多做户外活动，注意戒怒；夏季炎热，暑湿为邪，注意饮食勿过油腻及生冷，勿使大汗伤津；秋季干燥，阴虚之人当注意勿使津伤阴亏；冬季寒冷，肾阳不足之人当注重保护阳气，宜足浴。

（6）情志管理：情志变化是高血压病的一个重要致病因素，应怡情舒志，保持平和心态。日常保持不急躁、不恼怒。

第二节　糖尿病

一、中西医对本病的认识

（一）西医

1.概念及发病情况　糖尿病是一组以慢性血葡萄糖水平增高为特征的代谢性疾病，是由于胰岛素分泌（或）作用缺陷所引起。该病可导致眼、肾、神经、心脏、血管等组织器官的慢性进行性病变、功能减退及衰竭，严重者，可出现酮症酸中毒等。其病因和发病机制尚未完全阐明，主要是由遗传及环境在内的多种因素作用的结果。近年来我国成人糖尿病患病率显著上升，且发病日趋年轻化。糖尿病可以导致视网膜、肾脏、神经系统和心脑血管系统的损伤，是我国导致失明、肾衰竭、心脑血管意外和截肢的主要病因，疾病负担沉重。糖尿病可防可控，糖尿病的早期发现和综合管理可以预防和控制糖尿病并发症，降低糖尿病的致残率和早死率。

目前我国糖尿病的诊断采用世界卫生组织标准（WHO1999），以静脉血浆血糖为依据，毛细血管血糖值仅作为参考。空腹血糖调节受损（IFG）：血糖值6.1~7.0（mmol/L），OGTT2h<7.8（mmol/L）；糖耐量异常（IGT）；血糖值<7.0（mmol/L），OGTT2h<7.8~11.1（mmol/L）；糖尿病：血糖值≥7.0（mmol/L），OGTT2h≥11.1（mmol/L）。

目前尚无根治糖尿病的方法，但通过对糖尿病患者的教育，自我监测血糖，通过饮食治疗、运动治疗和药物治疗等多种治疗手段，可以控制好糖尿病。

2.病因及危险因素　糖尿病分4大类，即1型糖尿病、2型糖尿病、特殊类型糖尿病和妊娠期糖尿病。1型糖尿病病因和发病机制尚不清楚，其显著的病理学和生理学特征是胰岛B细胞数量显著减少和消失所导致的胰岛素分泌显著下降或缺失。2型糖尿病的病因和发病机制目前亦不明确，其显著的病理学和生理学特征为胰岛素调控葡萄糖代谢能力的下降（胰岛素抵抗）伴随胰岛B细胞功能缺陷所导致的胰岛素分泌减少（或相对减少）。特殊类型糖尿病是病因学相对明确的糖尿病。随着对糖尿病发病机制研究的深入，特殊类型糖尿病的种类会逐渐增加。临床表现常有多饮、多尿、多食和消瘦，严重高血糖时出现典型的"三多一少"症状，多见于1型糖尿病。发生酮症或酮症酸中毒时"三多一少"症状更为明显。疲乏无力、肥胖多见于2型糖尿病。

（二）中医

1.古籍论述　中医学消渴病的证候与西医学糖尿病的临床表现类似。消渴之名，首见于《素问·奇病论篇》，根据病机及症状的不同，还有"消瘅""膈消""肺消""消中"等名称的记载。《诸病源候论·消渴候》论述其并发症说："其病变多发痈疽。"《外台秘要·消中消渴肾消》引《古今录验》说："渴而饮水多，小便数……甜者，皆是消渴病也"，并指出"每发即小便至甜"，明确论述消渴的临床特点。刘河间明确了该病的并发症，《宣明论方·消渴总论》指出消渴一证"可变为雀目或内障"，张子和《儒门事亲·三消论》说："夫消渴者，多变聋盲、疮癣、痤疿之类"，"或蒸热虚汗，肺痿劳嗽"。《证治准绳·消瘅》在前人论述的基础上，对三消的临床分类作了规范："渴而多饮为上消（经谓膈消），消谷善饥为中消（经谓消中），渴而便数有膏为下消（经谓肾消）"。明清之后，对消渴的治疗原则及方药有了更为广泛深入的研究。

2.病因及危险因素　消渴病病因主要有禀赋不足、饮食不节、情志失调、劳欲过度等。病机主要在于阴津亏损，燥热偏盛，而以阴虚为本，燥热为标，两者互为因果，阴愈虚则燥热愈盛，燥热愈盛则阴愈虚。消渴病变的脏腑主要在肺、胃、肾，尤以肾为关键。三脏之中，虽可有所偏重，但往往又互相影响。

二、中西医健康管理

（一）健康评估

评估糖尿病病情及并发症发生风险，是确定糖尿病治疗策略的基础。初诊时及以后每年建议评估一次。评估内容包括病史、体格检查及辅助检查等，尤其对并发症及血糖的变化波动情况进行评估，中医应侧重辨别燥热与阴伤程度，并评估上中下三消的具体病因病机。

（二）健康信息收集

1.病史　详细询问糖尿病、并发症和伴随疾病的临床症状；了解既往治疗方案和血糖控制情况；了解既往高血压、心脑血管疾病、血脂异常等合并症；了解糖尿病家族史；了解生活方式，包括吸烟、饮酒、运动、饮食等。

2.体格检查　身高、体重、体重指数、腰围、血压、足背动脉搏动和视力等。

3.辅助检查 空腹血糖、餐后2小时血糖、甘油三酯、总胆固醇、低密度脂蛋白胆固醇、高密度脂蛋白胆固醇、肝肾功能、尿常规、心电图和神经病变相关检查等。如有条件者推荐检测糖化血红蛋白（HbA1c）、尿白蛋白/肌酐比值、眼底检查等。

（三）健康干预

1.健康教育 糖尿病的治疗应遵循综合管理的原则，包括控制高血糖、高血压、血脂异常、超重肥胖、高凝状态等心血管多重危险因素，在生活方式干预的基础上进行必要的药物治疗，以提高糖尿病患者的生存质量和延长预期寿命。根据患者的年龄、病程、预期寿命、并发症或合并症病情严重程度等确定个体化的控制目标。2型糖尿病患者除降糖治疗外，还应综合控制血压、血脂，行抗血小板治疗。

2.生活行为方式指导

（1）控制体重：超重或肥胖患者减重的目标是3～6个月减轻体重5%～10%。消瘦者应通过合理的营养计划达到并长期维持理想体重。

（2）合理膳食：供给营养均衡的膳食，满足患者对微量营养素的需求。膳食中碳水化合物所提供的能量应占总能量的50%～65%；由脂肪提供的能量应占总能量的20%～30%；肾功能正常的糖尿病患者，蛋白质的摄入量可占供能比的15%～20%，保证优质蛋白质比例超过三分之一。

（3）适量运动：成人2型糖尿病患者每周应进行至少150分钟（如每周运动5天，每次30分钟）中等强度（达到50%～70%最大心率）有氧运动（如快走、骑车、打太极拳等）；应增加日常身体活动，减少坐姿时间。血糖控制极差且伴有急性并发症或严重慢性并发症时，不应采取运动治疗。

（4）戒烟、限酒、限盐：科学戒烟，避免被动吸烟。不推荐糖尿病患者饮酒。食盐摄入量限制在每天6g以内。

（5）心理平衡：减轻精神压力，保持心情愉悦。

3.西药药物干预 如果单纯生活方式干预不能使血糖控制达标，可用药物治疗。降糖药物的选择如下。

（1）二甲双胍：是2型糖尿病患者的基础用药。如无禁忌证且能耐受药物者，二甲双胍应贯穿药物治疗的全程。主要不良反应：胃肠道反应。造影检查如使用碘化对比剂时，应暂时停用二甲双胍。

（2）胰岛素促泌剂：胰岛素促泌剂包括磺脲类和格列奈类药物。主要不良反应：低血糖和体重增加。

（3）α-糖苷酶抑制剂：药理作用为抑制碳水化合物在小肠上部的吸收。主要不良反应：胃肠道反应，如腹胀、排气等。

（4）噻唑烷二酮类（TZDs）药物：药理作用为增加机体对胰岛素作用的敏感性。主要不良反应：体重增加和水肿，增加骨折和心力衰竭发生的风险。

（5）胰岛素：2型糖尿病患者经过生活方式和口服降糖药联合治疗3个月，若血糖仍未达到控制目标，应及时起始胰岛素治疗。

（6）其他：其他降糖药物如二肽基肽酶Ⅳ抑制剂、钠-葡萄糖共转运蛋白2抑制剂、胰高糖素样肽-1受体激动剂。

4.中医干预方案

（1）管理程序：可结合糖尿病患者健康管理的时间要求，每年至少1次中医健康指导与随访。主要内容为：运用中医四诊合参对糖尿病患者进行证候辨识；对糖尿病患者进行饮食调养、起居活动等指导，传授四季健康管理知识。对不同证型的糖尿病患者提供中医干预方案并记录健康档案。

（2）证候辨识

①肺热津伤

主症：烦渴多饮，口干舌燥，烦热多汗。

次症：尿频量多。

舌脉：舌边尖红，苔薄黄，脉洪数。

治法：清热润肺，生津止渴。

主方：消渴方。

方中重用天花粉以生津清热，佐黄连清热降火；生地黄、藕汁等养阴增液，尚可酌加葛根、麦冬以加强生津止渴的作用。

②胃热炽盛

主症：多食易饥，口渴。

次症：尿多，形体消瘦，大便干燥。

舌脉：苔黄，脉滑实有力。

治法：清胃泻火，养阴增液。

主方：玉女煎。

方中以生石膏、知母清肺胃之热；生地黄、麦冬滋肺胃之阴；川牛膝活血化瘀，引热下行。

③肾阴亏虚

主症：尿频量多，混浊如脂膏，或尿甜，腰膝酸软。

次症：乏力，头晕耳鸣，口干唇燥，皮肤干燥、瘙痒。

舌脉：舌红少苔，脉细数。

治法：滋阴补肾，润燥止渴。

主方：六味地黄丸。

方中以熟地黄滋肾填精为主药；山萸肉固肾益精，山药滋补脾阴、固摄精微，该二药在治疗时用量可稍大；茯苓健脾渗湿；泽泻、牡丹皮清泄肝肾火热。共奏滋阴补肾、补而不腻之效。

④阴阳两虚

主症：小便频数，混浊如膏，甚至饮一溲一，腰膝酸软。

次症：面容憔悴，耳轮干枯，四肢欠温，畏寒肢冷，阳痿或月经不调。

舌脉：舌苔淡白而干，脉沉细无力。

治法：温阳滋阴，补肾固摄。

主方：金匮肾气丸。

方中以六味地黄丸滋阴补肾；附子、肉桂以温补肾阳。

（3）饮食管理：肺热津伤上消者饮食宜清淡，忌辛辣、肥甘等，多食具有清热生津作用的新鲜蔬果，保持大便通畅，使燥热得以下行，平时可用山药煮熟代食，有养阴、生津、止渴作用。胃热炽盛中消者易消谷善饥，特别应节制饮食，防止暴饮暴食，若用饮食疗法仍感饥饿者，可多食豆渣、燕麦、荞麦、蔬菜等充饥，而非米、面等主食。下消者，在饮食疗法基础上，可加入黑豆、猪骨、芝麻、山药等补肾、健脾之品。具体应用时，可在体质、辨病、辨证的基础上，合理选用。

①阴虚燥热证：食疗应以养阴消渴为基础，食疗管理方可用如下。

杞薏粥：山药50g，枸杞子10g，加大米适量，煮粥食用。

三豆饮：绿豆30g，黑豆20g，赤小豆15g，煎汤服用。

乌梅生津茶：乌梅10g，麦冬10，泡水代茶饮。

主食以荞麦面粉为主。副食以冬瓜、南瓜、苦瓜、藕及绿叶菜等为主。

②气阴两虚证：食疗以既能益气又能养阴的食材为佳，食疗管理方可用如下。

黄杞山药粥：黄精15g，山药30g，枸杞子10g，加大米适量，煮粥食用。

苦瓜炒肉：鲜苦瓜、瘦猪肉适量，武火炒后食用。

益气生津茶：西洋参5g，石斛10g，代茶饮。

主食以黄豆、玉米面粉为主。副食以洋葱、莲藕、豆腐、胡萝卜、黄瓜等为主。

③阴阳两虚证：食材选取以平性为主，既不能太热，也不能太凉，食疗管理可用如下。

肉苁蓉20g，山药50g，薏苡仁30，大米适量，煮粥食用。

枸杞明目茶：枸杞子9g，桑叶10g，菊花10g，代茶饮。适用糖尿病肝肾阴虚证，表现为头晕眼花、双目干涩者。

主食以未精加工面粉、全麦、豆类等为主。副食以山药、魔芋、南瓜、芹菜、萝卜、油菜、洋葱等为主。

（4）适宜技术管理：中医防治糖尿病重视综合调治，除了饮食、运动、药物以外，还常用按摩、艾灸、针刺、足浴等多种特色疗法。

①按摩：按摩背腰部：手掌匀力推揉脊柱两侧，或用按摩棒等敲打后颈到腰骶，重点按揉胰俞、胃俞、肾俞和局部阿是穴，适合于2型糖尿病伴乏力、腰背酸痛者。

按摩腹部：双手掌互擦至掌热，左手掌压右手掌紧贴神阙穴，从右上腹部向左上部，从左上腹部向左下腹部，用力推揉，适合于2型糖尿病腹满、大便不畅者。

按摩肢体：以手指揉点按足三里、三阴交2分钟，以酸胀为度。手擦涌泉穴以透热为度，适合于2型糖尿病头晕、乏力、眠差，或下肢麻木者。

②艾灸：灸足三里：将艾条一端点燃，对准足三里约距0.5～1寸，进行熏灸，每侧1～15分钟。适用于2型糖尿病乏力、抵抗力降低、下肢无力者。

灸关元：将艾条一端点燃，对准关元穴约距0.5～1寸，进行熏灸，每次10～15分钟。适用于2型糖尿病畏寒肢冷，或男子阳痿、抵抗力降低者。

注意事项：防止烫伤。糖尿病患者不适宜于化脓灸。

③针刺疗法：针刺治疗糖尿病常用选穴为脾俞、膈俞、胰俞、足三里、三阴交。配穴为肺俞、胃俞、肝俞、中脘、关元、神门、然谷、阴陵泉等。针刺方法为缓慢捻转、中度刺激平补平泻法，每日或隔日1次，每次留针15～20分钟，10次为1个疗程。疗程间隔3～5日。

④耳穴：耳穴按压治疗糖尿病常选用的穴位有胰、胆、肝、肾、缘中、屏尖、交感、下屏尖。配穴为渴点、饥点。根据主证及辨证分型，每次选穴5～6个。选定耳穴寻得敏感点后，将王不留行置于相应耳穴处，用胶布固定，用食、拇指捻压至酸沉麻木，每日自行按压3次。每次贴一侧耳。

⑤足浴：当归10g，赤芍9g，川芎12g，桂枝10g，红花10g，鸡血藤15g，伸筋草10g。上述中草药加水300ml煎熬，现配现用，水温38℃～42℃（注意水温不宜太热，以防烫伤），药剂以浸没两足内外踝关节上2寸为准，隔日1次，每次30分钟。10次为1个疗程，总计5个疗程。多用于糖尿病周围神经病变及下肢血管病变。

（5）起居管理：顺应自然界春生、夏长、秋收、冬藏的变化规律，根据"春夏养阳、秋冬养阴"的原则，春日应"夜卧早起，广步于庭"，夏日天暑地热，不可乘凉，以防贼风中人，故应"夜卧早起，无厌于日"，秋风强劲，万物干燥，故应"早卧早起，与鸡俱兴"，冬三月，此谓闭藏，故应"早卧晚起，必待阳光"。

（6）情志管理：消渴病患者多阴虚阳亢，肝阳偏亢，失于条达则性情易激易怒。若消渴病患者对自身疾病缺乏认识，常常心理压力大，故糖尿病患者应努力做到怡情悦志，保持情志舒畅。要教育患者正确认识疾病，利用五行五志的生克制胜关系让患者进行自我调节和修复，保持好的心态。

第三节　慢性阻塞性肺疾病

一、中西医对本病的认识

（一）西医

1.概念及发病情况　慢性阻塞性肺疾病（COPD）是由于慢性支气管炎和肺气肿导致气流受限为特征的一类疾病。气流受限不完全可逆，呈进行性发展，部分患者可伴有气道高反应性，与肺部对有害气体或有害颗粒的异常炎症反应有关。本病以气道、肺实质和肺血管的慢性炎症为特征。除炎症外，肺部的蛋白酶和抗蛋白酶失衡及氧化与抗氧化失衡也在发病中起重要作用。本病主要累及肺脏，但也可引起全身（或肺外）的不良效应。COPD的主要临床表现为咳嗽、咳痰、呼吸困难，在其病程中常出现急性加重，急性加重是促进疾病持续进展的主要因素。

2.病因及危险因素　确切的病因尚不清楚，已经发现的危险因素大致可以分为外因（即环境因素）与内因（即个体易患因素）两类。具体包括：吸烟是导致慢阻肺的主要原因；感染是促使慢阻肺发生发展的重要因素之一；空气污染为细菌感染增加了条件；职业性粉尘和化学物质危害；遗传因素中抗胰蛋白酶的缺乏；机体内在因素的减弱、自主神经功能失调、营养不良、气温骤变等亦为危险因素。

（二）中医

1.古籍论述　慢性阻塞性肺疾病多归属于中医学的"咳嗽""喘证""肺胀"等病症范畴，其中尤以"肺胀"最为贴切。肺胀是指多种慢性肺系疾病反复发作，迁延不愈，肺、脾、肾三脏虚损，从而导致肺管不利、气道不畅、肺气壅滞、胸膺胀满的病症，以喘息气促、咳嗽咯痰、胸部膨满、胸闷如塞，或唇甲紫绀、心悸浮肿，甚至出现昏迷、喘脱为临床特征。

肺胀的病名首见于《黄帝内经》，《灵枢·胀论》谓："肺胀者，虚满而喘咳。"《灵枢·经脉》说："肺手太阴之脉……是动则病肺胀满，膨膨而喘咳。"指出了本病虚满的基本性质和典型症状。《金匮要略》还观察到肺胀可出现浮肿、烦躁、目如脱等症状，认为本病与痰饮有关，应用越婢加半夏汤、小青龙加石膏汤等方药进行辨证论治。隋代《诸病源候论·咳逆短气候》记载肺胀的发病机制是由于"肺虚为微寒所伤则咳嗽，嗽则气还于肺间则肺胀，肺胀则气逆，而肺本虚，气为不足，复为邪所乘，壅痞不能宣畅，故咳逆，短乏气也"。后世对本病的认识不断充实和发展。金元时期《丹溪心法·咳嗽》说："肺胀而嗽，或左或右不得眠，此痰挟瘀血碍气而病。"在病理上充实了痰瘀阻碍肺气的理论。清代《张氏医通·肺痿》说："盖肺胀实证居多。"《证治汇补·咳嗽》认为肺胀："气散而胀者宜补肺，气逆而胀者宜降气，当参虚实而施治。"提示肺胀应当分虚实辨证论治。

2.病因及危险因素　本病病因主要有六淫乘袭、久病肺虚、年老体虚等。病变首先在肺，继则影响脾、肾，后期病及于心、肝。病理因素有痰浊、水饮、瘀血、气虚、气滞等，且互为影响，兼见同病。病理性质多属标实本虚。其基本病机是肺之体用俱损，呼吸功能错乱，气壅于胸，滞留于肺，痰瘀阻结肺管气道，导致肺体胀满，张缩无力，而成肺胀。

二、中西医健康管理

（一）健康评估

COPD初期常无明显不适，往往待到呼吸困难严重时才求医，而此时病情已进展至中度以上，故采用以下自测题以便于早期发现。

（1）你是否经常每天咳嗽及次数？

（2）你是否经常有痰？

（3）你是否比同龄人更容易感觉气短？

（4）你的年纪是否超过40岁？

（5）你现在是否吸烟，或者你曾经吸烟？

如果有三个以上问题回答"是"，即进行肺功能检查，肺功能检查是慢性阻塞性肺疾病诊断的重要手段，有助于早期诊断COPD，并得到早期治疗。

（二）健康信息收集

COPD与慢性支气管炎和肺气肿密切相关，患者如果每年咳嗽、咳痰达3个月以上，连续2年或更长，并可除外其他已知原因的慢性咳嗽，可以诊为慢性支气管炎。肺气肿则指肺部终末细支气管远端气腔出现异常持久的扩张，并伴有肺泡壁和细支气管的破坏而无明显的肺纤维化。当慢性支气管炎或（和）肺气肿患者肺功能检查出现气流受限并且不能完全可逆时，则诊断COPD。如只有慢性支气管炎或（和）肺气肿，而无气流受限，而应视为COPD的高危期。

（三）健康干预

1.健康教育

（1）戒烟及减少粉尘吸入：严格戒烟是阻止COPD发生和进展的关键措施。对于从事接触职业粉尘的人群应做好劳动保护。

（2）减少室内空气污染：避免在通风不良的空间燃烧生物燃料，如烧柴做饭、在室内生炉火取暖、被动吸烟等。

（3）防治呼吸道感染：秋冬季节注射流感疫苗；避免到人群密集的地方；保持居室空气新鲜；发生上呼吸道感染应积极治疗。

（4）加强锻炼：根据自身情况选择适合自己的锻炼方式，如散步、慢跑、游泳、爬山、打太极拳、跳舞等。

（5）呼吸功能锻炼：患者可通过做呼吸瑜伽、呼吸操、深慢腹式阻力呼吸功能锻炼、唱歌、吹口哨、吹笛子等进行肺功能锻炼。

（6）耐寒能力锻炼：患者可采取从夏天开始用冷水洗脸、每天坚持户外活动等方式锻炼耐寒能力。

2.生活行为方式指导

（1）保持室内空气新鲜：定时开窗通气，室内定期做空气消毒如熏醋等。避免烟雾粉尘的刺激，严格戒烟，改善生活环境。

（2）强健体魄，加强锻炼：如散步、跑步等，以不感疲劳为宜。缓解期加强呼吸锻炼，如腹式呼吸锻炼。季节转换时注意防寒保暖，避免感冒。

（3）加强口腔护理：慢阻肺继发真菌感染时极易并发口腔真菌感染。平时可使用2%碳酸氢钠溶液漱口，每日3～4次；如果已有口腔白斑或溃疡，可联合应用制霉菌素加开塞露涂于患处，每日2～3次。

（4）重视饮食营养：慢阻肺是一种慢性消耗性疾病，对食欲不振者应给予助消化药物，以增强食欲；同时，建议患者摄取易消化，富含高蛋白、高热量、高维生素的食物。

3.西药药物干预　慢阻肺是一种慢性呼吸系统疾病，通过药物治疗可以改善症状，提高生活质量，减少疾病的急性加重。其治疗分为稳定期和急性加重期。稳定期主要采取分级治疗，分为药物治疗和非药物治疗。药物治疗主要有以下几类：支气管舒张剂、糖皮质激素以及其他一些药物，如祛痰剂、免疫调节剂、疫苗等。支气管舒张剂是临床较多提倡的吸入治疗，它是控制COPD症状的主要治疗措施，可分为短效制剂和长效制剂，主要包括以下三种。

（1）β$_2$受体激动剂：短效制剂如沙丁胺醇、特布他林等，长效制剂如丙卡特罗、沙美特罗、福莫特罗等。

（2）抗胆碱药：短效制剂如异丙托溴铵，长效制剂如噻托溴铵。

（3）茶碱类药物：短效剂型如氨茶碱、二羟丙茶碱等，长效剂型如缓释茶碱、恩丙茶碱等。

4.中医干预方案

（1）管理程序

①辨标本虚实：肺胀的本质是标实本虚，要分清标本主次，虚实轻重。一般感邪发作时偏于标实，平时偏于本虚。标实为痰浊、瘀血，早期以痰浊为主，渐而痰瘀并重，并可兼见气滞、水饮错杂为患。后期痰瘀壅盛，正气虚衰，本虚与标实并重。

②辨脏腑阴阳：肺胀的早期以气虚或气阴两虚为主，病位在肺、脾、肾，后期气虚及阳，以肺、肾、心为主，或阴阳两虚。根据标本虚实，分别选用祛邪扶正的治疗原则。一般感邪时偏于邪实，侧重祛邪为主，根据病邪的性质，分别采取祛邪宣肺、降气化痰、温阳利水、活血化瘀，甚或开窍、息风、止血等法。平时偏于正虚，侧重以扶正为主，根据脏腑阴阳的不同，分别以补养心肺，益肾健脾，或气阴兼调，或阴阳兼顾。正气欲脱时则应扶正固脱，救阴回阳。祛邪与扶正只有主次之分，一般相辅为用。

（2）证候辨识

①痰浊阻肺证

主症：胸满，咳嗽痰多，黏腻色白或成泡沫，短气喘息。

次症：脘腹痞胀，纳呆泛恶，倦怠乏力，便溏。

舌脉：舌苔厚腻色白，脉滑。

治法：化痰降逆。

主方：二陈汤合三子养亲汤。

方中用半夏、陈皮、茯苓、甘草燥湿化痰；苏子、白芥子、莱菔子化痰下气平喘。可加苍术、厚朴等燥湿理脾行气，以助化痰降逆。

②痰热郁肺证

主症：咳逆喘息气粗，痰黄或白，黏稠难咯，胸满烦躁。

次证：目胀睛突，或发热汗出，或微恶寒，溲黄便干，口渴欲饮。

舌脉：舌质暗红，苔黄或黄腻，脉滑数。

治法：清肺泄热，降逆平喘。

主方：越婢加半夏汤。

方用麻黄、石膏，辛凉配伍，辛能宣肺散邪，凉能清泄肺热；半夏、生姜散饮化痰以降逆；甘草、大枣安内攘外，以扶正祛邪。

③痰蒙神窍证

主症：咳逆喘促日重，咳痰不爽，表情淡漠，嗜睡，甚或意识朦胧，谵妄，烦躁不安，昏迷，撮空理线。

次症：肢体瞤动，抽搐，咳痰黏稠，或伴痰鸣，唇甲青紫。

舌脉：舌质暗红或淡紫，或紫绛，苔白腻或黄腻，脉滑数。

治法：涤痰开窍。

主方：涤痰汤合安宫牛黄丸或至宝丹。

涤痰汤中半夏、茯苓、甘草、竹茹、胆南星清热涤痰；橘红、枳实理气行痰除壅；菖蒲芳香开窍；人参扶正防脱。加安宫牛黄丸或至宝丹清心开窍。

④肺肾气虚证

主症：呼吸浅短难续，咳声低怯，胸满短气，甚则张口抬肩，倚息不能平卧，咳嗽，痰如白沫，咯吐不利。

次症：形寒汗出，面色晦暗，或腰膝酸软，小便清长。

舌脉：舌淡或暗紫，苔白润，脉沉细无力。

治法：补肺纳肾，降气平喘。

主方：补虚汤合参蛤散。

方中用人参、黄芪、茯苓、甘草补益肺脾之气；蛤蚧、五味子补肺纳肾；干姜、半夏温肺化饮；厚朴、陈皮行气消痰，降逆平喘。

⑤阳虚水泛证

主症：面浮，下肢肿，脘痞腹胀，喘咳不能平卧，咯痰清稀，胸满气憋。

次症：一身悉肿，腹部胀满有水，尿少，心悸，怕冷，面唇青紫。

舌脉：舌胖质暗，苔白滑，脉沉虚数或结代。

治法：温阳化饮利水。

主方：真武汤合五苓散。

方中用附子、桂枝温阳化气以行水；茯苓、白术、猪苓、泽泻、生姜健脾利水；白芍敛阴和阳。还可加红花、赤芍、泽兰、益母草、北五加皮行瘀利水。

（3）饮食管理

春季：饮食可用抑肝扶脾养肺法，少食酸性食物，忌食"发"物，具有生津养肺和益阴柔肝功效的银耳等可食用。

夏季：重在清心养肺、抑火扶金。少食辛辣，可食苦味。多食清凉补益之品，如冬瓜、丝瓜、西瓜、绿豆等。还可选用白扁豆、薏苡仁、赤小豆、玉米等，起到开胃增食、健脾助运和清暑解毒作用。

秋季：主要是润肺防燥。可多食具有滋阴润燥和养肺生津的蔬菜和水果，如莲藕、银耳、白木耳、萝卜、百合、梨、龙眼、葡萄等。

冬季：主要是以补益肾气和纳气归元为原则。可根据身体情况进行合理健康管理，以达到阳气充足、气血旺盛之目的。如选用阿胶、桂圆、核桃仁、羊肉、甲鱼、虫草鸭汤等来进行滋补。

［食疗方］

①蜂蜜核桃膏：核桃仁（研碎）、蜂蜜各等份，放置锅内文火熬成膏。装玻璃器皿内，早晚各服20g，具有补肾纳气、止咳平喘的作用，经常服用对控制本病的复发有良好的效果。

②生梨1个（去核），川贝母3～5g（纳入梨中），同蒸。适用于慢阻肺久咳阴伤者。

（4）适宜技术管理

①穴位敷贴法：白芥子、延胡索、甘遂、细辛共研末，加生姜汁调成稠膏状，夏季三伏天贴敷，穴位可选背部肺俞、心俞、膈俞等。适用于冬病夏治。

②针刺法：主穴定喘、大椎、膻中。痰浊壅盛者，加丰隆；痰热者，加尺泽、合谷；痰浊内闭者，加人中、涌泉、太冲；心悸胸闷者，加内关、间使、郄门；水肿尿少者，加水分、三阴交等穴。实证针用泻法，虚证针用平补平泻法。

③灸法：肺脾肾虚之证，可温和灸足三里15分钟，每日1次。

④穴位按摩：肺脾肾虚之证，亦可自我按摩肾俞、涌泉穴各15分钟，1日2次。

（5）起居管理

①运动锻炼：适量运动，增强体质。

②呼吸锻炼：如腹式呼吸、缩唇呼吸，也可以根据身体情况选用太极拳、气功等。

（6）情志管理

慢阻肺患者往往有不同程度的心理障碍，如烦躁、焦虑、抑郁或对治疗失去信心。医护人员及家人要多关心、体贴，帮助患者消除焦虑、紧张、烦躁和抑郁情绪，以配合治疗。自身也要积极调节情志，清心静养，安神定志，使五志和顺。

第四节　肥胖症

一、中西医对本病的认识

（一）西医

1.概念及发病情况　肥胖症是人体脂肪堆积过多或分布异常的慢性代谢性疾病，与高血压病、冠心病、2型糖尿病等多种疾病密切相关。近年来，肥胖症的发病率在全球范围均呈逐年上升趋势，2009年我国肥胖人口年均增长率达到38.1%，成为世界上肥胖者最多的国家。目前评价体质量多采用体质量指数（BMI），即体质量/身高平方（kg/m^2），虽然BMI衡量肥胖程度较为笼统，但因其计算简便，WHO还是建议以BMI指数来判定成人体质量分级。我国成人以BMI=24kg/m^2为超重界限，BMI=28kg/m^2为肥胖界限。

2.病因及危险因素　引起肥胖的病因较多，可以归纳为以下几个方面。

（1）遗传因素：多项研究表明单纯性肥胖具有遗传倾向，肥胖者的基因可能存在多种变化或缺陷。

（2）进食过量：随着我国经济发展和食物供应丰富，人们膳食模式发生了很大变化，能量的总摄入往往超过能量消耗。

（3）体力活动过少：现代职业性体力劳动和家务劳动量减轻，处于静态生活的时间增加，成为肥胖的原因之一；另外，某些人因肢体伤残或患某些疾病而使体力活动减少，都可能导致多余的能量以脂肪的形式储存起来。

（4）社会因素：随着家庭成员的减少、经济收入增加和购买力提高，食品生产、加工、运输及保藏技术的改善，可选择的食品品种更为丰富。在外就餐和购买现成的加工食品及快餐食品中不少食品的脂肪含量过多，并伴有进食过量。烦恼、情绪抑郁时很多人会出现通过增加饮食摄入来减轻、缓解压力状态。

（二）中医

1.古籍论述　《黄帝内经》虽无"肥胖"之名，但论述中有关于肥胖的内容，如《素问·奇病论篇》中说:"此人必数食甘美而多肥也",指出肥胖症的病因病机。《灵枢·逆顺肥瘦》说:"广肩腋,项肉薄,厚皮而黑色,唇临临然,其血黑以浊,其气涩以迟。"这些描述与肥胖病症状相类似。《素问·通评虚实论篇》谓:"肥贵人,则膏粱之疾也",《灵枢·逆顺肥瘦》曰:"其为人也,贪于取与",均指出肥胖可因摄入膏粱厚味过多引起。《金匮要略》中指出多逸少劳者出现骨弱而肌肤盛之体态。《脾胃论》中说:"油腻厚味,滋生痰涎。"指出:"脾胃俱旺,则能食而肥,脾胃俱虚,则不能食而瘦或少食而肥,虽肥而四肢不举。"而后历代医家对肥胖症的病名、病因、病机及治疗都做了较为详细的论述。

2.病因及危险因素 中医将肥胖的病因归为饮食不节、年老体弱、缺乏运动、先天禀赋等。病机总属阳气虚衰,痰湿偏盛。脾气虚弱则运化转输无力,水谷精微失于输布,化为膏脂和水湿,留滞体内而致肥胖;肾阳虚衰,则血液鼓动无力,水液失于蒸腾气化,致血行迟缓,水湿内停,而成肥胖。病位主要在脾与肌肉,与肾虚关系密切,亦与心肺的功能失调及肝失疏泄有关。临床表现多为本虚标实,本虚以气虚为主,标实以痰浊、膏脂为主,常兼水湿,亦兼有气滞、血瘀。

二、中西医健康管理

(一)健康评估

1.BMI(kg/m^2)的分级 正常:18.5~23.9;超重24.0~27.9;肥胖≥28。

2.测量危险因素 腰围、血压、血脂、空腹血糖、胰岛素、肝肾功能、家族史、用药史、体力活动情况。

3.风险因素评估 BMI≥24,腰围男性≥90cm或女性≥85cm,并伴以下危险因素,如高血压、高血糖、高血脂、睡眠呼吸暂停综合征。

4.医学营养减重评估 身高、体重、腰围、24h饮食回顾(食物频度表)、生活方式调查表(运动习惯)、心理测量表、血压、血糖、血脂谱、胰岛素、C肽、C反应蛋白等。

5.减重方式选择 减肥阶梯治疗图;饮食方法:限能量平衡(代餐)膳食、高蛋白膳食、轻断食治疗。

6.减重目标 按减现体重5%、10%、15%划分,减肥周期为3~6个月。初级目标:体重下降≥5%;中级目标:体重下降≥10%;高级目标:体重下降≥15%。

(二)健康信息收集

测量身高、体重、血压;测定空腹血糖、葡萄糖耐量试验、血清胰岛素、皮质醇;肝脏B超检查,肝肾功能;抗利尿激素测定;测定雌二醇、睾酮、黄体生成素;心电图、心功能、眼底及微循环检查;为排除继发性肥胖,可考虑做头颅X线摄片,显示蝶鞍是否扩大,骨质是否疏松,或头颅、双肾上腺CT扫描,测定T3、T4、TSH以排除内分泌功能异常引起肥胖的可能性。

(三)健康干预

1.生活行为方式指导

(1)节制饮食:肥胖与饮食有密切关系,不论肥胖轻重都要做到低脂肪、低糖和低盐饮食。多吃水果和高纤维素的蔬菜。改掉临睡前吃点心及饭后立即睡觉的习惯,不饮酒和少饮咖啡之类的饮料。蛋白质、碳水化合物和脂肪提供的能量比,应分别占总能量15%~20%、60%~65%和25%左右。

(2)坚持运动:平时要加强体育锻炼,多运动,以增加热量的消耗,并与节制饮食相配合是防治肥胖的最好方法。体重正常的人,应每天通过一定量的体力活动,把摄入的热量全部消耗,做到摄入和消耗平衡,才能防止肥胖。提倡采用有氧运动,如走路、骑车、爬山、打球、慢跑、跳舞、游泳、划船、滑冰、滑雪及舞蹈等。因为中等或低强度运动可持续的时间长，运动中主要靠燃烧体内脂肪提供能量。制定的减重目标要具体、可以达到。例如在制定体力活动目标时，以"每天走路30分钟或每天走5000步"代替"每天多活动点"。观察并记录某些行为，如每天记录摄入食物的种类、量和摄入时间等，对行为的自我监测常常可以使患者向所希望的目标方向改变。

2.西药药物干预

减肥药物通过抑制进食，抑制脂肪合成与吸收，促进能量代谢的调节等作用而发挥减肥效果。常用的减肥药物主要有：

（1）芬特明：促进去甲肾上腺素释放。主要不良反应包括心血管系统症状，如血压升高、心悸、心动过速、心肌缺血等；中枢神经系统症状，如头痛、失眠、焦虑、多动、眩晕、欣快、精神异常等；消化道症状，如口干、味觉异常、腹泻、便秘等。本品在焦虑症、心脏病、未控制的高血压、甲状腺功能亢进（甲亢）、青光眼等患者及妊娠和哺乳期女性中禁用。

（2）安非拉酮：促进去甲肾上腺素释放，不良反应和禁忌证与芬特明相同。

（3）奥利司他：胰腺及胃的脂肪酶抑制剂。主要不良反应与作用相关，包括脂溶性维生素吸收降低和排便相关异常，包括次数增多、排油、腹泻、胃肠胀气、大便失禁等。

（4）氯卡色林：5-羟色胺 2C 受体激动剂。主要不良反应为头痛、恶心、口干、眩晕、疲劳、便秘。妊娠及哺乳期妇女禁用。

（5）芬特明/托吡酯的合剂：γ-氨基丁酸受体调节加去甲肾上腺素释放。主要不良反应为失眠、口干、便秘、感觉异常、眩晕和味觉异常。妊娠及哺乳期妇女、甲亢、青光眼患者禁用，不与单胺氧化酶抑制剂和拟交感神经药物合用。

（6）纳曲酮/安非他酮：多巴胺和去甲肾上腺素再吸收的抑制剂和阿片类拮抗剂。主要不良反应为恶心、便秘、头痛、呕吐、眩晕。未控制的高血压、厌食症或食欲亢进、药物或酒精戒断治疗中及使用单胺氧酶抑制剂者禁用。

（7）利拉鲁肽：GLP-1 受体激动剂。主要不良反应为恶心、呕吐、胰腺炎。髓样甲状腺癌病史和2 型多发内分泌腺瘤患者禁用。

对于那些极度肥胖或严重肥胖并发症的患者，或因肥胖症引起心肺功能不全等使用其他减肥治疗方法长期无效的患者，经过慎重选择可考虑进行胃肠道手术和局部去脂术等外科手术治疗。

3.中医干预方案

（1）管理程序

①辨病理属性：气虚表现为神疲乏力，少气懒言，倦怠气短，动则喘促，舌胖边有齿痕等；阳虚多表现为神疲乏力，腹胀便溏，畏寒肢冷，下肢浮肿，舌淡胖等；痰湿明显者，表现为形体肥胖，腹大胀满，四肢沉重，头重胸闷，时吐痰涎；水湿偏重，多有腹泻便溏，暮后肢肿，舌苔薄白或白腻；瘀血内阻者，常见面色紫暗，舌暗或有瘀点瘀斑，舌下脉络迂曲，其中舌淡紫胖者，属气虚血瘀，舌暗红苔黄腻者，属痰热瘀血互结。

②辨明脏腑病位：临床症见身体重着，神疲乏力，腹大胀满，头沉胸闷，或有恶心，痰多，病变主要在脾；病久症见腰膝酸软疼痛，动则气喘，嗜睡，形寒肢冷，下肢浮肿，夜尿频多，病变主要在肾；见心悸气短、少气懒言、神疲自汗等，病变主要在肺。

（2）证候辨识

①胃热滞脾

主症：多食，消谷善饥，形体肥胖，脘腹胀满。

次症：面色红润，心烦头昏，口干口苦，胃脘灼痛，嘈杂，得食则缓。

舌脉：舌红苔黄腻，脉弦滑。

治法：清胃泻火，佐以消导。

主方：小承气汤合保和丸。

前方通腑泄热，行气散结，用于胃肠有积热，热邪伤津而见肠中有燥屎者；后方重在消食导滞，用于食积于胃而见胃气不和者。两方合用，有清热泻火、导滞化积之功，使胃热除，脾滞解，水谷精微归于正化。

②痰湿内盛

主症：形盛体胖，身体重着，肢体困倦，胸膈痞满，痰涎壅盛。

次症：头晕目眩，口干而不欲饮，嗜食肥甘醇酒，神疲嗜卧。

舌脉：苔白腻或白滑，脉滑。

治法：燥湿化痰，理气消痞。

主方：导痰汤。

本方燥湿化痰和胃，理气开郁消痞，适用于痰湿内盛、气机壅滞之肥胖。

③脾虚不运

主症：肥胖臃肿，神疲乏力，身体困重，胸闷脘胀。

次症：四肢轻度浮肿，晨轻暮重，劳累后明显，饮食如常或偏少，既往多有暴饮暴食史，小便不利，便溏或便秘。

舌脉：舌淡胖边有齿印，苔薄白或白腻，脉濡细。

治法：健脾益气，渗利水湿。

主方：参苓白术散合防己黄芪汤。

参苓白术散健脾益气渗湿，适用于脾虚不运之肥胖；防己黄芪汤益气健脾利水，适用于气虚水停之肥胖。两方相合，健脾益气作用加强，恢复脾的运化功能，以杜生湿之源；同时应用渗湿利水之品，祛除水湿以减肥。

④脾肾阳虚

主症：形体肥胖，颜面虚浮，神疲嗜卧，气短乏力，腹胀便溏。

次症：自汗气喘，动则更甚，畏寒肢冷，下肢浮肿，尿少夜频。

舌脉：舌淡胖苔薄白，脉沉细。

治法：温补脾肾，利水化饮。

主方：真武汤合苓桂术甘汤。

前方温阳利水，适用于肾阳虚衰、水气内停之肥胖；后方健脾利湿，温阳化饮，适用于脾虚湿聚饮停之肥胖。两方合用，共奏温补脾肾、利水化饮之功。

现代研究表明，具有减肥作用的中药有何首乌、荷叶、茶叶、菟丝子、枸杞子、玉竹、地黄、山楂、莱菔子、栀子、防己、泽泻、赤小豆、薏苡仁、猪苓、茯苓、柴胡、菊花、茵陈、大黄、芦荟、女贞子、旱莲草、苍术、灵芝、夏枯草、三棱、丹参、魔芋、决明子、番泻叶、冬瓜皮、车前子、芒硝、麻仁、麻黄、昆布、海藻、螺旋藻等，临证时在辨证论治的基础上，可酌情选用。

（3）饮食管理：可食用具有健脾、祛湿、行气等作用的食材，可用食疗方如下。

①胃热滞脾：薏米30g，绿豆30g，大米50g。煮粥食用。

②痰湿内盛：薏米30g，冬瓜150g。置锅中慢火煲30分钟，调味后即可饮用。

③脾虚不运：山药30g，大米180g。煮粥食用。

④脾肾亏虚：芡实40g，山药200g，大米50g。煮粥食用。

玫瑰花、代代花、茉莉花、荷叶各2g。每日1包，开水冲泡代茶，有宽胸理气、祛痰逐饮、利水消肿、活血养胃、降脂提神功效。

玫瑰花、茉莉花、扁豆花各30g，代代花10g，乌龙茶30g。掺和均匀，每服6g，装纱布袋内，代茶饮。

消肥饮：荷叶3g，山楂15g，泽泻9g。煎水代茶饮。

减肥茶：荷叶12g，山楂、薏米各10g，橘皮5g。以上各物共饼末，开水冲泡，每日1剂。

（4）适宜技术管理

①针刺疗法：多以胃经、脾经、任脉上的腧穴为主，通过调节气血经络对脂肪代谢进行调节。隔日1次，每次留针20~30分钟，10次为1个疗程。腹部穴位可用电针。

②推拿疗法：通过穴位的选取结合不同手法的运用，在肥胖的调理上具有良好效果且安全无创。

③穴位埋线疗法：肥胖属于穴位埋线的优势病种之一，多以近部结合远部选穴为主，多选用背俞穴、募穴和夹脊穴，目前临床主要应用0号和1号羊肠线。

④穴位敷贴：将不同配比药物研成粉末，混合均匀后，加入甘油调成膏状，制成药贴，贴于腹部的气海、关元、中脘，用胶布固定，每晚保留6~8小时后由患者自行取下。每日1次，共3个月。实证药物组成：制南星、三棱、莪术、大黄、冰片；虚证药物组成：太子参、白术、茯苓、泽泻、冰片。

⑤耳穴贴压：将中药王不留行籽用胶布贴压耳廓的下述耳穴上，嘱患者每次进餐前半小时自行按压耳穴5~10分钟，以耳廓热胀潮红为佳。取穴：饥点、脾、臀、腹相应部位耳穴；实证配直肠、肺；虚证配肾。

⑥腰腹按摩：以中医经络理论为指导，结合手法补泻的原则：轻为补，重为泻；慢为补，快为泻；顺时针为补，逆时针为泻。

（5）起居管理：适当进行体育锻炼或体力劳动，如根据情况可选择散步、快走、慢跑、骑车、爬楼、拳击等，也可做适当的家务等体力劳动。运动不可太过，以防难以耐受，贵在持之以恒，一般勿中途中断。减肥须循序渐进，使体重逐渐减轻，接近正常体重，不宜骤减，以免损伤正气，降低体力。

（6）情志管理：平时应当保持心情舒畅，应积极主动、循序渐进、持之以恒地坚持治疗，避免出现中途中断。减肥须循序渐进，要有信心，切不可操之过急。

第五节 冠心病

一、中西医对本病的认识

（一）西医

1.概念及发病情况 冠心病指冠状动脉粥样硬化导致的血管狭窄或阻塞，或因冠状动脉功能性改变导致心肌缺血、缺氧或坏死而引起的心脏病，统称冠状动脉性心脏病，亦称缺血性心脏病。本病可分为无症状型、心绞痛型、心肌梗死型、缺血性心肌病型、猝死型五类。心绞痛为冠心病最常见的临床类型，主要表现为胸骨后或心前区疼痛，常放射至左臂内侧或咽喉、颈项，兼见胸闷、呼吸不畅、汗出等症，分为稳定型心绞痛与不稳定型心绞痛两大类。本病出现症状或致残、致死后果多发生在40岁以后，男性发病早于女性。多数慢性稳定型心绞痛患者的预后相对较好，研究显示平均年死亡率为2%~3%，每年非致死性心肌梗死发生率为2%~3%，而不稳定型心绞痛的预后相对较差。

2.病因及危险因素 动脉粥样硬化形成的机制十分复杂，目前世界公认的有内皮损伤、炎症反应、脂质浸润及机体免疫功能障碍等。内皮损伤被称作动脉粥样硬化病理变化的始动环节；炎症反应被称为是动脉粥样硬化形成、进展以致最终发生破裂病理过程的核心因素；脂质浸润学说是形成动脉粥样硬化的物质基础。经过多年不断的研究和探索发现，众多危险因素参与冠心病的发生、发展。可将危险因素分为两种类型：一种不可控性危险因素如家族史、年龄、性别等；另一种为可控性危险因素如血压、血脂、血糖等。早期进行预防干预、诊断、治疗及控制冠心病的相关危险因素，能够降低、延缓冠心病的发病率及心脏不良事件的发生。

（二）中医

1.古籍论述 "心痛"病名最早见于马王堆古汉墓出土的《五十二病方》。"胸痹"病名最早见于《黄帝内经》，其对本病的病因、一般症状及真心痛的表现均有记载。《灵枢·五邪》篇指出："邪在心，则病心痛喜悲，时眩仆。"《素问·缪刺论篇》又有"卒心痛""厥心痛"之称，《灵枢·厥病》又有"真心痛，手足青至节，心痛甚，旦发夕死，夕发旦死"的描述。《金匮要略》提出了胸痹的名称、病因病机、治法和方药，并认为其病机以阳微阴弦为主，治以辛温通阳或温补阳气为大法，代表方剂如瓜蒌薤白半夏汤等。后世医家对于胸痹的治疗方法和认识更加丰富。明代王肯堂《证治准绳·诸痛门》提出用大剂桃仁、红花、降香、失笑散等治疗死血心痛。清代王清任《医林改错》用血府逐瘀汤活血化瘀通络治疗胸痹心痛等，对本病均有较好疗效。

2.病因及危险因素 胸痹心痛是以膻中或左胸部发作性憋闷、疼痛为主要临床表现的一种病症。轻者出现较为短暂、轻微的胸部闷痛或隐痛不适，或为发作性膻中或左胸含糊不清的不适感；重者疼痛剧烈，或呈压榨样绞痛。常伴有心悸、气短、呼吸不畅，甚至喘促、惊恐不安、面色苍白、冷汗自出等。此病是由于正气亏虚，饮食、情志、寒邪等引起痰浊、瘀血、气滞、寒凝痹阻心脉。胸痹心痛的病机关键在于外感或内伤引起心脉痹阻，其病位在心，但与肝、脾、肾三脏功能的失调有密切的关系，因心主血脉的正常功能，有赖于肝主疏泄、脾主运化、肾藏精主水等功能正常。其病性有虚实两方面，常为本虚标实，虚实夹杂。虚者多见气虚、阳虚、阴虚、血虚，尤以气虚、阳虚多见；实者不外气滞、寒凝、痰浊、血瘀，并可交互为患，其中又以血瘀、痰浊多见。虚实两方面均以心脉痹阻不畅、不通则痛为病机关键。发作期以标实为主，血瘀、痰浊较为突出，缓解期主要有心、脾、肾之气血阴阳亏虚，其中又以心气虚、心阳虚最为常见。以上病因病机可同时并存，交互为患，病情进一步发展，可见瘀血闭阻心脉，心胸猝然大痛，而发为真心痛；心阳阻遏，心气不足，鼓动无力，而表现为心动悸，脉结代，甚至脉微欲绝；心肾阳衰，水邪泛滥，凌心射肺而为咳喘、水肿，多为病情深重的表现。

二、中西医健康管理

（一）健康评估

冠心病传统的危险因素如高血压、高脂血症、吸烟、肥胖、糖尿病、体力活动缺乏、高龄、男性等已不能完全解释冠心病的病因，目前对冠心病危险因素如炎症因素、促凝因素、血脂相关因素、高同型半胱氨酸、低胆红素血症等在冠心病中的深入研究，有利于预测冠状动脉病变的严重程度，对冠心病进行早期干预。

（二）健康信息收集

评价危险因素的检查：血脂与血糖、高敏C-反应蛋白（hs-CRP）、肌钙蛋白测定；心脏血液供应平衡状态的评价；静息心电图及连续心电图监测（Holter）；负荷运动试验：包括药物负荷试验、负荷超声心动图、负荷核素心肌显像。或通过多层螺旋CT与放射性核素检查、血管内超声及冠状动脉造影以评价冠状动脉病变。还应注意调控血压、调控血脂、调控血糖等。

（三）健康干预

1.生活行为方式指导

（1）戒烟限酒：冠心病患者戒烟所带来的益处远远要大于医疗改善所带来的益处。戒烟同时也可以促进心理健康，戒烟成功的人能更加热衷于增进健康和预防疾病的行为。

（2）合理膳食：膳食营养是影响心血管疾病的主要环境因素之一。循证医学证据显示，从膳食中摄入的能量、饱和脂肪和胆固醇过多以及蔬菜水果摄入不足等，可增加心血管病发生的风险，而合理科学膳食可降低心血管疾病风险。

（3）规律运动：缺乏运动是冠心病的主要危险因素，规律运动有助于降低冠心病发病的风险率。

2.西药药物干预 冠心病的治疗包括药物和血管重建。药物是冠心病治疗的基石，可与其他治疗方式相辅相成，起到协同作用。多因素、多靶点共同参与冠心病的致病机制，当前认可的有内皮功能异常、炎症反应激活、血小板聚集、交感肾上腺素系统激活等。国内外指南均建议把冠心病治疗药物分为改善预后和心绞痛药物两类。改善预后的药物包括阿司匹林（如不能耐受可选择氯吡格雷）、他汀类、血管紧张素转换酶抑制剂（ACEI）（如不能耐受可选择血管紧张素受体阻滞剂替代）、β受体阻滞剂。改善心绞痛的药物则有β受体阻滞剂、钙通道阻滞剂、硝酸酯类、伊伐布雷定和心肌代谢药物（曲美他嗪）。血管重建可有效改善患者心肌缺血症状，包括经皮冠状动脉介入治疗（PCI）、冠状动脉旁路移植术（CABG）。

3.中医干预方案

（1）管理程序

①辨疼痛部位：局限于胸膺部位，多为气滞或血瘀；放射至肩背、咽喉、脘腹，甚至肩臂、手指者，为痹阻较著；胸痛彻背、背痛彻心者，多为寒凝心脉或阳气暴脱。

②辨疼痛性质：属寒者，疼痛如绞，遇寒则发，或得冷加剧；属热者，胸闷、灼痛，得热痛甚；属虚者，痛势较缓，其痛绵绵或隐隐作痛，喜揉喜按；属实者，痛势较剧，其痛如刺、如绞；属气滞者，闷重而痛轻；属血瘀者，痛如针刺，痛有定处。

③辨疼痛程度、疼痛持续时间：短暂、瞬间即逝者多轻，持续不止者多重，若持续数小时甚至数日不休者常为重病或危候。一般疼痛发作次数与病情轻重程度呈正比，即偶发者轻，频发者重。

（2）证候辨识

①心血瘀阻证

主症：心胸疼痛，如刺如绞，痛有定处，入夜为甚，甚则心痛彻背，背痛彻心。

次症：痛引肩背，伴有胸闷，日久不愈，可因暴怒、劳累而加重。

舌脉：舌质暗红，或紫暗，有瘀斑，舌下瘀筋，苔薄，脉弦涩或结、代、促。

治法：活血化瘀，通脉止痛。

主方：血府逐瘀汤。

本方由桃红四物汤合四逆散加牛膝、桔梗组成。以桃仁、红花、川芎、赤芍、牛膝活血祛瘀而通血脉；柴胡、桔梗、枳壳、甘草调气疏肝；当归、生地黄补血调肝，活血而不耗血，理气而不伤阴。

②气滞心胸证

主症：心胸满闷，隐痛阵发，痛无定处，时欲太息，遇情志不遂时容易诱发或加重。

次症：脘胀闷，得嗳气或矢气则舒。

舌脉：苔薄或薄腻，脉细弦。

治法：疏调气机，和血舒脉。

主方：柴胡疏肝散。

本方由四逆散（枳实改枳壳）加香附、川芎、陈皮组成，四逆散能疏肝理气，其中柴胡与枳壳相配可升降气机，白芍与甘草同用可缓急舒脉止痛，加香附、陈皮以增强理气解郁之功，香附又为气中血药，川芎为血中气药，故可活血且能调畅气机。全方共奏疏调气机、和血舒脉功效。

③痰浊闭阻证

主症：胸闷重而心痛微，痰多气短，肢体沉重，形体肥胖，遇阴雨天而易发作或加重。

次症：倦怠乏力，纳呆便溏，咯吐痰涎。

舌脉：舌体胖大且边有齿痕，苔浊腻或白滑，脉滑。

治法：通阳泄浊，豁痰宣痹。

主方：瓜蒌薤白半夏汤合涤痰汤。

方以瓜蒌、薤白化痰通阳，行气止痛；半夏理气化痰。常加枳实、陈皮行气滞，破痰结；加石菖蒲化浊开窍；加桂枝温阳化气通脉；加干姜、细辛温阳化饮，散寒止痛。全方加味后共奏通阳化饮、泄浊化痰、散结止痛功效。

④阴寒凝心证

主症：卒然心痛如绞，心痛彻背，喘不得卧，多因气候骤冷或骤感风寒而发病或加重。

次症：形寒，甚则手足不温，冷汗自出，胸闷气短，心悸，面色苍白。

舌脉：苔薄白，脉沉紧或沉细。

治法：辛温散寒，振通心阳。

主方：枳实薤白桂枝汤合当归四逆散。

方以枳实行气；薤白通阳；桂枝、细辛温散寒邪，通阳止痛；当归、芍药养血活血；芍药、甘草缓急止痛；通草通利血脉；大枣健脾益气。全方共奏温经散寒、活血通痹之效。

⑤心气不足证

主症：心胸隐痛，时作时休，心悸气短，动则益甚。

次症：倦怠乏力，声息低微，面色㿠白，易汗出。

舌脉：舌质淡红，舌体胖且边有齿痕，苔薄白，脉虚细缓或结代。

治法：益气通脉，鼓动心阳。

主方：保元汤。

方以人参、黄芪大补元气，扶助心气；甘草炙用，甘温益气，通经利脉，行血气；肉桂辛热补阳，温通血脉；或以桂枝易肉桂，有通阳、行瘀之功；生姜温中。可加丹参或当归，养血活血。

⑥心肾阴虚证

主症：心痛憋闷，心悸盗汗，虚烦不寐。

次症：腰酸膝软，头晕耳鸣，口干便秘。

舌脉：舌红少津，苔薄或剥，脉细数或促代。

治法：滋阴清火，养心和络。

主方：天王补心丹合加减复脉汤。

本方以生地黄、玄参、天冬、麦冬、丹参、当归滋阴养血而泻虚火；人参、茯苓、柏子仁、酸枣仁、五味子、远志补心气，养心神；朱砂重镇安神；桔梗载药上行，直达病所，为引。

⑦心阳虚衰证

主症：心悸而痛，胸闷气短，自汗，动则更甚。

次症：面色㿠白，神倦怯寒，四肢欠温或肿胀。

舌脉：舌质淡胖，边有齿痕，苔白或腻，脉沉细迟。

治法：温补阳气，振奋心阳。

主方：参附汤合桂枝甘草汤。

方中人参、附子大补元气，温补真阳；桂枝、甘草温阳化气，振奋心阳，两方共奏补益阳气、温振心阳之功。

胸痹心痛属内科急症，其发病急、变化快，在急性发作期应以消除疼痛为首要任务，可选用或合并运用速效救心丸、苏合香丸、心痛气雾剂、心绞痛宁膏等措施。病情严重者，应积极配合西医救治。

（3）饮食管理

冠心病患者饮食总的原则：清淡、易消化、有营养、富含粗纤维类食物；忌肥甘、厚味、油腻之品，忌饱食。

①心血瘀阻型：忌生冷寒凉之品，防加重瘀血之证，可进食桃仁、山楂、红花、三七等行气活血之品。

②痰浊壅盛型：忌肥甘厚味等生痰助湿之品，可食萝卜、橘子、杏仁等以增加化痰之功。

③阴寒凝滞型：忌生冷瓜果之品，宜温补，如进食生姜、葱、薤白、羊肉、牛肉、鸡肉之类。

④心肾阴虚型：忌辛辣、咖啡、浓茶等刺激性食物耗气伤阴，可进食龙眼肉、鳖肉、银耳等滋补阴液之品。

⑤气阴两虚型：忌辛辣香燥之品，宜进食清淡营养丰富之物，如乌龟、甲鱼，多食蔬菜和四时水果以清补。

⑥阳气虚衰型：忌冷食，宜进食当归生姜羊肉汤、狗肉、羊肉、荔枝等温补类食物。

（4）适宜技术管理

①心俞、膻中贴敷止痛法：取穴：心俞、膻中、气海、足三里。方法：取贴膏5g，涂于3cm×2cm敷料上，每穴一贴，由胶带固定，外敷2～4小时。

②耳穴压迫疗法：取穴：心、交感、神门、内分泌、皮质下、肾。用法：每次取一侧耳穴，双耳交替施治。耳廓常规消毒后，按操作常规将王不留行籽贴压在所选的穴位上，边贴边按摩，直至出现胀痛感和耳廓灼热感为止。

（5）起居管理：气候的寒暑晴雨变化对本病的发病有明显影响。《诸病源候论·心痛病诸候》记载："心痛者，风凉邪气乘于心也。"本病的诱发或发生与气候异常变化有关，故本病不宜感受寒冷，居处除保持安静、通风，还要注意寒温适宜。发作期患者应立即卧床休息，缓解期要注意适当休息，坚持力所能及地活动，做到动中有静，保证充足的睡眠。

（6）情志管理：情志异常与心病关系较为密切。《灵枢·口问》云："悲哀愁忧则心动"，故防治本病必须高度重视精神调摄，避免情绪激动或喜怒忧思过度，须保持心情平静愉快。五志七情要调和，不能偏激过盛。情志也要适应环境的变化，如春三月"志生"，夏三月"使志无怒"，秋三月"使志安宁"，冬三月"使志若伏若匿"。

第六节　脑卒中

一、中西医对本病的认识

（一）西医

1.概念及发病情况　"脑卒中"又称"脑血管意外"，是由于脑部血管突然破裂或因血管阻塞导致血液不能流入大脑而引起脑组织损伤的一组疾病，包括缺血性和出血性卒中。缺血性卒中的发病率高于出血性卒中，出血性卒中的死亡率较高。脑卒中具有发病率、死亡率和致残率高的特点。不同类型的脑卒中，其治疗方式不同。由于一直缺乏有效的治疗手段，目前认为预防是最好的措施，其中高血压是导致脑卒中的重要可控危险因素，因此，降压治疗对预防卒中发病和复发尤为重要。

2.病因与危险因素

（1）血管性危险因素：脑卒中发生的最常见原因是脑部供血血管内壁栓子脱落后导致动脉栓塞，即缺血性卒中。也可能由于脑血管或血栓出血造成，为出血性卒中。冠心病伴有房颤者以及高血压、糖尿病、高血脂等都是脑卒中发病的重要危险因素。

（2）性别、年龄、种族等因素：研究发现我国人群脑卒中发病率高于心脏病，与欧美人群相反。

（3）不良生活方式：通常同时存在多个危险因素，如吸烟、不健康的饮食、肥胖、缺乏适量运动、过量饮酒等；以及患者自身存在一些基础疾病，如高血压、糖尿病和高脂血症，都会增加脑卒中的发病风险。

（二）中医

1.古籍论述 《黄帝内经》虽没有明确提出中风病名，但所记述的"大厥""薄厥""仆击""偏枯"等病症，与中风病在卒中昏迷期和后遗症期的一些临床表现相似，对本病的病因病机也有一定认识，还明确指出病变部位在头部，是由气血逆而不降所致。《素问·调经论篇》说："血之与气并走于上，则为大厥，厥则暴死。"《金匮要略》正式命名为"中风"。唐宋以前多以"内虚邪中"立论，治疗上一般多采用疏风祛邪、补益正气的方药。唐宋以后，特别是金元时代，许多医家以"内风"立论。元代王履从病因学角度将中风病分为"真中""类中"。明代张景岳提出"非风"之说，提出"内伤积损"是导致本病的根本原因；明代李中梓又将中风病明确分为闭、脱二证，仍为现在临床所应用。

2.病因及危险因素 脑卒中，中医称"中风"，是由于正气亏虚、饮食、情志、劳倦内伤等引起气血逆乱，产生风、火、痰、瘀，导致脑脉痹阻或血溢脑脉之外，以突然昏仆、半身不遂、口舌歪斜、言语謇涩或不语、偏身麻木为主要临床表现的病症。有中经络、中脏腑之分。本病多见于中老年人。四季可发病，但以冬春两季最为多见。本病病位在脑，与心、肾、肝、脾密切相关。其病机有虚（阴虚、气虚）、火（肝火、心火）、风（肝风）、痰（风痰、湿痰）、气（气逆）、血（血瘀）六端，此六端多在一定条件下相互影响，相互作用。病性多为本虚标实，上盛下虚。

二、中西医健康管理

（一）健康评估

对脑卒中的易患人群的筛选。

（1）高血压病：高血压是脑卒中最重要危险因素，长期血压升高会造成心、肾等靶器官的损害。

（2）患有糖尿病、心脏疾病、高脂血症等基础性疾病者，如果控制不佳往往会成为引发脑卒中的潜在危险因素。

（3）吸烟：长期吸烟不仅使肺癌的发生率增高，而且对全身血管的损害非常大，是动脉粥样硬化症、脑梗死、冠心病等心脑血管疾病的重要危险因素。

（4）血液流变学紊乱：使血液黏度增加（如红细胞压积、血小板计数、纤维蛋白原水平增高等），脑血流量下降，容易发生缺血性卒中。

（二）健康信息收集

对于缺血性脑卒中，早期的溶栓治疗及血管内介入治疗可能挽救濒临缺血坏死的脑组织，改善疾病的预后。当出现以下症状时，往往是中风先兆的表现，需尽早就医诊治。

（1）头晕，尤其是突然眩晕。

（2）与平时不同的头痛，尤其是伴呕吐的剧烈头痛。

（3）肢体麻木，突然感到一侧面、舌或肢体麻木。

（4）全身明显乏力，肢体软弱无力或活动不灵活。

（5）吐字不清、语言不利。

（6）单眼发黑，或双眼视物不清，或视物范围缩小。

（7）不明原因突然跌倒、晕倒、神志不清或智力的突然变化。

（8）面部或肢体不自主抽动。

（三）健康干预

1.健康教育

（1）控制高血压是预防中风的重点：要按时、正规服用降压药物，保持情绪平稳。同时要管控好其他基础疾病，如糖尿病、心脏病、脉管炎等，防治动脉粥样硬化。

（2）戒烟、限酒，饮食清淡有节制，保持大便通畅；注意气候变化；适量进行有氧运动，如散步、打太极拳等。

（3）注意中风先兆：部分患者在中风发作前常有血压升高、波动以及头痛、头晕、手脚麻木无力等先兆，要尽早采取措施加以控制。

（4）有效地控制短暂性脑缺血发作：有短暂性脑缺血发作先兆时，应安静休息，并积极治疗，防止其发展为脑血栓形成。

2.生活行为方式指导

（1）注意天气变化，及时增减衣物，注意保暖。

（2）自觉建立科学的饮食习惯，合理搭配三餐饮食，既要保证营养供应，又要考虑原发疾病对饮食的限制，三餐定时定量，忌烟，慎酒。

（3）坚持规律性的体育锻炼，适量运动。

（5）合并高血压、糖尿病、冠心病者，应控制血压、血糖，并规律服药，防止脑卒中的发生。

3.西药药物干预
脑卒中可分为出血性卒中和缺血性卒中，又根据发生部位有不同的治疗方式。对其特异性的治疗包括溶栓、抗血小板治疗、早期抗凝和神经保护等，非特异性的治疗包括降压治疗、血糖处理、脑水肿和颅内高压的管理等。其中溶栓治疗是目前公认的脑卒中最有效的救治方法，但有严格的时间窗要求（静脉溶栓限定在4.5小时内，动脉溶栓可以适当延长）。对已有高血压、糖尿病、高脂血等疾病的患者有必要采取以下药物治疗：阿司匹林、β受体阻滞剂、血管紧张素转换酶抑制剂、他汀类药物。

4.中医干预方案

（1）管理程序

①了解病史及先兆：中老年人，平素体衰或素有形肥体丰，而常表现有眩晕、头痛，或一过性肢麻、口舌歪斜、言语謇涩。多有气候骤变、烦劳过度、情志相激、跌仆用力等诱因。若急性起病伴有以上典型症状者一般诊断不难。但若起病即见神志障碍者，则需深入了解病史和体检。

②辨中经络与中脏腑：两者根本区别在于中经络一般无神志改变。中经络者，病位较浅，病情较轻；中脏腑者，病位较深，病情较重。

③辨闭证、脱证：闭者，邪气内闭清窍，属实证。根据有无热象，又有阳闭、阴闭之分，且可相

互转化。脱证是五脏真阳散脱于外，为中风危候。

④辨病势顺逆：临床注意观察患者之"神"，尤其是神志和瞳孔的变化。中脏腑者，多为实邪闭窍，病位深，病情重。如患者渐至神昏，瞳孔变化，甚至呕吐、头痛、项强者，说明正气渐衰，邪气日盛，病情加重。先中脏腑，如神志逐渐转清，半身不遂未再加重或有恢复者，病由重转轻，病势为顺，预后多好。

（2）证候辨识

[中经络]

①风痰瘀血，痹阻脉络证

主症：半身不遂，口舌歪斜，舌强语謇或不语，肢体麻木。

次症：头晕目眩。

舌脉：舌质暗淡，舌苔薄白或白腻，脉弦滑。

治法：活血化瘀，化痰通络。

主方：桃红四物汤合涤痰汤。

方中桃红四物汤活血化瘀通络；涤痰汤涤痰开窍。瘀血症状突出，舌质紫暗或有瘀斑，可加重桃仁、红花等药物剂量，以增强活血化瘀之力。

②肝阳暴亢，风火上扰证

主症：半身不遂，偏身麻木，舌强语謇或不语，或口舌歪斜。

次症：眩晕头痛，面红目赤，口苦咽干，心烦易怒，尿赤便干。

舌脉：舌质红或红绛，脉弦有力。

治法：平肝息风，补益肝肾。

主方：天麻钩藤饮。

方中天麻、钩藤平肝息风；生石决明镇肝潜阳；黄芩、栀子清热泻火；川牛膝引血下行；益母草活血利水；杜仲、桑寄生补益肝肾；夜交藤、茯神安神定志。

③气虚血瘀证

主症：半身不遂，口舌歪斜，口角流涎，言语謇涩或不语。

次症：面色㿠白，气短乏力，心悸自汗，便溏，手足肿胀。

舌脉：舌暗淡或瘀斑，舌苔薄白或白腻，脉细缓或细涩。

治法：益气活血通络。

主方：补阳还五汤。

本方重用黄芪补气，配当归养血，合赤芍、川芎、桃仁、红花、地龙以活血化瘀通络。

④阴虚风动证

主症：半身不遂，口舌歪斜，言语不利。

次症：偏身麻木，烦躁失眠，眩晕耳鸣，手足心热。

舌脉：舌质红绛或暗红，少苔或无苔，脉弦细或弦细数。

治法：滋养肝肾，潜阳息风。

主方：镇肝息风汤。

方中怀牛膝补肝肾，并引血下行；龙骨、牡蛎、代赭石镇肝潜阳；龟甲、白芍、玄参、天冬滋养阴液，以制亢阳；茵陈、麦芽、川楝子清泄肝阳，条达肝气；甘草、麦芽和胃调中。

[中腑脏]

①阳闭证

主症：起病骤急，神昏或昏愦，半身不遂。

次症：鼻鼾痰鸣，肢体强痉拘急，项背身热，躁扰不宁，甚则手足厥冷，频繁抽搐，偶见呕血。

舌脉：舌质红绛，舌苔黄腻或干腻，脉弦滑数。

治法：清热化痰，醒神开窍。

主方：羚角钩藤汤配合灌服或鼻饲安宫牛黄丸。

羚羊角为清肝息风主药；桑叶疏风清热；钩藤、菊花平肝息风；生地黄清热凉血；白芍柔肝养血；川贝母、竹茹清热化痰；茯神养心安神；甘草调和诸药。安宫牛黄丸可辛凉透窍。

②阴闭证

主症：素体阳虚，突发神昏，半身不遂，肢体松懈。

次症：面白唇暗，痰涎壅盛，瘫软不温，甚则四肢逆冷。

舌脉：舌质暗淡，舌苔白腻，脉沉滑或沉缓。

治法：温阳化痰，醒神开窍。

主方：涤痰汤配合灌服或鼻饲苏合香丸。

方中半夏、陈皮、茯苓健脾燥湿化痰；胆南星、竹茹清化痰热；石菖蒲化痰开窍；人参扶助正气。苏合香丸芳香化浊，开窍醒神。寒象明显，加桂枝温阳化饮；兼有风象者，加天麻、钩藤平肝息风。

③脱证

主症：突然神昏或昏愦，肢体瘫软，目合口张，手撒肢冷汗多。

次症：气息微弱，面色苍白，肢体瘫软，二便失禁。

舌脉：舌痿，舌质紫暗，苔白腻，脉微欲绝。

治法：益气回阳，扶正固脱。

主方：参附汤。

方药：方中人参大补元气，附子温肾壮阳，二药合用以奏益气回阳固脱之功。汗出不止加山萸肉、黄芪、龙骨、牡蛎以敛汗固脱；兼有瘀象者，加丹参。

（3）饮食管理

①饮食有节，切忌暴饮暴食：进食易消化、易吸收的食物，如汤类、粥类，可减轻胃肠道的负荷，促进营养物质的吸收。

②宜多食含纤维素成分丰富的蔬菜和水果：以促进消化，防止便秘。同时此类食物中还含有丰富的维生素和微量元素，可以软化血管，降脂降压。

③限制脂肪、糖、盐的过多摄入，不宜进食刺激性食物与饮料。

④提倡高蛋白质饮食：如豆制品、蛋清、瘦肉、各种谷类等。

⑤宜多食含碘丰富的食物：如海带、紫菜、虾米等，可预防动脉粥样硬化的发生。

⑥宜多食健脑食品：如大豆及豆制品、花生、核桃仁、瓜子等，可使脑中去甲肾上腺素升高、脑细胞功能活跃、记忆力增强。

［推荐食疗方］

①薏米冬瓜汤：薏米30g，冬瓜150g，置锅中慢火煲30分钟，调味后即可饮用。本汤具有健脾、益气、利湿的功效。

②黑豆川芎粥：将川芎10g用纱布包裹，和黑豆30g、小米60g一起水煎煮熟，加适量红糖，分次温服。本粥具有活血祛瘀、行气止痛的功用。

［常用代茶饮推荐方］

①肝阳上亢证：菊花6g，桑叶9g，钩藤9g，开水冲泡饮服；菊花6g，生山楂片9g，草决明子10g。开水冲泡饮服。

②气血两虚证：龙眼肉10g，红枣3枚，白糖适量，开水冲泡饮服；党参10g，红枣3枚，茶叶3g，开水冲泡饮服。亦可将党参、红枣、茶叶加水煎沸3分钟后饮用。

③痰瘀互结证：荷叶9g，丹参10g，菊花6g，开水冲泡饮；陈皮9g，山楂9g，乌龙茶3g，开水冲泡饮服。

④肝肾阴虚证：桑椹子10g，白菊花6g，开水冲泡饮服。

（4）适宜技术管理

①穴位保健

选穴：足三里、丰隆、水道。

操作方法：用大拇指或中指按压丰隆穴、水道穴，丰隆穴两侧穴位同时操作。每次按压操作5～10分钟。每日2次，10日为1个疗程。

②耳穴疗法

选穴：神门、内分泌、肝、肾、脾、胃、皮质下等。

操作方法：将王不留行置于相应耳穴处，用胶布固定，每穴用拇、食指对捏，以中等力量和速度按压30～40次，达到使耳廓轻度发热、发痛。两耳穴交替贴压，3～5日一换，14日为1个疗程。

③中医足浴疗法

方法：双足浸泡，尽量让水没过足踝，水温保持在40℃。

中药配方：降压方——石决明、桑枝、蔓荆子、白蒺藜、白芍、炒杜仲、牛膝各10g。将诸药水煎取汁，放入浴盆中，待温时足浴，每日1次，每次10～30分钟，每剂药可用2～3次。适合于肝阳上亢证者。

④外治法：通络方加减——鸡血藤15g，络石藤10g，海风藤10g，莪术10g，防己10g，透骨草15g，桑枝30g。煎汤外洗患肢，1～2次/日。

（5）起居管理

①起居有常，生活规律，不妄作劳。

②避免熬夜，睡眠充分，每天的睡眠时间至少在6个小时以上。

③早晨起床要做到三慢：起床慢、下床慢、活动慢。

④控制体重，适当、适量运动。

（6）情志管理

①恬淡虚无，少思寡欲：保持心神宁静、恬淡虚无的心境，不为外物喜忧，不患得患失，泰然淡定，均有利于摒除外物的干扰而保持内心的宁静。

②自我克制，控制情绪：注意保持良好的情绪，克制怨恨与愤怒。

③陶冶情操，热爱生活：培养音乐、书法、绘画以及养花养鸟养鱼等兴趣爱好，动中有静，以静为主，能陶冶性情、解除郁闷、抑制愤怒，尤其适宜于中老年患者。

第七节　肿　瘤

一、中西医对本病的认识

（一）西医

1.概念及发病情况　肿瘤是指机体在各种致瘤因子作用下，局部组织细胞增生所形成的新生物，也称赘生物。肿瘤可分为良性肿瘤和恶性肿瘤两大类。恶性肿瘤又可分为癌和肉瘤，癌是指起源于上皮组织的恶性肿瘤，是恶性肿瘤中最常见的一类。肉瘤是指间叶组织，包括纤维结缔组织、脂肪、肌肉、脉管、骨和软骨组织等发生的恶性肿瘤。一般人们所说的"癌症"习惯上泛指所有恶性肿瘤。由于良性肿瘤与恶性肿瘤不但临床表现不一，更重要的是预后不同，所以一旦发现体内出现肿块以及上述症状，应及时就医，争取早发现、早诊治。

2.病因及危险因素

（1）生活习惯：长期吸烟及摄入大量烈性酒可导致肺癌及口腔、咽喉、食管的恶性肿瘤的发生。高能量高脂肪食品可增加乳腺癌、子宫内膜癌、前列腺癌、结肠癌的发病率。饮用污染水、吃霉变食物可诱发肝癌、食管癌、胃癌。

（2）环境污染与职业性：空气、饮水、食物的污染均可对人类造成严重危害。环境中化学或物理的致癌物通过体表、呼吸和消化道进入人体，诱发癌症。

（3）天然及生物因素：例如在一定条件下紫外线可引起皮肤癌。生物因素主要为病毒。此外，细菌、寄生虫、真菌在一定条件下均可致癌，如幽门螺杆菌感染与胃癌发生有关系，黄曲霉菌及其毒素可致肝癌等。

（4）慢性刺激与创伤：创伤和局部慢性刺激及皮肤慢性溃疡均可发生癌变。

（5）医源性因素：如电离辐射、X线、放射性核素可引起皮肤癌、白血病等；细胞毒药物、激素、砷剂、免疫抑制剂等均有致癌的可能性。

另外，尚有遗传因素、免疫因素及内分泌因素等内源性因素。

（一）中医

1.古籍论述　癌病是多种恶性肿瘤的总称，以脏腑组织发生异常增生为其基本特征。早在殷墟甲骨文上就有"瘤"字的记载，而"癌"字首见于宋代东轩居士所著的《卫济宝书》。《素问·玉机真脏论篇》说："大骨枯槁，大肉陷下，胸中气满，喘息不便……内痛引肩项，期一月死。"所述症状类似肺癌晚期临床表现，并明确指出预后不良。癌病的病因病机多是由于阴阳失调、七情郁结、脏腑受损等原因，导致气滞血瘀，久则成为"癥瘕""积聚"。《诸病源候论·积聚病诸候》说："诸脏受邪，初未能成积聚，留滞不去，乃成积聚。"关于癌病的治疗，中医学著作中论述更多，有内治与外治、单方与复方、药物与手术等。《景岳全书·积聚》说："凡积聚之治，如经之云者，亦既尽矣。然欲总其要，不过四法，曰攻，曰消，曰散，曰补，四者而已。"对积聚之治法作了高度概括。唐代《晋书》中说："初，帝目有瘤疾，使医割之"，为我国手术治疗癌病的最早记载。

2.病因及危险因素　肿瘤的病因主要有六淫邪毒、七情怫郁、饮食失调、宿有旧疾、久病伤正、年老体衰等。其病机为正气内虚，气滞、血瘀、痰结、湿聚、热毒等相互纠结，日久积滞而成有形之肿块。病理属性总属本虚标实。初期邪盛而正虚不明显，中晚期多出现气血亏虚、阴阳两虚等病机转变，病变错综复杂，病势日益深重，预后多不良。

二、中西医健康管理

（一）健康评估

具有以下生活行为习惯者属于易患癌症人群。

1.经常熬夜者　夜间是细胞裂变最旺盛的时期，因而睡眠不好是诱发癌症的一个危险因素。

2.维生素缺乏及肥胖者　体内保护性维生素少的人，易受癌症侵犯；肥胖女性发生结肠癌的危险性比一般女性高两倍。

3. 饮食结构不合理者　血清胆固醇过低者，其结肠癌发生率较高；喜食高热食物者，易刺激食道上皮细胞，促使慢性溃疡经久不愈，导致癌变。过度偏肉食者可诱发某些癌症。

4. 经常憋大小便者　患膀胱癌的风险与尿液滞留的时间成正比。大便中有害物经常刺激肠黏膜，也会导致癌变。

（二）健康信息收集

癌症是可以预防的，而且如能早期诊断，一部分是可以治愈的。据此国际抗癌联盟提出了三级预防概念。

一级预防是消除或减少可能致癌的因素，防止癌症的发生。约80%的癌症与环境和生活习惯有关。改善生活习惯，如戒烟、限制饮酒、食物多样化、少吃腌制食品、控制体重、适当运动、注意环境保护、加强职业防护等，均是较为重要的防癌措施。二级预防是指癌症一旦发生，如何在早期阶段发现并予以及时治疗。包括：① 对癌症危险信号（如持续性消化不良、绝经后阴道流血、大小便习惯改变、久治不愈的溃疡等）的认识和重视；② 对高发区和高危人群定期检查；③ 发现癌前病变并及时治疗；④ 加强对易感人群的监测；⑤ 肿瘤自检（对身体暴露部位定期进行自我检查）。三级预防是治疗后的康复，防止病情恶化，提高生存质量，减轻痛苦，延长生命。

（三）健康干预

1. 健康教育

（1）政策干预，重视防控，改善环境，严格进行食品安全卫生管理。

（2）重视全民健康教育，针对不同年龄的人群采用不同的教育方式。例如在小学教育孩子们要注意健康生活和增强体质；在中学开展"健康生活——防控肿瘤"课程。高中就应当洁身自爱，知晓不正常的性行为会传播梅毒、艾滋病等严重疾病。成人的肿瘤预防教育包括癌症风险因素教育、具体预防方法的教育以及定期体检争取早期诊断方面的教育。

（3）戒烟、限酒，合理膳食，科学运动，保持合理的体重和腰围，共同倡导文明健康生活。

（4）预防感染，洁身自好，远离毒品，避免不必要的输血和使用血制品。

2. 生活行为方式指导

（1）有良好的心态应对压力，劳逸结合，不过度疲劳。

（2）生活规律，养成良好的生活习惯，加强体育锻炼，增强体质，提高免疫力。

（3）不食用被污染的食物，防止病从口入。

（4）每年主动做一次防癌检查，有肿瘤家族史的人最好加倍。

3. 西医主要干预措施　恶性肿瘤有很多种，其性质类型各异，累及的组织和器官不同，病期不同，对各种治疗的反应也不同，因此大部分患者需要进行综合治疗。所谓综合治疗就是根据患者的身体状况、肿瘤的病理类型、侵犯范围等情况，综合采用手术、化疗、放疗、靶向治疗、免疫疗法、基因治疗、内分泌治疗、高温治疗、激光治疗、冷冻治疗等手段，以期较大幅度地提高治愈率，并改善患者的生活质量。

4. 中医干预方案

（1）管理程序：中医认为肿瘤属于正虚邪实、邪盛正衰的一类疾病，所以治疗的基本原则是扶正祛邪、攻补兼施，做到"治实当顾虚，补虚勿忘实"。

①首先应辨各种癌症的脏腑病位。

②辨病邪的性质，分清痰结、湿聚、气阻、血瘀、热毒的不同，以及是否有兼夹。

③辨标本虚实，分清虚实标本的主次。

④辨病程的阶段，明确患者处于早、中、晚期的不同，以选择适当的治法和估计预后。

（2）证候辨识

[脑瘤]

①痰瘀阻窍证

主症：头晕，头痛，项强，目眩，视物不清，呕吐，失眠，健忘。

次症：肢体麻木，面唇暗红或紫暗。

舌脉：舌质紫暗或瘀点或瘀斑，脉涩。

治法：息风化痰，祛瘀通窍。

主方：通窍活血汤加减。

方中石菖蒲芳香开窍；桃仁、红花、川芎、赤芍、三七活血化瘀；白芥子、胆南星化痰散结。

②风毒上扰证

主症：头痛，头晕，耳鸣，目眩，视物不清，呕吐，面红目赤，失眠，健忘，肢体麻木。

次症：咽干，大便干燥，重则抽搐，震颤，或偏瘫，或角弓反张，或神昏谵语，项强。

舌脉：舌质红或红绛，苔黄，脉弦。

治法：平肝潜阳，清热解毒。

主方：天麻钩藤饮合黄连解毒汤加减。

前方清肝息风、清热活血、补益肝肾，适用于肝阳偏亢者；后方清热解毒，以加强清热解毒之力。天麻、钩藤、石决明平肝潜阳；山栀、黄芩、黄连、黄柏泻火解毒；牛膝引血下行；杜仲、桑寄生补益肝肾；夜交藤、茯神安神定志。

③阴虚风动证

主症：头痛，头晕，神疲乏力，虚烦不宁，肢体麻木，语言謇涩，颈项强直。

次症：手足蠕动或震颤，口眼歪斜，偏瘫，口干，小便短赤，大便干。

舌脉：舌质红，苔薄，脉弦细或细数。

治法：滋阴潜阳息风。

主方：大定风珠加减。

方中阿胶、熟地黄、白芍滋养肝肾之阴；龟甲、鳖甲、牡蛎育阴潜阳息风；钩藤、僵蚕息风止痉。

[肺癌]

①瘀阻肺络证

主症：咳嗽不畅，胸闷气憋，胸痛有定处，如锥如刺，或痰血暗红。

次症：口唇紫暗。

舌脉：舌质暗或有瘀点、瘀斑，苔薄，脉细弦或细涩。

治法：活血散瘀，行气化滞。

主方：血府逐瘀汤。

方中桃仁、红花、川芎、赤芍、牛膝活血化瘀；当归、熟地黄养血活血；柴胡、枳壳疏肝理气；甘草调和诸药。

②痰湿蕴肺证

主症：咳嗽，咯痰，气憋，痰质稠黏，痰白或黄白相兼，胸闷胸痛。

次症：纳呆便溏，神疲乏力。

舌脉：舌质淡，苔白腻，脉滑。

治法：健脾燥湿，行气祛痰。

主方：二陈汤合瓜蒌薤白半夏汤。

方中陈皮、法半夏、茯苓理气燥湿化痰；瓜蒌、薤白行气祛痰，宽胸散结；紫菀、款冬花止咳化痰。

③阴虚毒热证

主症：咳嗽无痰或少痰，或痰中带血，甚则咯血不止，胸痛。

次症：心烦寐差，低热盗汗，或热势壮盛，久稽不退，口渴，大便干结。

舌脉：舌质红，舌苔黄，脉细数或数大。

治法：养阴清热，解毒散结。

主方：沙参麦冬汤合五味消毒饮。

方中沙参、玉竹、麦冬、甘草、桑叶、天花粉、生扁豆养阴清热；金银花、野菊花、蒲公英、紫花地丁、紫背天葵清热解毒散结。

④气阴两虚证

主症：咳嗽痰少，或痰稀，咳声低弱，气短喘促。

次症：神疲乏力，形瘦恶风，自汗或盗汗，口干少饮。

舌脉：舌质红或淡，脉细弱。

治法：益气养阴。

主方：生脉散合百合固金汤。

方中人参大补元气；麦冬养阴生津；五味子敛补肺津；生地黄、熟地黄、玄参滋阴补肾；当归、白芍养血平肝；百合、麦冬、甘草润肺止咳；桔梗止咳祛痰。

[肝癌]

①肝气郁结证

主症：右胁部胀痛，右胁下肿块，胸闷不舒，善太息。

次症：纳呆食少，时有腹泻，月经不调。

舌脉：舌苔薄腻，脉弦。

治法：疏肝健脾，活血化瘀。

主方：柴胡疏肝散。

方中柴胡、枳壳、香附、陈皮疏肝理气；川芎活血化瘀；白芍、甘草平肝缓急。疼痛较明显者，可加郁金、延胡索以活血定痛。

②气滞血瘀证

主症：右胁疼痛较剧，如锥如刺，入夜更甚，甚至痛引肩背，右胁下结块较大，质硬拒按，面色萎黄而暗。

次症：倦怠乏力，食欲不振，脘腹胀满，大便溏结不爽，月经不调。

舌脉：舌质紫暗有瘀点、瘀斑，脉弦涩。

治法：行气活血，化瘀、消积。

主方：复元活血汤。

方中桃仁、红花、大黄活血祛瘀；天花粉"消仆损瘀血"；当归活血补血；柴胡行气疏肝；穿山甲疏通肝络；甘草缓急止痛。可酌加三棱、莪术、延胡索、郁金、水蛭、土鳖虫等以增强活血定痛、化瘀消积之力。

③湿热聚毒证

主症：右胁疼痛，甚至痛引肩背，右胁部结块，身黄目黄。

次症：口干口苦，心烦易怒，食少厌油，腹胀满，便干溲赤。

舌脉：舌质红，苔黄腻，脉弦滑或滑数。

治法：清热利胆，泻火解毒。

主方：茵陈蒿汤。

方中茵陈、栀子、大黄清热除湿，利胆退黄。常加白花蛇舌草、黄芩、蒲公英清热泻火解毒。疼痛明显者，加柴胡、香附、延胡索疏肝理气，活血止痛。

④肝阴亏虚证

主症：胁肋疼痛，胁下结块，质硬拒按。

次症：五心烦热，潮热盗汗，头昏目眩，纳差食少，腹胀大，甚则呕血、便血、皮下出血。

舌脉：舌红少苔，脉细而数。

治法：养血柔肝，凉血解毒。

主方：一贯煎。

方中以生地黄、当归、枸杞子滋养肝肾阴血；沙参、麦冬滋养肺胃之阴；川楝子疏肝解郁。出血者，加仙鹤草、白茅根、牡丹皮清热凉血止血。出现黄疸者，可合茵陈蒿汤清热利胆退黄。

［大肠癌］

①湿热下注证

主症：腹部阵痛，便中带血或黏液脓血便，里急后重，或大便干稀不调，肛门灼热。

次症：或有发热、恶心、胸闷、口干、小便黄。

舌脉：舌质红，苔黄腻，脉滑数。

治法：清热利湿，化瘀解毒。

主方：槐角丸。

方中槐角、地榆、侧柏叶凉血止血；黄芩、黄连、黄柏清热燥湿，泻火解毒；荆芥、防风、枳壳疏风理气；当归尾活血祛瘀。

②瘀毒内阻证

主症：腹部拒按，或腹内结块，里急后重，大便脓血，色紫暗，量多。

次症：烦热口渴，面色晦暗，或有肌肤甲错。

舌脉：舌质紫暗或有瘀点、瘀斑，脉涩。

治法：活血化瘀，清热解毒。

主方：膈下逐瘀汤加味。

方中桃仁、红花、五灵脂、延胡索、牡丹皮、赤芍、当归、川芎活血通经，化瘀止痛；香附、乌药、枳壳调理气机；黄连、黄柏、败酱草清热解毒；甘草调和诸药。

③脾肾双亏证

主症：腹痛喜温喜按，或腹内结块，下利清谷或五更泄泻，或见大便带血。

次症：面色苍白，少气无力，畏寒肢冷，腰酸膝冷。

舌脉：苔薄白，舌质淡胖，有齿痕，脉沉细弱。

治法：温阳益精。

主方：大补元煎加减。

方中人参、山药、黄芪健脾益气；熟地黄、杜仲、枸杞子、山茱萸补肾填精；肉苁蓉、巴戟天温肾助阳。

④肝肾阴虚证

主症：腹痛隐隐，或腹内结块，便秘，大便带血。

次症：腰膝酸软，头晕耳鸣，视物昏花，五心烦热，口咽干燥，盗汗，遗精，月经不调，形瘦纳差。

舌脉：舌红少苔，脉弦细数。

治法：滋肾养肝。

主方：知柏地黄丸。

方中熟地黄、山茱萸、山药、泽泻、牡丹皮、茯苓滋补肝肾；知母、黄柏清泻虚火。

（3）饮食管理

①合理膳食，多吃蔬菜、水果，吃饭不要过饱，控制肉类食物，控制体重。

②调节饮食结构，多食鱼和家禽以替代红肉（即牛、羊、猪肉）。少食高脂食物，特别是动物性脂肪。选择恰当的植物油并节制用量。少食盐及腌制食物。

③不提倡饮酒，特别是不饮烈性酒。

④少食腌制、烧烤、熏制类食物。不食过热、过硬、烧焦或太咸食物，不饮过烫的水。不食用在常温下存放时间过长、可能受真菌毒素污染的食物。

⑤不食发霉的粮食及其制品。发霉食物可产生黄曲霉菌，是一种强烈的致癌物质。

⑥对于饮食基本遵循以上建议的人来说，一般不必食用营养补充剂，营养补充剂对减少癌症的危险帮助不大。

［推荐食疗方］

①赤豆薏米粥：赤小豆50g，大米100g，生薏米50g。先将赤小豆、生薏米浸透，以文火煮烂，加大米共煮成粥，加糖服食。具有清热利水、散血解毒之功效，适用于湿热蕴结型肠癌患者。

②食管癌方：山慈菇120g，洗净剖开，入水浓煎后加蜂蜜120g，熬成膏状液，每日服3次，每次15ml。适用于食管癌患者。

（4）适宜技术管理

①癌痛散外服法：山奈20g，乳香20g，没药20g，大黄20g，姜黄20g，栀子20g，白芷20g，黄芩20g，小茴香15g，丁香15g，赤芍15g，木香15g，黄柏15g，蓖麻仁20粒，诸药研为细末，用鸡蛋清调匀，外敷乳根穴，6小时换药1次，适用于肺癌疼痛患者。

②熏洗法：药用蛇床子、苦参各30g，薄荷10g，加水1000ml，煮沸后加生大黄10g，煎2分钟将雄黄、芒硝各10g，放入盆中，将煮沸的汤药倒入盆内搅拌，趁热气上蒸之际蹲于盆上，熏蒸肛门处，待水变温后则改为坐浴，每日1次，适用肛管癌患者。

③穴位注射：选20%～50%紫河车注射液，每次10～16ml分别注射于足三里、大椎穴、阿是穴，每日或隔日1次，连续注射15次为1个疗程，适应于肝癌正气虚衰者。

④推拿疗法：推拿背部腧穴可以减轻胸背部的癌性疼痛，按揉合谷、足三里、涌泉，可以扶正固本，启膈降逆。适用于食管癌患者。

（5）起居管理

①有良好的心态应对压力，劳逸结合，不过度疲劳。

②加强体育锻炼，增强体质，提高免疫力。

③生活规律，按时作息，避免熬夜。

④每年主动做一次防癌检查。

（6）情志管理

情志不遂也是引起肿瘤的原因之一。情志的过度变化和精神刺激可导致气机不畅、脏腑功能失调。如过度的紧张、思虑、忧伤、悲哀、恐惧、恼怒均可影响肝的疏泄功能，导致肝气不舒或肝气上逆等，久之则气滞血瘀，脏腑失和，致使病成肿瘤。因此，调畅情志，避免过度的精神刺激和创伤，保持积极向上、乐观豁达的态度，对于预防肿瘤有重要意义。

第八节　感　冒

一、中西医对本病的认识

（一）西医

1. 概念及发病情况　感冒又名"普通感冒"、急性鼻炎或上呼吸道感染，是一种常见的急性上呼吸道病毒性感染性疾病，多由鼻病毒、副流感病毒、呼吸道合胞病毒、埃可病毒、柯萨奇病毒、冠状病毒、腺病毒等引起。临床表现为鼻塞、喷嚏、流涕、发热、咳嗽、头痛等。通常病情较轻，病程短，多呈自限性，预后一般良好。本病多发于冬春季节，呈散发性，且可因气候突变小规模流行。主要通过患者喷嚏和含有病毒的飞沫经空气传播，或经污染的手和用具接触传播。临床上主要有以下几种类型：普通感冒、急性病毒性咽炎或喉炎、急性疱疹性咽峡炎、急性咽结膜炎、急性咽扁桃体炎等。由于大都是病毒感染，所以一般抗生素无效。

2. 病因及危险因素　西医认为感冒有70%~80%由病毒引起，另有20%~30%的上呼吸道感染由细菌引起。细菌感染可直接感染或继发于病毒感染之后。各种导致全身或呼吸道局部防御功能降低的原因，如受凉、淋雨、气候突变、过度疲劳等，可使原已存在于上呼吸道的或从外界侵入的病毒或细菌迅速繁殖，从而诱发本病。老幼体弱、免疫功能低下或患有慢性呼吸道疾病的患者易感。

（二）中医

1. 古籍论述　感冒是感受风邪或时行疫毒，引起肺卫功能失调，以鼻塞、流涕、喷嚏、头痛、恶寒、发热、全身不适、脉浮等为主要临床表现的一种外感病症。病情较轻者称伤风、冒风、冒寒；病情重者多为感受非时之邪，称为重伤风；在一个时期内引起广泛流行、临床表现相类似的，称为时行感冒。早在《黄帝内经》中即已认识到感冒主要是外感风邪所致。《素问·骨空论篇》说："风从外入，令人振寒，汗出头痛，身重恶寒。"《伤寒论·辨太阳病脉证并治》所论太阳中风、伤寒之桂枝汤、麻黄汤，实质为感冒风寒的轻重两类证候。元代朱丹溪明确本病病位在肺，治疗应分辛温、辛凉两大法则。及至明清，多将感冒与伤风互称，并对虚人感冒有进一步的认识，提出扶正达邪的治疗原则。若就具有较强传染性的时行感冒而言，则又当隶属于"时行病"之类。《诸病源候论·时气病诸候》提出："因岁时不和，温凉失节，人感乖戾之气而生病者，多相染易"，认识到有的感冒有流行性、传染性。随着温病学的发展，清代医家的认识更加清楚，林佩琴在《类证治裁》一书提出"时行感冒"之名。此后治疗时行感冒，宗叶天士"在卫汗之可也"之意，多用桑菊饮、银翘散之类辛凉解表。

2. 病因及危险因素　本病主要由六淫邪气侵袭、时行疫毒、生活起居失当及禀赋不足等病因引起，主要危险因素是风邪。外邪侵袭人体是否引起发病，一方面取决于正气的强弱，同时又与感邪轻重密切相关。若内外相因，则发病迅速。病位主要在肺卫，基本病机为六淫入侵，卫表不和，肺气失宣。病理性质属表实证，但有寒热之分。

二、中西医健康管理

（一）健康评估

老、幼、孕及免疫功能低下或患有慢性呼吸道疾病的患者为多发人群。

1.儿童 与成人相比，儿童的罹患率较高，尤其是2岁以下婴幼儿免疫系统尚未成熟，不能对各种病毒侵袭做出有效的免疫反应。

2.老年人和慢性病患者 感冒尤其流感会导致老年人更强的炎性反应及出现相关的并发症。

3.免疫功能不全者 因免疫功能不全而导致的个体流感的发病率为32%，远高于社区对照个体的发病率（14%），并可导致严重的症状及并发症。

4.孕妇 冬春季节各种病毒、细菌活动频繁，孕妇为要满足自身及胎儿对氧的需求，需氧量增加，发生流感等呼吸道感染的概率会随之增加。

（二）健康信息收集

一般来说，最容易感染流感和感冒的就是免疫力较弱的人群，主要是儿童和老人，一旦患病，有可能会造成肺炎、心肌炎等严重并发症，甚至危及生命。临床要重点加强对此类人群的健康信息收集，平时的体质状态及得病后的并发症表现尤其重要。

（三）健康干预

1.健康教育

（1）避免诱因：避免受凉、淋雨、过度疲劳；避免与感冒患者接触，避免脏手接触口、眼、鼻。婴幼儿、孕妇及年老体弱易感者更应注意防护，上呼吸道感染流行时应戴口罩，避免在人多的公共场合出入。

（2）合理膳食：保证充分睡眠，多饮水，饮食应当易于消化和富有营养。

（3）增强体质：坚持适度有规律的户外运动，提高机体免疫力与耐寒能力是预防本病的主要方法。

（4）对于感冒且具有以下情形者应及时就医，原则上需要住院治疗。①妊娠中晚期及围产期妇女。②基础疾病明显加重，如慢性阻塞性肺疾病、糖尿病、慢性心功能不全、慢性肾功能不全、肝硬化等。

（5）免疫调节药物：对于经常、反复发生本病以及老年免疫力低下的患者，可酌情应用免疫增强剂。

（6）疫苗接种：接种流感疫苗是预防流感最有效的手段，可以显著降低接种者罹患流感和发生严重并发症的风险。

（7）药物预防：不能代替疫苗接种，只能作为没有接种疫苗或接种疫苗后尚未获得免疫能力的重症流感高危人群的紧急临时预防措施。可使用奥司他韦、扎那米韦等。

2.生活行为方式指导
保持良好的个人卫生习惯是预防流感等呼吸道传染病的重要手段，主要措施包括：增强体质和免疫力；勤洗手；保持环境清洁和通风；尽量减少到人群密集场所活动，避免接触呼吸道感染患者；保持良好的呼吸道卫生习惯，咳嗽或打喷嚏时用上臂或纸巾、毛巾等遮住口鼻，咳嗽或打喷嚏后洗手，尽量避免触摸眼睛、鼻或口；出现呼吸道感染症状应居家休息，及早就医。

3.西药药物干预

（1）普通感冒：西药多为对症处理。

①解热镇痛药：如复方阿司匹林、对乙酰氨基酚、吲哚美辛（消炎痛）、布洛芬等。

②减充血剂：鼻塞、鼻黏膜充血水肿时，可使用盐酸伪麻黄碱，也可用1%麻黄碱滴鼻。

③抗组胺药：可选用马来酸氯苯那敏或苯海拉明等。

④镇咳剂：可给予右美沙芬、喷托维林等镇咳药。

⑤抗菌药物治疗：单纯病毒感染无须使用抗菌药物，如有细菌感染证据时，可酌情使用青霉素、第一代头孢菌素、大环内酯类或喹诺酮类。

⑥抗病毒药物治疗：目前尚无特效抗病毒药物，而且滥用抗病毒药物可造成感冒病毒耐药现象，

但免疫缺陷患者可早期常规使用。广谱抗病毒药物利巴韦林和奥司他韦对呼吸道合胞病毒等有较强的抑制作用，可缩短病程。

（2）对于流感，应在早发现、早诊断、早隔离的基础上，尽早抗病毒治疗，但需要严格掌握用药指征及时机。抗流感病毒药物：神经氨酸酶抑制剂（NAI）对甲型、乙型流感均有效。常可选择的有：奥司他韦（胶囊/颗粒）、扎那米韦、帕拉米韦等。

4.中医干预方案

（1）管理程序

首先要对易感冒人群进行甄别。

①易感冒人群判定标准：每年患普通感冒次数为4次及以上，以及老、幼、孕和免疫功能低下，或患有慢性呼吸道疾病的人群。

②判定指标可采用感冒发作频率及量化的感冒症状。

③患者对于干预方法的接受度、满意度等也是研究评价的范畴。

④干预方法以口服中药制剂为易感冒人群的基础疗法，同时可配合膏方、穴位贴敷疗法、针刺治疗、推拿等。

⑤干预随访时间应达到1年或以上。

其次要进行普通感冒及流感的鉴别，以及轻症与重症的辨别。

（2）证候辨识

①风寒感冒证

主症：恶寒重，发热轻，无汗，头痛，肢节酸疼，鼻塞声重，时流清涕，喉痒，咳嗽，痰吐稀薄色白痰。

次症：夹湿可见头重体倦、胸闷不舒；夹痰浊可见咳嗽痰多、胸闷食少；夹气滞则见胸闷不舒、胁肋疼痛。

舌脉：舌苔薄白，脉浮或浮紧。

治法：辛温解表，宣肺散寒。

主方：荆防败毒散。

方中以荆芥、防风解表散寒；柴胡、薄荷解表疏风；羌活、独活散寒除湿；川芎活血散风止头痛；枳壳、前胡、桔梗宣肺利气；茯苓、甘草化痰和中。

②风热感冒证

主症：发热，微恶风寒，或有汗，鼻塞喷嚏，流稠涕，头痛，咽喉疼痛，咳嗽痰稠。

次症：风热重证或感受时疫之邪，可见高热不退，恶寒或有寒战，头痛，鼻咽干燥，口渴心烦；风热夹湿，可见头重体倦，胸闷，泛恶，小便赤；秋令夹燥邪者，可见口唇鼻咽干燥，口渴，干咳无痰或咳痰不爽。

舌脉：舌苔薄黄，脉浮数。

治法：辛凉解表，宣肺清热。

主方：银翘散。

方中以金银花、连翘辛凉透表，兼以清热解毒；薄荷、荆芥、淡豆豉疏风解表，透热外出；桔梗、牛蒡子、甘草宣肺祛痰，利咽散结；竹叶、芦根甘凉轻清，清热生津止渴。

③暑湿感冒证

主症：面垢，身热汗出，但汗出不畅，身热不扬，或有鼻塞流涕，咳嗽痰黄，小便短赤。

次症：头昏重胀痛，身重倦息，心烦口渴，胸闷欲呕，尿短赤。

舌脉：舌苔黄腻，脉濡数。

治法：清暑祛湿解表。

主方：新加香薷饮。

方中以香薷发汗解表；金银花、连翘辛凉解表；厚朴、扁豆和中化湿。暑热偏盛，加黄连、青蒿、鲜荷叶、鲜芦根清暑泄热。

④气虚感冒证

主症：恶寒较重，或发热，但热势不高，鼻塞流涕，头痛，汗出，倦怠乏力，气短，咳嗽咯痰无力。

次症：年老体弱或多病者，恶风，易汗出等。

舌脉：舌质淡苔薄白，脉浮无力。

治法：益气解表。

主方：参苏饮。

方中以人参、茯苓、甘草益气以祛邪；苏叶、葛根疏风解表；半夏、陈皮、桔梗、前胡宣肺理气、化痰止咳；木香、枳壳理气调中；生姜、大枣调和营卫。

⑤阴虚感冒证

主症：微恶风寒，少汗，身热，手足心热，头昏心烦，口干，干咳少痰，鼻塞流涕。

次症：盗汗，头晕心悸，干咳少痰或痰中带血丝，心烦，失眠等。

舌脉：舌红少苔，脉细数。

治法：滋阴解表。

主方：加减葳蕤汤。

方中以白薇清热和阴，玉竹滋阴助汗；葱白、薄荷、桔梗、豆豉疏表散风；甘草、大枣甘润和中。

（3）饮食管理

宜清淡饮食，充分饮水，忌辛辣、油腻厚味食物。风寒感冒者，宜热食，忌生冷；风热感冒者，多食水果；气虚感冒者，宜多选温补、易消化食物。食疗便方颇多，简介如下。

①姜糖饮：生姜5片，红糖30g。水一碗半，约煎至一碗，热服取汗。生姜糖水热服，具有发汗解表、散寒止咳功效。常用来治疗感冒风寒初起、头痛鼻塞，或雨淋受凉、寒冷腹痛等症。

②荷叶菊花薏米汤：鲜荷叶1张（或干荷叶12g），菊花12g，薏米50g，加水适量煮汤，去渣服食。适用于夏日感冒，兼暑夹湿，初起见身热头痛，疲倦，胸闷咳嗽，口渴痰稠，小便短赤，可清暑解表祛湿。

③藿佩冬瓜汤：鲜藿香、鲜佩兰各15g，冬瓜500g，先将藿香、佩兰煎煮，取药汁1000ml，再加入冬瓜及盐适量，一起煮汤食用。适用于夏季感冒。

④党参苏叶煎剂：党参15～20g，苏叶10g，水煎温服。适宜于肺气虚弱而感冒风寒，症见恶寒微热、头痛鼻塞、胸膈满闷、咳嗽有痰等症。

（4）适宜技术管理

①针灸疗法：取大椎、风池、风门、列缺、外关、合谷（双侧）穴，平补平泻。咽痛可加鱼际穴，鼻塞可加迎香穴，头痛加太阳穴。

②药熨法：取苍术30g，羌活30g，枯矾10g，葱白3握，前三药为粗末，炒热，捣葱白汁和药，趁热熨脐，疏风散寒。

③握药疗法：取苍术10g，羌活10g，明矾6g，荆芥9g，共研细末，以生姜汁和为丸，握于手心，令微汗出，每日3次，祛风燥湿散寒。

④早晚按摩：早晚按摩风府穴、迎香穴、合谷穴，可使鼻分泌物中免疫球蛋白的含量增加，增强

抵抗力，有利于预防感冒。

（5）起居管理

①多卧床休息，保证充足睡眠，忌烟，多饮水，室内保持空气流通。

②劳逸结合，循序渐进地进行适当的体育运动。

③遵照医嘱，按时服药，不滥用抗生素。

④在呼吸道疾病高发季节（初春、秋末冬初），少去人员密集的公共场所，防止交叉感染，保持良好的个人卫生习惯，勤洗手；保持环境清洁和通风。

（6）情志管理：因感冒可多次反复发作，易致人情绪低落，故应调畅情志，舒缓心境，树立战胜疾病的信心。

第十章　健康体检

健康体检是以健康为中心的身体检查，其通过医学手段和方法对受检者进行身体检查，了解受检者健康状况，早期发现疾病线索和健康隐患的诊疗服务行为。其目的是对体检者的健康状态进行评估，甄别是否存在疾病危险因素，从而早期发现疾病和影响健康的危险因素，并对其进行早期干预，以帮助体检者促进、维护自身健康。具体是根据检查结果，明确有无异常体征，进一步分析这些异常体征的性质。有些异常体征本身就是生理性变异，则进行定期复查；有些异常体征可能是疾病危险因素，需要通过健康促进手段去干预和纠正；而有些体征则就是疾病的诊断依据，需要进一步检查和确诊。

健康体检不仅可以使体检者尽早了解自己的身体状况，更主要的是加深对于自我身体功能的了解与关注，改变不良生活习惯，避免导致疾病的危险因子的产生，从而帮助人们科学了解和维护健康，最大限度降低疾病的困扰。根据健康体检的具体项目与评测认知体系不同，分为西医健康体检与中医健康体检。

第一节　西医健康体检

西医健康体检是指根据西医学知识理论体系，通过各种检查指标数值与参考值比较，或者针对人体形态结构的影像学检测，从而做出综合判断。由于当前的医疗社会环境与医疗保健机构、民众的医学常识与健康素养等以西医学知识占主流，目前我国的健康体检的产生与普及，主要以西医健康体检为主。

一、西医健康体检的优势

（一）体检群体个性化

健康体检针对不同人群进行体检设计、体检服务与体检评估，以制定个性化的健康检查方案。如对不同人群进行健康检查的目的是为了了解某一地区、某一单位或某一人群的健康状况及常见多发病，或某一疾病的发病情况及病情程度，以便做到早发现、早诊断、早治疗、早预防，为制定卫生保健计划和防治措施，评价卫生保健计划措施的防治效果而提供科学依据；或为了某一科研项目的设计、实验方法、内容和效果评价而进行健康检查。因此，普通人群健康检查的项目和内容一般来说应根据检查的具体体检设计要求来确定。根据健康检查的不同目的和时间，可将健康检查分为以下四类。

1.预防性健康体检　为了保证某类工作人员的体格标准，在未从事该项工作之前进行体格检查，以发现职业禁忌证；或是为了发现某些人群中的传染病、遗传病，以防止传播、扩散而进行的体格检查，称为预防性体检。例如招工、征兵、招生等人员进行的健康检查都属于预防性健康检查。

2.定期性健康体检　即对老干部、事业单位职工、城乡居民等社会人群定期进行的健康检查。这种体检能早期发现、早期诊断常见病、多发病、传染病、遗传病、职业病、地方病。并从前后健康检查资料的对比分析中，了解、掌握受检者健康状态的动态变化，进行追踪观察，为早期治疗、早期预防和制定卫生政策提供科学依据。例如我国每年对学生进行的体检，以及每年对企业职工或士兵进行一次体检都属于定期性健康体检。

3.鉴定性健康体检 对职工工伤与职业病致残程度鉴定时进行的体格检查，或者是在交通事故医疗事故中，对事故承受者进行的体检，称为鉴定性健康体检。鉴定性健康体检往往以有关部门颁布的"鉴定标准"为依据，通过体格检查确定伤、病、残程度和性质。

4.科研性健康体检 根据科研设计要求，对某些人群、某些项目进行的体格检查，如选拔飞行员、航天员等等。另外，根据健康检查的内容与项目，健康检查又分为全面体检、专科检查与单项检查，如专科检查有口腔检查、眼屈光检查等。

（二）报告描述通俗化

近半个世纪以来，我国医疗结构组成一直以西医诊治机构为主，医学知识传播氛围亦以西医学占据主流，使得西医学的相关知识被人们所了解，以至于当前人们的医学知识素养也大都以西医学为主，故西医体检报告中所涉医学知识，对于体检人们来说，是比较通俗易懂的。体检者大都对于报告的内容描述、综合诊断以及相应的诊治或预防措施，基本都有一定的认识，亦即体检者本人对于自己的健康状况有一个比较清晰的初步判断，这使得易于取得体检者的信服，从而按照健康体检综合意见，积极主动地去遵循，并进行定期复查。

（三）体检客观标准化

西医健康体检的具体施行，多由不同知识背景的相关人员，借助于各类现代仪器，进行信息收集以及进一步检测、评估。在检查与收集健康相关信息过程中，均可采取一定的标准化操作，其健康信息的分析结果，也是经过医疗仪器的测算、分析，从而得出健康信息的数值或图像的意义。检测人员可以经过规范化的教育，以培训出大量专业人员，并且其中操作流程相对固化简单，从而极大降低甚或消除体检检测人员对所检测健康信息的主观影响；标准化制造的相关检测医疗器械的正常运行，也直接避免了主观因素的影响，并对照业已制定的参考数值或不同图谱意义，从而使得健康信息的检查结果得以客观简洁地展现。

（四）体检服务流程化

对人们预防疾病和促进健康的需求，体检的形式已经由原来分散于各个科室进行体检，转变为独立体检中心的一站式服务。即借助于各种医疗器械与数据信息技术，每一体检健康信息项目的收集与检测，都可由相应的专业人员按照预先设定的程序进行，整个健康体检过程呈现"流水线"式的运作，既方便了广大民众，同时极大提高了健康体检的效率，使得大规模的人群健康体检成为可能。此种流程易于借鉴模仿，专业人员可以规模化培训，医疗器械购置便利，从而使得各类健康体检机构蓬勃发展，人们在相对较短的时间，通过健康体检的流程，能够及时了解自身的健康状况。

二、西医健康体检的不足

（一）缺乏动态观

目前一般西医健康体检往往是生理指标检测，体检数据仅代表体检当时"时间点"的身体状况，不能够准确反映"时间段"身体变化的趋势和状况，从而对于一些发作性的机体不适症状，如处于某一环境身体不适或一些无规律性发作，难以有效检测其中的原因。

（二）缺乏整体观

1.主观信息未能兼顾 西医学健康体检是以物理和仪器检测的客观指标为依据，对受检者主观感受注重不足，所以有诸多心身不适症状或已发展为功能性疾病，而体检指标正常的亚健康人群从中受益很少。

2.健康状态划分片面 目前大多数医院体检中心的工作还只是停留在疾病的检出阶段,生理指标仅能标注疾病与否,而相当一部分处于亚健康状态的人群,他们的检测指标虽然正常,但实际身体状态介于健康与疾病中间,伴随有一系列不适症状,极大地影响了生活质量。对于这些人群应如何进行干预,使他们达到良好的健康状态,成为我们面临的一个非常重要的问题。

(三)缺乏指导性

目前的健康体检一般是招工、招生体检,单位或个人年度体检,婚前检查等,大部分医务人员及体检人员,对体检的目的和认识仍停留在体检是保证健康、发现疾病的一种手段,希望通过体检及早发现疾病,早期治疗。人们主动进行西医健康体检的目的大都是为了检出有无指标异常,是否患得某些疾病,从而以求早期发现、早期诊断、早期治疗。而对如何结合自然环境、季节气候、社会心理等因素等,进行饮食、起居、运动、情志等方面的调护很少涉及,甚或缺乏相应的指导建议及健康调理方案。

第二节　中医健康体检

中医健康体检是以中医整体观念与辨证论治为指导,结合中医体质学理论,运用望、闻、问、切等四诊合参的诊察方法,对人体进行全面的、整体的检查,评估中医健康状态及健康风险,为健康干预寻找依据并制定健康维护与促进策略。由于西医健康体检的不足,随着健康概念的更新、亚健康概念的提出以及中医文化的普及,中医健康体检作为一种新的健康体检方式被提出,越来越受到人们的认可并广受推崇。

一、中医健康体检的特点

(一)未病先防

中医注重并提倡未病先防的理念,"治未病"的学术思想最早起源于两千多年前的《黄帝内经》,正如《素问·四气调神大论篇》中记载:"是故圣人不治已病治未病,不治已乱治未乱,此之谓也。夫病已成而后药之,乱已成而后治之,譬犹渴而穿井,斗而铸锥,不亦晚乎!"从正反两方面论述并强调治未病的重要性。中医"治未病"理论包括未病养生、防病于先,欲病救萌、防微杜渐,已病早治、防其传变,瘥后调摄、防其复发,并开创了天人相应预防观、形神合一预防观、动态平衡预防观、三级分层预防观、防治互寓预防观、综合应用预防观、辨证施防预防观等预防学观点。医学的目的是为了保障人们的身心健康,中医素来强调治未病与养生的重要性,治未病就要从养生防病与初病早治入手,这些都是中医健康管理系统中的侧重点。

(二)整体观念

中医学认为人体是一个有机整体,以五脏为中心,通过经络系统的沟通与六腑、形体、官窍联络,依于气血通达四肢百骸,以使各组织器官在生理上密切联系、病理上相互影响。通过四诊收集健康资料时,必须从整体上多方面考虑,不能只限于局部,中医体检就是在"整体观念"的原则指导下,从四诊、辨证直至具体调护指导的过程,是建立在生理、病理状态综合判断的基础上,从整体上进行全面分析,综合判断,而不是主要依赖化验指标得出结论,这是中医的特色和优势。

(三)重视体质辨识

中医体质是指在人体生命过程中,在先天禀赋和后天获得的基础上所形成的形态结构、生理功能和心理状态方面综合的、相对稳定的固有特质，是人体精、气、神的总体概括。体质存在个体特异性，不同体质对同一致病因子的易感性和疾病发展的倾向性也不同。

根据人体形态特点、心理特征、发病倾向以及对外界适应能力等差异，2009年中华中医药学会颁布了《中医体质分类与判定》，将人的体质分为平和质、气虚质、阴虚质、阳虚质、痰湿质、湿热质、血瘀质、气郁质和特禀质等九种。中医特色的体质辨识，可得出体质类型以及现阶段身心健康状态，从而判断易患哪些疾病及其病变特点与转归，从而更进一步获得现阶段治疗、康复后的方法和措施。预先调理偏颇体质，对于未病先防、既病防变都有重要的意义。

（四）综合特色调摄

通过中医健康体检的评测，下一步是如何调养身体。中医健康调摄的方法多种多样，除中药调治法外还有其他多种调理法。①顺时养生调理法："人与天地相应"（《灵枢·邪客》），人应与自然变化规律相适应以顺时摄养，人体活动顺应四时而颐养其气，保持机体内、外环境的协调统一。②心理调理法：中医倡导"恬淡虚无"（《素问·上古天真论篇》）的境界以面对欲望和诱惑，注重提高自我心理调摄能力，避免不良刺激，保持良好心理状态，以达到养生防病的目的。③食疗调理法："食能排邪而安脏腑，悦神爽志以资气血"（《备急千金要方》），中医在食疗、药膳方面有着悠久的历史和丰富的经验，创制并积累了大量纠正体质偏颇的个性化食疗药膳，使得在享受美食的同时调治体质偏颇，成为现代人养生保健理念的重要措施。④导引锻炼调理法：中医的导引运动疗法以动静结合为基础，五禽戏、八段锦、太极拳等中医传统运动养生方法可使人筋柔骨强，调节脏腑功能，促进身心健康，亦是中医健康管理调理策略的有效手段。⑤其他调治法：针灸、推拿、按摩、药浴、火疗与五音疗法等中医特色的传统技术，均可起到养生保健作用。

（五）适宜人群广泛

中医体检具有广泛的适宜人群，男、女、老、少皆宜，既具有普遍的适用性，又有重点适用对象：①亚健康人群，其虽有情绪紧张、心烦意乱、胸闷憋气、食欲不佳、易于疲劳等主要表现，但通过现代医疗仪器检测后，却没有发现任何的异常；②有健康意识的人群，重视自己或家人的健康，乐于接受中医养生，希望了解自己真实的身体状况，中医体检不失为一种最佳的选择；③慢性病患者，慢性疾病会影响人体的整体健康，同时由于长期接受某种治疗措施或服用某种药物，易于对体质平衡产生影响，通过中医体检了解疾病现状与体质状态，及时进行中医药相应措施的调理，并配合日常饮食调理，对人体功能的一些变化进行主动性干预，既不影响病情，还能辅助治疗，同时减少药物对人体产生副作用，以使人体阴阳平衡，五脏六腑运化功能得以提升。

二、中医健康体检的意义

中医学蕴含颇具特色的辩证认识疾病的理论、科学的健康观和综合全面的疾病预防方法体系，在亚健康与慢性病的防治上具有显著的优势。中医理论知识在健康体检中的运用，使得中医健康体检优势明显。中医健康体检针对不同体检人群进行"望、闻、问、切"，了解每个人的生活习惯是否良好，通过中医辨证分析，提出调理建议，且费用低廉，其健康教育易于接受，可广泛应用于日常生活中，是一种非常有推广价值的医疗活动。现在大多数人对西医体检耳熟能详，但对中医体检却知之甚少，中医健康体检的优势在于可以通过中医师的"望、闻、问、切"，让西医不易发现的亚健康状态显形，然后进行个性化的辨证施治，建立长期联络机制，动态监测管理，适时调整调摄计划，从而使得亚健康状态得以改善。

第三节　西医体检指标异常的中医健康管理策略

尽管中医对状态的描述与肝功能、肾功能、血糖、血脂这些数值没有直接的线性关系，但是中医并不排斥西医体检指标，相反西医体检的相关数值我们已经将其赋予中医的意义，对于状态辨识同样可以起到参考作用。例如西医体检结果提示有脂肪肝、高胆固醇血症，往往与中医的"痰湿内盛"相关。整个过程体现了望、闻、问、切四诊合参的中医理念，亦即西医体检指标异常者，仍可通过中医理论的辨证认识，从而制定中医健康管理策略。

一、未病先防

中医辨证论治的依据历来是望、闻、问、切四诊合参，辨证论治是中医的精华所在，但这种传统的望、闻、问、切诊疗方法已不能充分满足当代诊断治疗疾病的需要。如现代医学体检结果显示阳性，但经中医望、闻、问、切四诊检查却无明显的临床症状和体征，就会出现无症可辨的状况，此属中医"隐症"的范畴，即在一定致病因子的作用下，机体内部出现了明显的病理改变，但机体外部无明显相应的症状、体征，只有通过现代医学检测手段（包括各种仪器检查及血液、排泄物、分泌物等物理或化学的检查）才能辨识的病症。

引入隐症理论，将中医诊断学引入微观水平，可使中医四诊得以延伸，同时对隐症患者有症可辨，补充和完善中医辨证论治内容，提高中医的辨证水平。对虽然没有症状出现，但机体内已发生病理变化的患者进行调治，使之恢复到健康状况，符合中医"治未病"的一贯思想。

虽然体检者尚未表现出临床症状与体征，但机体内已经发生病理变化，此时中医认为其病理变化多与体质偏颇有关，或者可以通过脉象、舌诊等中医客观诊察进行辨证。如有研究发现中医隐症阶段原发性血脂异常症与中医体质分型中平和质、痰湿质、湿热质有相关性，其中痰湿质、湿热质为中医隐症阶段原发性血脂异常症的危险因素，痰湿质在中医隐症阶段原发性血脂异常症的发病中相对重要，发生中医隐症阶段原发性血脂异常症的危险较大。此时虽然体检者未有不适表现，但需进行防治，亦可谓"未病先防"。

二、病证结合

流行病学调查结果显示：隐症在人群中是广泛存在的，主要集中在血压异常、胆固醇异常、甘油三酯异常、血糖异常、心电图异常、脂肪肝、乳腺增生、子宫肌瘤和各脏器囊肿、结石、肺纹理增粗及钙化点、甲状腺增大，以及隐匿型肾炎、隐匿型冠心病、乙肝病毒携带者，甚至高血压病、中风先兆等。

这些隐症的西医学检测结果必须为阳性，但无临床症状和体征（隐症与亚健康不同，亚健康是患者自觉身体有各种不适症状，但现代医学检测结果却为阴性，刚好与隐症相反），其表示机体内部存在致病因子，同时存在由此产生的病理改变。此种病理改变主要是指中医的病因病机，如高脂血症的病因病机多为湿浊内阻、痰瘀互结；乙型肝炎病毒携带者，其病因病机多为湿热蕴结和正气虚弱；高血糖的病因病机多为气阴两虚。虽然患者没有临床症状，但根据检测结果阳性，推测其相应的病因病机，医生同样可以辨证用药，或根据隐症的疾病病种的发展变化规律，结合体质证型，及早调护，从而改善内脏环境，预防显症出现，使患者治愈。

三、辨证管理

西医体检指标异常而外在主观表现尚无不适的隐症，在临床具有广泛性和多样性，且大都属于隐匿性慢性疾病，其疾病发生隐匿不露、难以察觉，病情发展一般相对缓慢，病因机制尚未完全清楚，常由多种健康危险因素综合交织致病，其治疗调护周期一般较长，但此类型发病率却越来越高，故需衷中参西，制定个体化、综合性的辨证管理方案：甄别相关健康危险因素并予以摒除，制定并帮助养成有益身体状态修复的生活习惯，如高脂血症多与喜嗜油腻等高脂饮食、体懒少动等长期不良饮食起居习惯关系密切，若对此类人群进行健康管理，必先劝其改变不良个人生活习惯，并引导养成多素少荤低脂的饮食习惯，根据个人工作生活状况，指导适当的导引锻炼方式。参考医疗器械的微观检查结果，运用中医舌象、脉象等客观诊察方法，辨别体质偏颇或具体中医证型，从而运用中药、针灸等进行调理，如血液流变学异常的血浆黏度升高，虽尚未表现外在可以诊察的征象，中医仍可辨证为瘀血证，从而进行辨证治疗与调护等。

第十一章　中医药健康养老服务管理

第一节　中医健康管理下的医养结合

国家统计局《2015年全国1%人口抽样调查主要数据公报》显示，60岁及以上人口为22182万人，占16.15%，其中65岁及以上人口为14374万人，占10.47%。同2010年第六次全国人口普查相比，60岁及以上人口比重上升2.89个百分点，65岁及以上人口比重上升1.60个百分点。国际惯例，一个国家或地区60岁以上老年人口占总人口数的10%，或65岁以上老年人口占人口总数的7%，即这个国家或地区的人口处于老龄化社会。中国仍处于发展中国家，低收入阶段，即"未富先老"，就进入老龄化社会。由于我国目前医疗机构和康复疗养机构互相独立，且养老资源不足，老年人的医治、康复和陪护等问题困扰着千家万户，因而构建新型、科学的医疗和养老机构，真正实现医养结合势在必行。实现医疗、康复、保健、一体化的连续服务，充分利用各种资源，达到促进全民身体健康的目标。中医健康服务管理是中医的瑰宝，有着数千年的传承和发展，有完整的中医健康管理理论体系和养生方法，在提高生活质量、延缓衰老、疾病康复等方面具有不可替代的作用。

一、医养结合含义

"医养结合"的政策层面见于中国共产党第十九次全国代表大会的报告中。为了构建养老、孝老、敬老政策体系和社会环境，提出了"医养结合"概念。医养结合需在政府统筹规划下，调动各方力量参与，整合现有资源，由受过专业训练的人员对有需求的老年人提供医疗、康复、生活照料、心理疏导、临终关怀等一体化的服务。

"医"主要指医疗及康复保健服务，具体有医疗诊治服务、健康检查服务、医疗护理服务、大病康复服务以及临终关怀服务等；"养"主要指生理和心理上的养护，具体有日常护理和照护、用药和安全、功能训练、日常活动、危重生命体征、身体健康状况及体重营养的定期监测等服务。医养结合是一种集医疗、康复、养生、养老等为一体，将养老机构和医院的功能相结合，把大病干预、日常生活、康复训练、养护疗养、护理等综为一科的新型养老服务模式，能够满足高龄、失能、空巢、患病老人的医疗与养老多重需求，是人类医疗改革创新中的一种切实可行的医疗改革新模式。

二、我国医养结合现状

（一）国家出台多项医养政策

2013年之后，受人口老龄化压力的影响，我国医养结合养老模式进入快速发展阶段。国务院相继出台多份文件，在养老领域鼓励和支持推动医养结合模式。

2016年6月，国家卫生和计划生育委员会联合民政部发布了《关于确定第一批国家级医养结合试点单位的通知》，于9月发布了《关于确定第二批国家级医养结合试点单位的通知》，并明确了试点单位应尽快建立相关机制，全面落实医养结合工作重点任务，确保试点取得积极进展。

2018年11月28日，国务院常务会议部署进一步发展养老产业、推进医养结合，提高老有所养质量。要求简化医养结合机构设立流程，由相关部门集体办公、并联审批。强化支持政策落实，促进现有医疗卫生和养老机构合作，发挥互补优势。将符合条件的养老机构内设医疗机构纳入医保定点范围。促进农村和社区医养结合，建立村医参与健康养老服务的激励机制。鼓励医护人员到医养结合机构执业，并在职称评定等方面享受同等待遇。

2019年2月，国家发展改革委会同民政部、国家卫生健康委员会印发《城企联动普惠养老专项行动实施方案》，同时宣布将快速、持续推进"城企联动普惠养老专项行动"，计划到2022年形成支持社会力量发展普惠养老的有效合作新模式。

政策文件的密集颁布、发展方向的明确定位及具体可行的政策指导思路，为我国医养结合的快速发展创造了良好的政策环境。

（二）我国医养结合的实践

2010年前后，"医养结合"的实践探索在我国开展，在老龄化问题较为突出的北京、上海等地已经开始了积极尝试。目前全国已有北京、上海、天津、重庆、山东、湖北、湖南、河南、福建、海南、浙江、云南、江苏、宁夏等省市自治区开展了公立医院或养老机构等"医养结合"试点工作的探索。

1.公立医院设立老年养护病房　根据老年人需要医疗、康复、生活照顾等服务，部分一级或二级医院转型为老年照料和康复为主的医院。多是以"医"为主，"养"的功能不够，此模式的养老，也多在医疗资源充足的地区展开。

2.养老机构提供医疗服务　部分养老院设立医务室，为居住的老年人提供康复保健、长期护理以及慢性病管理等基本服务。但从服务内容看，仍不能提供较专业化的医疗照护。重养轻医的养老模式是当前的医养结合普遍现象。

3.社会资本办医养结合机构　此类医养结合将是未来发展方向。2017年5月国务院办公厅发文指出："从医疗服务供给侧看，要充分利用社会资源来满足人民群众多层次、多样化的健康需求，形成对政府办医的有效补充"。目前，有如房地产商与民政部门、卫生部门联合，共同打造的服务模式，卫生、民政、医保等相关政府部门共同合作，扶持民营照护院的建设等。

4.中医特色的医养结合刚刚起步　2015年5月国务院印发《中医药健康服务发展规划（2015—2020年）》，明确提出"发展中医药特色养老机构""促进中医药与养老服务结合"。2017年3月，国家中医药管理局又发布了《关于促进中医药健康养老服务发展的实施意见》，提出到2020年，所有二级以上中医医院均要与养老机构开展不同形式的合作，为养老保健服务提供诊疗、保健便利和技术支持。当前各地都在探索发展中医药特色养老机构，促进中医药与养老服务的结合，如北京、天津、江苏、陕西、黑龙江、辽宁、浙江等。积极发展中医药健康管理，将中医药养生保健引入中老年人生活中，搭建集养生、康复、延寿为一体的可持续性健康管理的中医养生、养老、娱乐、休闲一体的综合平台。

（三）困难较多，问题突出

从目前各地区开展的"医养结合"实践看，"医养结合"养老服务潜在需求较高，但实际推广困难较多。

1.主管部门重叠，责任不清晰　由于我国不同部门受行政政策的影响，职责管理有别，明显存在着业务交叉的弊端。当前我国"医养结合"实践存在着业务主管部门交叉重叠、责任边界不够明确的现象。如老人的管理，有国家老龄工作委员会、人社部门、老干部局、民政部门、卫健委部门等。由于政府职能不明确，缺乏相应的管理监督机制，造成老年人工作多机构共管、又无人主管的局面。因此，真正实现"医养结合"快速发展，需要多部门合作，密切横向联系。在服务性质、服务主体、服务对象和服务范围等方面给予统一，逐步过渡到在法律层面上界定范畴和责任。

2.相关法律法规不健全 各部门的规章、政策文件仍是养老与医疗服务各自执行的法规，如此机构定位就会模糊，发展思路不明确。医院设立养老床位政策不宽松，而养老机构开展医疗服务，对其规模、资质、服务内容、人员、医保等没有完善的法律法规。

3.照护人员数量不足，质量不高 老年照护人员在国外受专业水平教育较高，其培养模式也较系统，呈现本科—硕士—博士的教育培养，理论及实践具备。而在我国，老年照护领域几乎没有专业人才，对老年照护要求的专业技能和专业素养缺乏重视。即使受过相关专业的高等教育，也较少愿意从事与医养结合及护理等相关的工作。

中医健康管理需要更多的中医医养结合人才，对其知识的要求，既要熟悉中医学、老年医学、中药学、老年护理学等医学相关领域知识，又要求掌握心理学、健康管理学、人际沟通等人文社科类知识，显然，这类人才更是匮乏。因此，中医院校需重新制订中医医养结合人才的培养方案，逐步完善配套设施，不断地培养、储备并向社会输送中医医养结合人才。养老服务从业人员整体素质过低，与养老机构得不到发展形成了一个恶性循环。建立老年护理队伍发展规划，形成科学合理的养老护理员职业学习、资格认证和职业培训体系迫在眉睫。

4.医疗保险涵盖范围不够广泛 我国的医保政策，对于养老相关费用还不能做到涵盖，患者负担较重。因此，如果医养合理地结合，将费用纳入医保管理范畴，将大大减轻老人的负担，使他们能够得到更好的养老服务。

三、中医医养结合的优势

（一）"未病健康管理"理念

未病先防、既病防变是中医健康管理的理论核心。人到中老年，阴阳失衡，气阴不足，易罹患多种疾病，对老年人晚年生活的健康长寿具有较大影响。中医药的药物疗法、食疗健康、调畅情志、起居运动、适宜技术等全方位的综合调治，可起到调理阴阳、补益气血的作用。将"未病健康中医管理"理念运用于养生保健的全过程，可有效防治老年人常见病、多发病，达到"未老先防""未老先养"的医养调治目的。

可用于食疗及保健的中药食材较多，基本涵盖了人体不同体质的用药法度，对于亚健康和慢性疾病的调理有着独特的疗效。根据不同体质有意识地运用食疗或药膳，可弥补西医学单纯医养手段的不足，有着不可取代的地位。

（二）"既病辨证论治"理念

在医养过程中，根据中老年不同健康体质及所患疾病，予以中医"辨证论治""辨证施护"，能够更精准地制订个体化调养方案。由于中医具有大众特点，医养本人也能自己运用其简单健康管理方法管理自己的健康，某些情况下再与西医结合，则能真正体现我国医养结合的特色。

（三）适宜技术的简、便、廉、验理念

中医适宜技术历史悠久、疗效独特、作用迅速，具有简、便、廉、验之特点，易为人所接受，如针灸、推拿、熏洗、药浴、刺血、刮痧、敷贴、膏药等是老年人群较易接受的疗法，在日常健康管理和提高老年人生活质量方面有着不可估量的作用。通过不同的适宜技术治疗，可调和气血、医养结合、协同增效，从而减少医疗投入，节约社会公共资源。

第二节　中医药健康养老服务管理模式

一、中医医疗机构设立医养病房或医养院

我国较成熟的中医医疗机构覆盖县级以上区域，乡镇医院也多设立中医科，在现有医疗行业竞争及利润因素变化的情况下，中医医疗机构提供养老服务，则可实现服务及利益最大化，可有效整合养老资源和医疗资源，将中医医院拥有的优质医疗资源、专业的人才队伍部分转移到中医药健康养老领域，实现以老年病养护病房为依托，集医疗、康复、护理、养生、保健、临终关怀等服务为一体的养老新模式。患有慢性病或老年病的患者病情稳定时，即在老年养护病房里享受专业医护人员的精心护理，提升生活质量，达到养的目的。一旦病情发生恶化，则可在院内得到及时的治疗。

二、中医医疗机构与养老院合建

推进医疗卫生与养老服务相结合，也被列为加快发展我国养老服务业的重要任务。目前，中医医疗机构与养老机构结合模式还在摸索中。中医医疗机构探索转型提供养老、康复护理服务，也是未来医养结合的重要途径。这种合作模式不仅为患者治病赢得宝贵的时间，更是提高了医疗资源的利用效率。养老机构可依托中医医院的专业医疗设备和医护人才，定期向中医医院输送养老重病患者，而中医医院定期可选派医护团队坐诊社区、养老院，开展诊疗活动，宣讲中医健康管理知识。将中医特色融入养老院、敬老院、福利院等养老机构的服务内容中，具有较好的以养融医发展态势。

三、体现中西医特色的社会机构养老

目前社会养老机构归纳起来有两种情况：一是居住环境优美、养老配套设施相对完善、中西医护服务人员素质较高的高端或超高端养老机构，费用门槛较高，仅适用于家庭资金富裕，或有退休补贴的老年人，社会普及率低，服务管理模式也各有不同；一是居住环境较差、配套设施不健全、医护服务素质较低的低端养老机构，在物质及精神方面老人难以享受更多的养老服务。机构养老虽然在某种程度上减轻了家庭养老的各方压力，但不能满足众多有其他需求的老年人群，尤其是需求量大的中端养老人群。随着我国经济迅速发展，百姓日益富裕，更丰富、更完善、服务更优质的中高端养老服务机构品牌将诞生。

四、中医药社区养老服务

目前具备中西医结合特色的社区医疗服务逐渐成熟，医养结合政策将催生社区医疗更多进入家庭，医疗社区与养老家庭的结合，老人在家中则可实现社区提供的养老服务。社区医疗普及的现实环境中，居家养老+家庭医生+家庭护理，既符合老年人的生活习惯，也能最大限度地解决子女照管老人的困难。这种居家养老模式，投资少、收费低、服务广，具有便捷性及形式多样特点，颇受社区老年人及家庭欢迎，有利于空巢老人、失独老人、失能老人的照护。但医疗设施不够健全，社区专业的医护养老人员在理论及实践上尚需提高。如果完善社区中老年人健康信息网络，健全电子健康档案，提高护养人员技能，充分利用互联网医养平台，利用居家医疗和养老，将是对医疗和养老资源的巨大节约，也符合中国文化传统的养老观念和子女对父母的孝顺赡养，是最为经济、最为舒适的一种方式。

第三节　中医药健康管理服务产品

为满足人民群众全方位、全生命周期健康服务需求，2018年7月19日，国家中医药管理局、科技部印发《关于加强中医药健康服务科技创新的指导意见》，提出通过科技创新丰富中医药健康服务产品种类，拓宽服务领域，提升中医药健康服务能力与水平。但目前，中医药健康管理养老服务产品在产业化、标准化、专业化水平方面尚不够成熟，从事中医药健康管理养老产业的企业较少，所生产的适合老年人健康管理所需要的产品少，具有规模化的为养老提供服务的项目少，且提供的服务也缺乏高质量、高层次的产品。因此，基于我国当前良好的政策及经济条件，在中医药理论指导下，应大力研究和开发中医药健康管理服务产品，为中医健康管理提供更多、更有效的干预服务。

一、中医药健康管理服务产品含义

基于中医药理论或文化，开发具有调养形神功能的老年健康管理产品，既要有内服的调养形神的各类食品，也要有外用调理的器械用具，还要有结合当地绿色资源，开发形神调养的运动、观赏等旅游产品，最大限度地为老年人提供方便、可行、有效的健康产品。

二、食品、保健品

根据我国卫健委颁发的既是食品又是药品食材，或可用于保健食品的品种名单，结合我国当前中老年人生理病理特点，根据不同体质，精心配方，利用成熟的产品生产技术，研究和开发系列食品、保健品，尤其是研发以满足疲劳缓解、睡眠促进、体重控制、四时养生、常见慢病管理、健康长寿、美容等中老年人健康需求为重点的保健品、食疗产品及特医性食品，促进中医药养老健康产业发展。

三、康养器械

随着第四次智能制造工业革命的兴起，基于中医理论的多种中医医疗器械、辅助用具和系统将应用于中医健康管理，有望更好地满足百姓多元化健康服务需求。如用于诊断的智能脉诊仪、舌诊仪等诊断设备，数字化、小型化、集成化和智能化的中医治疗设备，中医推拿和康复机器人，具有中医特色的老年康复辅具，中医智能养老设备，便于操作、适于家庭或个人使用的可穿戴式中医健康检测、监测数据采集设备，以及基于中医药大数据及互联网、人工智能技术的中医智慧诊疗系统等产品。

四、健康旅游

中医药健康旅游是以中医药的医疗技术、医药文化、健康管理理念等为载体，结合不同旅游资源，通过多种形式的旅游活动体验，达到健康教育、健康促进、疾病防治、文化传播目的的专项旅游。是一种全新的、集中医药产业与旅游产业为一体的多个领域交叉融合产物。

中医健康旅游可开展中医医疗类、养生保健类、文化教育类、健康产业类等多个种类的旅游项目。其中中医医疗类，可包括具有特色的中医药诊疗技术、中医药文化宣传和健康知识普及；养生保健类，可包括养生馆、足疗馆、药膳馆、康养小镇、度假村、健康园等；文化教育类，可包括中医药的博物馆、文化园、历史古迹、药用植物园等，以及中医药文化创意以及中医药文化的衍生品；健康产业类，可包括健康产业园、医药健康城、科研院所等。

在中医药健康旅游顶层设计上要体现中医药历史的穿透力、文化的震撼力；在景观的布置上，要有视觉的冲击力。要在百姓的吃、穿、住、娱、乐、行中贯穿中医药的健康理念，提高全民健康素养，从而促进中医药健康旅游产业的快速提升，实现中医药健康养生文化的创造性转化、创新性发展。

五、药膳餐饮

药膳是在中医学理论指导下，结合烹饪学和营养学理论，将中药与某些具有药用价值的食物相配，采用我国独特的饮食烹调技术和现代科学方法制作而成的具有一定色、香、味、形的美味食品。药膳食疗也是中医健康管理中重要的服务产品，尤其在我国目前物质丰富的条件下，开发中老年人药膳产品，既可"寓医于食"，又乃"药食同源"，具有可操作性或推广价值。

开展药膳应"辨证施膳"，要因人、因地、因时制宜。中药药材中可供做滋补品和食疗药膳的达500种之多，药膳中应用较广的有人参、黄芪、枸杞子、大枣、甘草、山药、茯苓、白术、薏苡仁、陈皮、川芎、地黄、杜仲、菊花、龙眼肉、干姜、石斛、丹参、麦冬、肉桂、莲子、肉苁蓉等，可根据不同体质，选配使用不同食材。2016年，中华中医药学会发布《药食同源药膳标准通则》团体标准，提出了相关的应用原则以及配伍禁忌，进一步规范了药食同源的产品分类。

药膳按形态可开展流体类，如汁、饮、汤、酒、羹等；半流体类，如膏、粥、糊等；固体类，如饭食、糖果、粉散等。按制作方法可分炖、焖、煨、蒸、煮、熬、炒、熘、卤、烧、炸。药膳也可按作用分类，如健康长寿类、美容美发类、治病祛邪类等。

参考文献

［1］武留信.加快健康管理学学术理论研究与学科建设［J］.中华健康管理学杂志,2007,1（1）:4-7.

［2］白书忠,韩静.应加强健康管理学科建设［J］.中华健康管理学杂志,2013,7（1）:1.

［3］杨贵尧,刘颖,郑杰,等.中医健康管理的现状和展望［J］.中国中医药现代远程教育,2012,（18）:145-146.

［4］张海生,张其成.中医健康管理的背景及定义［J］.中华健康管理学杂志,2012,6（3）:199-201.

［5］李晓淳.健康管理［M］.北京:人民卫生出版社,2012.

［6］中华医学会健康管理学分会,中华健康管理学杂志编委会.健康管理概念与学科体系的中国专家初步共识［J］.中华健康管理学杂志,2009,3（3）:141-147.

［7］王筠.浅议中医健康管理发展现状与问题［J］.山西中医,2011,27（9）:60-61.

［8］陈霄,杨志敏.中医健康管理的研究现状与思考［J］.中国医学创新,2010,7（18）:191-193.

［9］王琦.中医体质学［M］.北京:中国医药科技出版社,2009.

［10］刘静,曾渝.健康管理专业本科人才培养模式探讨［J］.中华健康管理学杂志,2013,7（3）:211-212.

［11］郭清.健康管理学［M］.北京:人民卫生出版社,2011.

［12］王培玉.健康管理学［M］.北京:北京大学医学出版社,2012.

［13］朱文锋.中医诊断学（第2版）［M］.北京:中国中医药出版社,2011.

［14］左兰兰.大数据背景下的社会科学定量研究［J］.智库时代,2019,（12）:20+27.

［15］李赞华.结合定量与定性研究在糖尿病中西医治疗中的方法学研究［D］.北京:北京中医药大学,2009.

［16］张永梅.MySQL数据库技术在公民健康信息管理系统中的应用［D］.西安:西安电子科技大学,2010.

［17］周颖颖,李健.大学生健康与医保信息系统的研究及数据库设计［J］.价值工程,2010,29（22）:136-137.

［18］陈霄.中医健康管理系统的构建与应用［D］.广州:广州中医药大学,2010.

［19］何建成.中医学基础（第2版）［M］.北京:人民卫生出版社,2016.

［20］李灿东.中医健康管理学［M］.北京:中国中医药出版社,2019.

［21］姜良铎,秦英,杨君,等.试论"环境毒"［J］.中国中医基础医学杂志,1999,5（9）:4-7.

［22］王培玉.健康危险因素概论［J］.中华健康管理学杂志,2011,5（1）:38-40.

［23］吴凡,袁东,贾晓东,等.中国的环境与健康:新的挑战、机遇与合作［J］.环境与职业医学,2014,31（10）:737-742.

［24］王洪锋.基于数据挖掘的生活习惯病预测系统的研究与实现［D］.沈阳:沈阳工业大学,2010.

［25］王琦.调治亚健康状态是中医学在21世纪对人类的新贡献［J］.北京中医药大学学报,2001,

24（2）：1-4.

［26］王琦.中医健康状态概念及内涵研究［J］.中华健康管理学杂志，2012，6（6）：419-420.

［27］祝恒琛.未病学［M］.北京：中国医药科技出版社，1999.

［28］刘保延，何丽云，谢雁鸣，等.亚健康状态的概念研究［J］.中国中医基础医学杂志，2006，12（11）：801-802.

［29］匡调元.中医体质病理学［M］.上海：上海科学普及出版社，1996.

［30］陈秀华，陈润东，奎瑜，等.腹针疗法对睡眠障碍为主的亚健康状态中医干预作用的疗效研究［J］.辽宁中医杂志，2007，34（9）：1314-1315.

［31］洪净.中医药解决生命科学重大问题的前景展望［J］.中国医药学报，2000，15（6）：4-6.

［32］鲁静，杨旭波.中医在健康体检中的优势［J］.实用中医内科杂志，2013，27（1）：8-10.

［33］陈孔斌，金灿道.《内经》"治未病"理论在亚健康防治中的应用［J］.中华保健医学杂志，2009，11（3）：250-251.

［34］王琦.中医体质学［M］.北京：人民卫生出版社，2005.

［35］杨毅玲，李渊，李海聪，等.中医隐症初步临床研究［J］.中医杂志，2007，48（10）：917-919.

［36］韩经丹.中医隐症阶段原发性血脂异常症与中医体质的相关性研究［D］.北京：北京中医药大学，2009.

［37］陈应奇，杨珏，裴利，等.从中医的四气五味探讨瑜伽饮食的特色［J］.中国中医药现代远程教育，2013，11（12）：84-86.

［38］张凤芹.《内经》情志调摄之管见［J］.实用中医内科杂志，2008，22（9）：9-10.

［39］谭雪菊，李炜宏.四气五味理论指导下的"辨证施膳"策略初探［J］.云南中医中药杂志，2016，37（3）：13-14.

［40］《中国高血压防治指南》修订委员会.中国高血压防治指南2018年修订版［M］.北京：人民卫生出版社，2018.

［41］国家基本公共卫生服务项目基层高血压管理办公室，基层高血压管理专家委员会.国家基层高血压防治管理指南［J］.中国循环杂志，2017，32（11）：1041-1048.

［42］中华医学会糖尿病学分会，国家基层糖尿病防治管理办公室.国家基层糖尿病防治管理指南（2018）［J］.中华内科杂志，2018，57（12）：885-893.

［43］国家中医药管理局医政司.基本公共卫生服务中医健康管理技术规范（试行）［Z］.2011-09.

［44］王勇，范书英.2015年肥胖药物管理临床实践指南解读［J］.中国全科医学，2016，（5）：497-499.

［45］黄璐琦.国家中医药健康旅游示范创建工作进展及标准研制［R］.江西：国家中医药健康旅游示范建设工作办公室，2018.